Perspectivas educacionales convergentes

*Una antología de la Reunión Panamericana
de Estudios de Posgrado en Enfermería
Bogotá, Colombia, 10 al 12 de octubre de 1995*

Converging Educational Perspectives

*An Anthology from the Pan American Conference
on Graduate Nursing Education
Bogotá, Colombia, October 10–12, 1995*

Perspectivas educacionales convergentes

Una antología de la Reunión Panamericana
de Estudios de Posgrado en Enfermería
Bogotá, Colombia, 10 al 12 de octubre de 1995

**Producida por la Liga Nacional de Enfermería,
Centro Colaborativo de Organizaciones
y Grupos Comunitarios (Estados Unidos),
con el apoyo de la Organización Panamericana
de la Salud y la Organización Mundial de la Salud**

**Compilada por
Nancy Jeffries**

Liga Nacional de Enfermería • Nueva York
Pub. No. 19-6894

The views expressed in this book reflect those of the authors and do not necessarily reflect the official view of the National League for Nursing.

Las opiniones expresadas en este libro son las de los autores y no reflejan necesariamente la opinión oficial de la Liga Nacional de Enfermería.

LIBRARY OF CONGRESS CATALOGING-IN-PUBLICATION DATA

Pan American Conference on Graduate Nursing Education (1995: Bogotá, Colombia)
Converging educational perspectives: an anthology from the Pan American Conference on Graduate Nursing Education
    Includes bibliographical references.
    In Spanish and English.
    Added title page: Perspectivas educacionales convergentes.
    ISBN: 0-88737-689-4
    1. Nursing—Study and teaching (Graduate)—America—Congresses.
I. Jeffries, Nancy. II. National League for Nursing. Center for Collaborating Organizations and Community Groups. III. Pan American Health Organization. IV. Title. V. Title: Perspectivas educacionales convergentes. VI. Series: National League for Nursing: Pub. no. 19-6894.
    [DNLM: 1. Education, Nursing, Graduate—Americas—congresses. WY 18.5 P187c 1996]
RT75.P36 1995
610.73'071'17—dc20
DNLM/DLC
for Library of Congress   96- 21586
                                   CIP

This book was produced with the support of the Pan American Health Organization, Regional Office of the World Health Organization (PAHO/WHO), Washington, D.C., USA.

Este libro ha sido producido con el apoyo de la Organización Panamericana de la Salud, Oficina Regional de la Organización Mundial de la Salud (OPS/OMS), Washington, D.C., Estados Unidos.

This book was set in Berkeley Oldstyle and Frutiger. The editor and designer was Nancy Jeffries. English translation and Spanish editing by A.M. Simo. The printer was BookCrafters, Inc., Chelsea, Michigan. Cover art adapted from pre-Columbian gold figure of Tolima, reproduced with permission of the Museo del Oro, Bogotá, Colombia. Cover design by Lauren Stevens.

Este libro fue compuesto tipográficamente en Berkeley Oldstyle y Frutiger. Redacción y diseño: Nancy Jeffries. Traducción al inglés y redacción en español: A.M. Simo. Impreso por BookCrafters, Inc., Chelsea, Michigan. La ilustración de la portada es una adaptación de una estatuilla de oro precolombina de Tolima, reproducida con permiso del Museo del Oro, Bogotá, Colombia. Diseño de la portada: Lauren Stevens.

Printed in the United States of America

Impreso en los Estados Unidos de América

Índice

El texto en inglés empieza en la página 153.
English text begins on page 153.

En el texto en español, la palabra "enfermera" se utiliza de manera genérica,
e incluye tanto a las mujeres como a los hombres que ejercen la enfermería.

Introducción

Este libro, y la colaboración que lo produjo, es causa de celebración: las fuerzas que se están uniendo en este momento histórico están creando el futuro.

Además de nuestra identidad como enfermeras y miembros de la comunidad nacional e internacional de trabajadores de la salud, somos parte de otra comunidad: la de los educadores. Gracias a nuestras afiliaciones universitarias, somos, tal vez, una de las fuerzas ideológicas más importantes de toda sociedad. Nuestra labor dentro de las universidades es una celebración de las posibilidades de la sociedad y del espíritu humano: es más que técnica y profesional porque transforma el momento histórico y libera su espíritu.

Como educadoras en enfermería, formamos parte de una comunidad internacional que debe reconocer que una de las funciones de las universidades es reproducir y promover un orden social determinado. Las universidades, que son uno de los sistemas mediadores de la sociedad, promueven preferentemente determinadas visiones del mundo en vez de otras, determinados valores y formas de ser, determinadas ideologías.

Como miembros del claustro universitario, nuestra investigación, enseñanza y prácticas de asesoramiento de estudiantes fomentan ciertas maneras de ser en la sociedad. Las universidades penetran en la sociedad, infiltrándose en la realidad histórica del momento mediante sus currículos, pedagogías y graduados. Ésas son funciones comunes de todas las universidades, por diferentes que sean, en América Latina tanto como en los Estados Unidos.

Los educadores universitarios somos los encargados de algo más que la habilidad y el conocimiento técnicos: somos los encargados de la textura de la sociedad, de la manera en la que nuestros ciudadanos abordarán al mundo. Debemos mirar hacia el futuro y considerar nuestras metas. Como los poetas, somos los "comunicadores de posibilidades".

La Liga Nacional de Enfermería considera que la educación es el surgimiento de posibilidades sin fin. Creemos que es un espacio que alimentará y desatará lo que la poeta Adrienne Rich llamara "el poder de imaginar otras formas de navegar nuestro futuro colectivo..." Alentamos a todos a celebrar la experiencia educacional como un proceso compartido por el estudiante y el maestro, mediante el cual cada uno encuentra su futuro e ingresa a él—su futuro individual, su futuro común como miembro de la profesión y su futuro colectivo como ciudadano de su sociedad—moldeando así el tenor y textura de las relaciones dentro de las cuales viven, trabajan y aman las gentes en todas las sociedades.

Nos sentimos honrados de tener la oportunidad de hacer esto, precisamente, a través de las fronteras cada vez más arcaicas de nuestras naciones estado.

Dra. Patricia Moccia
Oficial Ejecutiva Principal
Liga Nacional de Enfermería

La preparación de profesionales altamente calificados, capaces de afrontar los problemas en un mundo cambiante donde las fronteras se acortan para dar paso a formas de integración diferentes, representa un reto ineludible para los profesionales en general y para los de la salud en particular.

La formación de líderes en la esfera de la salud, en especial en Latinoamérica, es tema crucial para que se produzcan los cambios necesarios que demandan las nuevas formas de prestación de servicios, en el contexto de reformas sectoriales en materia de salud que apuntan a la equidad y a la calidad de atención a la población. Una de las estrategias importantes para lograr esto es la formación de posgrado en enfermería: las maestrías y doctorados que posibiliten la generación de conocimiento en esa esfera y su utilización efectiva y creativa para el logro de las transformaciones necesarias en materia de salud.

La presente publicación es un esfuerzo conjunto de la Organización Panamericana de la Salud/Organización Mundial de la Salud (OPS/OMS) y la Liga Nacional de Enfermería de los Estados Unidos, formalizado en el Memorando de Entendimiento que firmaron en 1995, para contribuir al desarrollo de la enfermería en Latinoamérica y el Caribe. Recopila varios temas sobre diversos aspectos de la formación de posgrado: el Informe final de la Reunión Panamericana de Estudios de Posgrado en Enfermería, celebrada en Bogotá en octubre de 1995, el Estudio de los programas de especialización y maestría en siete países de Latinoamérica, y los estudios sobre la evolución del posgrado en cada uno de los países participantes: Brasil, Colombia, Chile, Ecuador, México, Panamá y Venezuela, además de informes de los Estados Unidos, el Canadá, el Caribe de habla inglesa y Cuba y una serie de presentaciones hechas por participantes en la Reunión.

Esperamos con esto ampliar el debate sobre el tema del liderazgo y la formación de posgrado en enfermería, para complementar así lo que ya se viene realizando en los países de la región.

Maricel Manfredi
Asesora Regional de educación en enfermería
Organización Panamericana de la Salud

Prefacio

Ha sido un placer muy especial representar a la Liga Nacional de Enfermería de los Estados Unidos en la Reunión Panamericana de Estudios de Posgrado en Enfermería, celebrada en Bogotá, Colombia, en octubre de 1995. Los esfuerzos y el entusiasmo, tanto de los organizadores como de los participantes, demostraron el interés sostenido en las cuestiones de salud, educación, desarrollo y capacidad dirigente que existe en todo el continente americano. Esperamos continuar, de manera mutua, apoyando ese interés.

Conforme al Memorando de Entendimiento firmado en febrero de 1995, la Liga y la Organización Panamericana de la Salud (OPS), que es la oficina regional de la Organización Mundial de la Salud (OMS), colaborarán para facilitar proyectos que fomenten los servicios, la capacitación y el intercambio de información en la esfera de la salud, así como internados de investigación, talleres y publicaciones sobre enfermería. Esta edición bilingüe de *Perspectivas educacionales convergentes* solidifica nuestra responsabilidad mutua de aumentar la conciencia y los resultados en materia de planificación y programación en la esfera de la salud.

Es obvio que hay grandes necesidades y que, aunque la información existe, colaboraciones responsables como ésta que iniciamos aumentarán tremendamente el acceso a ella, así como su desarrollo y utilización. Como representantes de una coalición sin fines de lucro de enfermeras, profesionales de atención de la salud y consumidores, la Liga Nacional de Enfermería, junto con las 46 ligas estatales que la constituyen, se propone colocar en el programa mundial los temas de calidad de la atención de la salud, educación y acceso. En ese contexto, la colaboración con la OPS hará posible la preparación de enfermeras que participen plenamente en las posiciones administrativas, las decisiones en materia de políticas de salud y el diseño de planes de estudio que fortalezcan, a la larga, a la profesión.

El acuerdo entre la OPS y la Liga se concentra sobre todo en las iniciativas interdisciplinarias internacionales en la esfera de la salud, pero otros aspectos son cruciales para su aplicación y éxito. Como dijo Gustavo Buitrago, representante del Instituto de Biotecnología de Colombia: "Ningún país se ha desarrollado sin efectuar cambios importantes en su capital humano y conocimientos". Para la Liga y la OPS, por lo tanto, esta colaboración es una oportunidad de desarrollar alianzas estratégicas, recursos humanos y económicos, tecnologías, investigación, comunicación, enseñanza de la enfermería y vínculos sistémicos internacionales.

Bajo la dirección de la organizadora Maricel Manfredi, Asesora Regional de educación en enfermería de la OPS, y de la ACOFAEN, la Asociación Colombiana de Facultades de Enfermería, la Universidad Javeriana de Bogotá se convirtió en ámbito de análisis y debate de las tendencias y características de los programas de enfermería a nivel de posgrado, las reformas del sector de la salud, la acreditación, las políticas sociales y económicas y la evolución científica y tecnológica. Las ponencias se ocuparon de cuestiones tales como el fomento de la capacidad dirigente, métodos de enseñanza innovadores, la enseñanza a distancia, la telemedicina, el desarrollo de currículos y las funciones cada vez mayores de las enfermeras y otros profesionales de la salud en todo el mundo.

A medida que cada ponente examinaba cuestiones de desarrollo y práctica participatorios, la esencia de la Reunión Panamericana se hacía cada vez más clara. La elaboración y aplicación de sistemas de acreditación y de evaluación de la calidad de los programas educacionales se fortalece cuando se comparten metodologías, se intercambia información, se utiliza el buen juicio, se adaptan los diseños de programas y se persevera.

Este volumen ilustra una colaboración a la cual la Liga Nacional de Enfermería y la OPS se han comprometido a dedicar tiempo y recursos. Es producto de nuestra dedicación mutua a transformar el medio internacional de la salud y se enlaza vitalmente con las cuestiones de cambio social, educación y acceso que se seguirán explorando en futuros proyectos de la Liga.

Los cambios profundos que están teniendo lugar en todo el mundo hacen que las fronteras que otrora restringían el conocimiento se vuelvan permeables y permiten que se construyan puentes para compartir recursos en escala planetaria. La Liga Nacional de Enfermería se siente honrada de participar en esta transformación y se compromete a hacer todo lo posible porque su acuerdo con la OPS sea un éxito.

Nancy Jeffries
Jefa de redacción, **NLN Press**
Centro Colaborativo de
Organizaciones y Grupos Comunitarios
Liga Nacional de Enfermería
Nueva York

Delroy Louden
Director ejecutivo, Centro de Investigación
sobre Enseñanza de Enfermería y
Salud Comunitaria
Liga Nacional de Enfermería
Nueva York

Colaboradores

Zoila Barroso Romero—Licenciada en enfermería; directora encargada, Escuela de Enfermería, Facultad de Salud Pública, Instituto Superior de Ciencias Médicas, La Habana, Cuba.

Rachel Z. Booth—Enfermera certificada; doctora (PhD); presidenta, Asociación Estadounidense de Facultades de Enfermería; decana, Escuela de Enfermería, Universidad de Alabama, Birmingham, Alabama, EE.UU.

Blanca de Cabal—Enfermera; maestría en administración de la salud; directora, Escuela de Enfermería, Universidad del Valle, Cali, Colombia.

Márcia Caron Ruffino—Profesora, Escuela de Enfermería, Universidad de São Paulo, São Paulo, Brasil.

Carmen Falconí Morales—Enfermera; maestría en ciencias; profesora y decana, Facultad de Enfermería, Pontificia Universidad Católica del Ecuador, Quito, Ecuador.

Marlene Farrell—Enfermera certificada; maestría en ciencias de enfermería; coordinadora académica y profesora, Centro para la Enseñanza Internacional de la Enfermería, Universidad del Estado de California, Dominguez Hills, Carson, California, EE.UU.

Antonia Regina Furegato—Profesora, Escuela de Enfermería, Universidad de São Paulo, São Paulo, Brasil.

Nelly Garzón Alarcón—Enfermera; maestría en ciencias de enfermería; profesora emérita, Universidad Nacional de Colombia; consultora OPS/OMS, Bogotá, Colombia.

Mary Grant—Enfermera, maestría en enfermería; directora interina, Departamento de Estudios Superiores de Enfermería, Universidad de las Indias Occidentales, Kingston, Jamaica.

Edilma B. Guevara—Enfermera; doctora en salud pública (DrPH); directora asociada, Centro de Colaboración con la OMS para el desarrollo de la enfermería y la atención primaria de la salud; profesora asistente, Escuela de Enfermería, Universidad de Texas, Galveston, EE.UU.

Denise Korniewicz—Doctora en ciencias de la enfermería (DNSc); miembro, Academia Estadounidense de la Enfermería (FAAN); decana asociada de asuntos académicos, Escuela de Enfermería, Universidad de Georgetown, Washington, D.C., EE.UU.

Mayra E. Lee—Enfermera; profesora y decana, Escuela de Enfermería, Universidad de Panamá, Ciudad de Panamá, Panamá.

Marta C. López—Enfermera; sicóloga; maestría en dirección universitaria; decana, Facultad de Enfermería, Pontificia Universidad Javeriana; presidenta, Asociación Colombiana de Facultades y Escuelas de Enfermería (ACOFAEN), Bogotá, Colombia.

Delroy Louden—Epidemiólogo; doctor (PhD); director ejecutivo, Centro de Investigación sobre Enseñanza de Enfermería y Salud Comunitaria, Liga Nacional de Enfermería, Nueva York, EE.UU.

Gilda M. Martoglio—Enfermera certificada; maestría en artes; División de Enfermería, Servicio de Salud Pública, Departamento de Salud y Servicios Humanos de los Estados Unidos, Rockville, Maryland, EE.UU.

Wendy McBride—Enfermera; maestría en ciencias de enfermería; directora ejecutiva, Asociación Canadiense de Escuelas Universitarias de Enfermería, Ottawa, Canadá.

Beverly J. McElmurry—Doctora en docencia (EdD); miembro, Academia Estadounidense de Enfermería (FAAN); decana, Escuela de Estudios Internacionales de Enfermería, Facultad de Enfermería, Universidad de Illinois, Chicago, EE.UU.

Maria da Gloria Miotto Wright—Doctora (PhD); profesora adjunta, Universidad de Brasilia, Brasil; consultora OPS/OMS; profesora visitante y coordinadora del programa de salud internacional, Escuela de Enfermería, Universidad de Georgetown, EE.UU.

Susan M. Misner—Enfermera certificada; maestría en ciencias; especialista en investigación; Facultad de Enfermería, Universidad de Illinois, Chicago, EE.UU.

Antonia Regina Paredes Moreira—Profesora, Escuela de Enfermería, Universidad de São Paulo, São Paulo, Brasil.

Leticia Moriel—Enfermera; maestría en administración; profesora titular T.C.; presidenta, Federación Nacional de Facultades y Escuelas de Enfermería de México (FENAFE), Chihuahua, México.

Tokico Murakawa Moriya—Doctora en enfermería; profesora, Escuela de Enfermería, Universidad de São Paulo, São Paulo, Brasil.

Rosa María Nájera—Enfermera; maestría en enfermería; profesora titular T.C., Universidad Autónoma de México (UAM-X); presidenta, Asociación Latinoamericana de Escuelas y Facultades de Enfermería (ALADEFE), México, D.F., México.

Maria Helena Pessini de Oliveira—Profesora, Escuela de Enfermería, Universidad de São Paulo, São Paulo, Brasil.

Thomas P. Phillips—Enfermero certificado; doctor (PhD); especialista clínico (CS); miembro, Academia Estadounidense de Enfermería (FAAN); jefe, Sección de Enfermería Avanzada, División de Enfermería, Servicio de Salud Pública, Departamento de Salud y Servicios Humanos de los Estados Unidos, Rockville, Maryland, EE.UU.

Olga Polanco—Enfermera; maestría en educación; profesora, Departamento de Enfermería, Universidad de Concepción, Concepción, Chile.

Maria Cecília Puntel de Almeida—Profesora, Escuela de Enfermería, Universidad de São Paulo, São Paulo, Brasil.

Rocío Rey Gómez—Enfermera; maestría en enfermería; profesora asociada, coordinadora de posgrado, Escuela de Enfermería, Universidad Industrial de Santander, Bucamaranga, Colombia.

Irene Sandvold—Enfermera certificada; doctora en salud pública (DrPH); enfermera-partera certificada (CNM); División de Enfermería, Servicio de Salud Pública, Departamento de Salud y Servicios Humanos de los Estados Unidos, Rockville, Maryland, EE.UU.

Iraidis Soto—Enfermera; maestría en investigación; directora ejecutiva, Asociación Colombiana de Facultades y Escuelas de Enfermería (ACOFAEN), Bogotá, Colombia.

Mila Urrutia—Enfermera; profesora, Facultad de Enfermería, Universidad Católica; asesora, Programa Nacional de Ciencia y Tecnología de la Salud, Santiago, Chile.

Marta Lucía Vásquez—Enfermera; maestría en epidemiología; directora, programas académicos de posgrado, Escuela de Enfermería, Universidad del Valle, Cali, Colombia.

Idelma Villalobos—Enfermera; maestría en ciencias de la enfermería; directora, posgrado de enfermería en cuidado crítico, Escuela de Enfermería, Facultad de Medicina, Universidad del Zulia, Maracaibo, Venezuela.

Lin Zhan—Enfermera certificada; doctora (PhD); directora asociada de asuntos de los consejos, Liga Nacional de Enfermería, Nueva York, EE.UU.

Parte uno

Informe final de la Reunión Panamericana
de Estudios de Posgrado en Enfermería

Informe final de la Reunión Panamericana de Estudios de Posgrado en Enfermería

CONTENIDO

- *Una reunión en la cumbre*
- *Análisis de la situación actual*
- *Metodología*
- *Metas, estrategias y recomendaciones para los países de América 1996-2000*
- *Participantes*

Una reunión en la cumbre

La Reunión Panamericana de Estudios de Posgrado en Enfermería que se celebró en Bogotá, Colombia, del 10 al 12 de octubre de 1995, bien podría considerarse como una reunión en la cumbre de la enfermería de la región de las Américas, tanto por la calidad de los participantes como por la profundidad de las discusiones.

Ochenta y cuatro representantes de la enfermería del Brasil, Canadá, los países de habla inglesa del Caribe, Colombia, Cuba, Chile, Ecuador, Estados Unidos de América, México, Panamá, Perú y Venezuela se conocieron, intercambiaron experiencias, descubrieron puntos fuertes y problemas y propusieron acciones estratégicas.

Luego de analizar los diferentes elementos macro y micropolíticos que influyen en el desarrollo de la enseñanza avanzada de la enfermería, los participantes en la Reunión de Bogotá adoptaron una serie de metas, estrategias de acción y recomendaciones que constituían un plan global de desarrollo de la formación de posgrado en enfermería en la región para el decenio de 1996–2006.

Esas medidas de desarrollo de la capacitación avanzada en enfermería tenían por objetivo mejorar la organización y calidad de los servicios de salud, así como el perfil laboral de la enfermera y del equipo de salud.

La enseñanza de la enfermería ha progresado notablemente en los últimos 25 años en América Latina tanto a nivel básico como de posgrado. A partir del decenio de 1980 se aprecia en varios países una tendencia progresiva de crecimiento de los programas de posgrado en enfermería, tanto en la modalidad de especialización como en la de maestría.

En su análisis, los participantes en la Reunión observaron que las reformas y cambios en el sector de la atención de la salud en muchos países han puesto en marcha procesos tales como la descentralización y la privatización de servicios, el autofinanciamiento, la implantación de nuevos modelos de gestión y la incorporación de nuevos conocimientos y avances tecnológicos.

También tomaron nota del aumento de las expectativas y exigencias de las comunidades, que están hoy más conscientes de su derecho a servicios de salud de calidad técnica, humana y ética, y de la mayor dedicación de los estados a la meta mundial de Salud para Todos en el Año 2000. Todos esos fenómenos sociales exigen profesionales de la salud y de enfermería con preparación avanzada, de mente crítica, creativa y visionaria, que sean agentes dinamizadores de las metas de desarrollo y progreso.

Los participantes reconocieron la urgencia de trabajar juntos, en un clima de diálogo, confianza y respeto, para responder de manera más efectiva a los problemas de salud que afectan a los distintos núcleos socioculturales de población de las Américas.

Aunque la discusión se centró en la enseñanza avanzada de la enfermería, la evolución de ésta tendrá repercusiones en la enseñanza de pregrado y en el fortalecimiento de la práctica de enfermería a todos los niveles, desde el primario hasta el terciario.

Cada uno de los asistentes se comprometió a fomentar transformaciones en su país y en la región, para que se alcance la meta de Salud para Todos en el Año 2000 y para que se le brinde a toda la población una atención de enfermería de alta calidad científica, técnica, humana y ética.

La Reunión fue organizada por la Organización Panamericana de la Salud (OPS)—a través del Programa de Desarrollo de Recursos Humanos de su División de Sistemas y Servicios de Salud— junto con el Centro Colaborador OMS/OPS de la Asociación Colombiana de Facultades y Escuelas de Enfermería (ACOFAEN) y la Facultad de Enfermería de la Pontificia Universidad Javeriana. El evento tuvo lugar en el auditorio de esa universidad.

Análisis de la situación actual

En su análisis de la situación actual de la enseñanza de la enfermería en América Latina, la Reunión Panamericana observó lo siguiente:

Tendencias generales

No existen en las Américas políticas y programas globales a nivel regional y nacional sobre la enseñanza de posgrado en enfermería que ofrezcan una proyección a largo plazo y guíen claramente todos los aspectos fundamentales de la misma.

Los programas nacionales de posgrado en enfermería están sujetos a las normas de enseñanza superior de cada país y disfrutan de las prerrogativas de la autonomía universitaria. La duración de los programas es de un año y tres semestres para la especialización y cuatro semestres para la maestría.

Se nota un crecimiento no planificado de los programas de posgrado en enfermería, sobre todo de especialización y, en menor medida, de maestría y doctorado. De 1985 a 1993, por ejemplo, se ofrecieron 13 nuevos programas de maestría. El doctorado en enfermería solamente se ofrece en tres países de la región: Brasil, el Canadá y los Estados Unidos.

También han aumentado progresivamente los programas interdisciplinarios dirigidos por enfermeras o administrados por las facultades de enfermería. No es claro el propósito de tales programas desde el marco de referencia de la enfermería, los servicios de salud y el desarrollo científico y tecnológico en esas esferas.

En la mayoría de los países latinoamericanos estudiados por la OPS, no existe un sistema nacional de acreditación de los programas de posgrado, aunque en algunos está en proceso de definición, al igual que la acreditación a nivel de pregrado.

La mayoría de los programas de especialización, tales como los de maestría, son evaluados por las facultades de enfermería conforme a procedimientos propios, con la participación de directivos, alumnos y docentes. La periodicidad de esas evaluaciones no está sistematizada. En la mayoría de los casos no está definida la diferencia entre el proceso de evaluación interna del programa y el proceso de acreditación, sus objetivos y procedimientos.

Los criterios utilizados en los países para clasificar los programas de posgrado son los siguientes: orientación curricular, objetivos, duración en semestres académicos, extensión y profundidad del programa, investigación, nivel de creatividad, esferas de énfasis y aporte a la disciplina.

Aunque se considera que el componente de investigación es la principal característica que diferencia los programas de maestría de los de especialización, este aspecto no está claramente definido en las características del trabajo de grado que se exige.

Los programas de especialización y maestría se identifican con nombres de esferas clínicas, médicas, sujetos o patologías. La gran diversidad de nombres de los programas hace difícil su clasificación y el fomento de la ubicación laboral de los egresados.

Por otra parte, la multiplicidad de esferas de concentración y enfoques curriculares de los programas de posgrado no guarda coherencia con las esferas de énfasis de éstos. No está clara la relación entre el marco teórico o conceptual del programa y las competencias que se esperan del egresado.

El énfasis de la especialización es preparar enfermeras especializadas para la práctica. La maestría pone énfasis en la investigación. Ambas modalidades ponen un énfasis similar en el desarrollo de la capacidad dirigente en el servicio de enfermería y en materia institucional. En ambas, cerca del 50% de los alumnos indican que se preparan para la docencia.

La producción científica de los programas de maestría es muy baja y la información que se cuenta sobre los mismos es incompleta. Esto llama la atención, ya que en la actualidad se considera que el poder y la capacidad dirigente se basan en el conocimiento.

Aunque la mayoría de los programas de maestría y especialización dicen—al informar tanto sobre sus esferas de concentración como sobre el perfil del alumno—que desarrollan la capacidad dirigente, ello no es coherente con su enfoque y contenido curriculares, por lo que no se sabe qué experiencias y estrategias emplean para ello.

La mayoría de los programas se ofrecen en modalidad presencial, aunque hay necesidad de programas a distancia o semi-presenciales, y algunos ya se ofrecen en esas modalidades pedagógicas. Sin embargo, no está claro, en las maestrías de modalidad no presencial, cómo se va a mantener el énfasis en la investigación.

También se ofrecen cada vez más programas con pedagogías participativas flexibles, que combinan estudio-trabajo, y hay interés en utilizar pedagogías innovadoras. Ante la disminución progresiva de los apoyos económicos, son cada vez más los sistemas de enseñanza de posgrado autofinanciados por los propios profesionales de enfermería.

Los programas de posgrado en enfermería se concentran en las subregiones más desarrolladas y con mayores recursos del continente. Esto hace que aparezcan desprotegidas otras subregiones y plantea la creciente necesidad de cooperación internacional. Se percibe actualmente una mayor voluntad para el trabajo cooperativo interinstitucional—creación de redes, consorcios, convenios y otros esfuerzos comunes—con el fin de ofrecer programas de posgrado en enfermería.

En los sistemas de enseñanza superior y de salud de los países de la región hay más conciencia en la actualidad sobre la necesidad de contar con enfermeras con estudios de posgrado (de especialización, maestría y doctorado) que respondan a las exigencias de las reformas del sector de la salud, la práctica privada y situaciones diferentes a la hospitalaria.

Preocupa cada vez más la calidad de los programas de posgrado en enfermería y la necesidad de fortalecer la infraestructura de investigación, la preparación de los docentes y los sistemas de acreditación.

Los programas de posgrado en enfermería han logrado representación en comisiones y grupos nacionales y participan progresivamente en eventos científicos, como organizadores, ponentes y asistentes.

Hay cada vez más interés en la constitución de comunidades científicas de enfermería y de sociedades científicas para las diferentes especializaciones. También hay una mayor conciencia sobre la necesidad de fortalecer la participación política de los investigadores y docentes de enfermería.

Investigación y producción científica

La investigación no es primera prioridad en las 18 universidades que informaron a la OPS. Cinco (28%) ponen énfasis en la investigación aplicada, cuatro (22%) en la investigación básica. Solamente cinco universidades informaron sobre los recursos financieros para la investigación—entre $18.750 y $1.981.829—pero no se sabe qué porcentaje del presunto total se dedica a la investigación.

Siete facultades de enfermería incluyen de manera explícita en su misión el fomento y desarrollo de la investigación. En las 18 universidades se identificaron 117 enfermeras investigadoras, pero no se conocen los criterios utilizados para determinar que un docente es investigador. Solamente cinco docentes dedican su tiempo completo a la investigación. Ochenta y ocho docentes (un 84% del total) tienen grado de maestría y solamente cinco tienen un doctorado.

Se informó sobre 101 líneas de investigación, agrupadas en tres esferas: desarrollo de recursos humanos, atención de enfermería en el sistema de salud, y estructura, organización y funcionamiento de las instituciones de salud y la sociedad. La mayoría de las líneas de investigación (70) corresponde al segundo grupo. No se conocen los requisitos y exigencias de los programas o líneas de investigación.

La producción científica en un período de 10 años fue de 764 obras, de las cuales la mayoría, 290 (38%), son monografías de especialización, 166 (22%) son disertaciones de maestría y 35 (5%) son libros. Sólo una monografía recibió apoyo financiero. En el mismo período, 37 investigaciones de maestría fueron financiadas, la mayoría por universidades. En general, los recursos financieros para la investigación en enfermería son reducidos. No se observa una política que fomente, oriente y dé apoyo financiero a la investigación en enfermería en las universidades y en los servicios de salud de los países de América Latina.

Los sistemas de información sobre la producción científica y tecnológica de las facultades de enfermería y a nivel nacional son deficientes. No está claro cuáles son las exigencias de investigación de los programas de maestría y en qué se diferencian de las exigencias de los programas de especialización. No se sabe si están definidas las esferas de investigación prioritaria en los servicios de salud y si hay alguna correspondencia con los programas y líneas de investigación de los programas de posgrado en enfermería.

Cooperación y comunicación

En los 16 programas de maestría latinoamericanos existen seis proyectos de cooperación interinstitucional, tres de ellos con universidades del exterior. Sólo 10 de los 32 programas de especialización tienen proyectos de cooperación nacional e internacional. Tres de esos proyectos se efectúan con entidades internacionales y dos con institutos de investigación. La mayoría se llevan a cabo con entidades nacionales, otras universidades o servicios de salud.

En general, la experiencia de cooperación se califica como buena o excelente. En ocasiones, tiende a ser unidireccional cuando se realiza con instituciones extranjeras.

En América Latina la forma de comunicación más importante entre los profesionales de la enfermería es la participación en congresos, seminarios, comités y grupos de trabajo de enfermería e interdisciplinarios. La organización de las comunidades científicas de enfermería es incipiente en la región. Comienzan a surgir las sociedades científicas de especialistas, pero aún falta comunicación entre ellas a través de revistas especializadas, congresos y reuniones. Es muy limitada la publicación de revistas de enfermería que recojan la contribución científica de los programas de posgrado en enfermería, especialmente las maestrías.

Los programas de maestría informaron que tienen un total de 148 suscripciones a revistas científicas—31 nacionales y 117 internacionales— de las cuales 52 son publicaciones de enfermería (10 nacionales y 42 extranjeras).

En los programas de especialización ocurre una situación similar. La mayoría empezaron a suscribirse a publicaciones científicas después de 1992. Actualmente reciben 187 revistas científicas y boletines, de los cuales 73 son de enfermería. Sin embargo, no tienen colecciones completas, debido a su adquisición irregular.

Esferas críticas generales

La enseñanza de posgrado en enfermería debe ubicarse dentro del contexto cultural, socioeconómico y político de cada país. Esto significa, entre otras cosas, que hay que organizar la investigación para que responda a los problemas prioritarios del país y ayude a solucionar problemas de la práctica.

Hay que fortalecer la formación de investigadores en enfermería, crear o fomentar esa especialidad, y buscar mecanismos y recursos financieros para aumentar la producción científica, becas y demás aspectos de los programas de posgrado en enfermería. Además, se deben diferenciar las exigencias de investigación de los programas de especialización y maestría en enfermería.

Hacen falta programas de formación de docentes para los posgrados en enfermería, que les otorguen a éstos un título superior al de posgrado. También es preciso construir o fortalecer sistemas de información y bases de datos sobre los distintos aspectos de los programas de posgrado, tales como aspirantes, matrícula, egresos, deserción, número y preparación académica de los docentes, costos, becas, contenidos curriculares, producción científica y otros datos importantes para la toma de decisiones y para mantener la memoria histórica de los programas de posgrado a nivel de las universidades y del país.

Hay que definir criterios para la ubicación laboral de los egresados de los programas de posgrado en enfermería y darlos a conocer a los empleadores en potencia. Actualmente, no existe una nomenclatura aceptada de los programas de posgrado en enfermería, debido a la gran diversidad de enfoques curriculares y de esferas de énfasis y de concentración. Esto dificulta a los empleadores abrir espacios laborales para las enfermeras con nivel de posgrado.

Hay una necesidad creciente de fortalecer los procesos asociativos entre las enfermeras con nivel de posgrado, tanto de docencia como de servicio, a fin de definir criterios y estándares profesionales y constituir comunidades científicas de enfermería que logren una mayor interacción y reconocimiento sociales.

Metodología

Mediante conferencias, paneles de expertos, grupos de trabajo y discusión general, la Reunión Panamericana abordó los cuatro temas siguientes:

Tema 1: Reformas sanitarias, desarrollo científico y tecnológico y educación de posgrado en enfermería

Este tema se abordó en dos conferencias magistrales: *La situación sociopolítica de las Américas, las reformas sanitarias y la educación de posgrado en enfermería*, que dictó la enfermera Inés Gómez de Vargas, Representante de la Cámara, Congreso de la República de Colombia, y *La educación de posgrado y el desarrollo científico y tecnológico en salud*, que ofreció el Dr. Juan Manuel Lozano, Director del Programa de Ciencia y Tecnología de la Salud del Instituto Colombiano para el Desarrollo de la Ciencia y la Tecnología (COLCIENCIAS).

Tema 2: Situación de los programas de posgrado en enfermería en la región de las Américas

Se presentó en un panel el estudio que realizó la OPS sobre la situación y tendencias de los programas de posgrado en enfermería en siete países de América Latina, 1994 (véanse págs. 21 a 52); en otro se abordó la situación de los estudios de posgrado en enfermería en el Brasil, el Canadá, el Caribe y los Estados Unidos. En discusión general se identificaron las principales tendencias de progreso y problemas en la enseñanza avanzada de la enfermería en la región.

Tema 3: Enseñanza de posgrado en enfermería: innovaciones y liderazgo

El tema se abordó en tres paneles: uno sobre el desarrollo del conocimiento y la práctica de la enfermería como actividad interdisciplinaria; otro sobre la enseñanza de posgrado en enfermería: liderazgo e impacto en la enseñanza, los servicios y la investigación; y un tercero sobre experiencias innovadoras en la enseñanza de posgrado en enfermería en las Américas.

Tema 4: Estrategia para el fortalecimiento de la enseñanza de posgrado en enfermería

El tema se abordó en tres paneles: uno sobre la investigación como elemento fundamental para el progreso de la enseñanza y práctica de la enfermería; otro sobre la acreditación para mejorar la calidad de la enseñanza y práctica de la enfermería; y el tercero, sobre cooperación interinstitucional e internacional: experiencias de trabajos de redes, consorcios y otras modalidades.

En los paneles participaron enfermeras de los diferentes países y profesionales de otras disciplinas con experiencia en enseñanza de posgrado, investigación y programas de ciencia y tecnología. En siete grupos de trabajo se profundizó en los temas antes mencionados.

Metas, estrategias y recomendaciones para los países de América, 1996–2000

La Reunión Panamericana de Estudios de Posgrado en Enfermería adoptó metas, estrategias y recomendaciones para los países de América, 1996–2000 en las esferas de organización de la enseñanza de posgrado en enfermería, desarrollo de los recursos humanos, investigación y producción científica, y cooperación. La Reunión también hizo suyas una serie de recomendaciones hechas en el *Estudio de los programas de especialización y maestría en enfermería en América Latina,* de la OPS (véanse págs. 21 a 52). Cada país debía adaptar a su situación concreta las metas, estrategias y recomendaciones siguientes:

Organización de la enseñanza de posgrado en enfermería a nivel de país y a nivel regional

Metas

- Elaborar políticas y planes globales de desarrollo nacional de la enfermería (enseñanza de pre y posgrado, investigación y servicios).

- Elaborar políticas y planes de desarrollo concretos sobre la enseñanza avanzada de la enfermería (especialización, maestría y doctorado).

- Establecer en los próximos tres años (1996–1998) políticas y criterios para la creación, expansión y consolidación de los programas de posgrado en enfermería en todas sus modalidades, así como de programas interdisciplinarios.

- Crear un cuerpo técnico consultivo de enfermería que fomente la elaboración de dichas políticas, metas y planes estratégicos de desarrollo de la enfermería.

- Elaborar y poner en marcha un sistema de evaluación y acreditación de los programas de posgrado en enfermería, creándose para ello consejos de acreditación de enfermería y capacitándose en cada país a dos o más evaluadores/acreditadores por escuela o facultad de enfermería, capaces de funcionar como pares nacionales e internacionales.

- Elaborar, probar y adoptar criterios de excelencia y calidad para los programas de posgrado en sus diferentes modalidades, a fin de medir el impacto que tendrán en la atención de la salud en los próximos 10 años.

Estrategias

- Utilizar espacios de discusión que creen opinión pública favorable respecto de la elaboración de políticas y planes nacionales de enseñanza de posgrado de enfermería, a fin de conseguir apoyo político y financiero, académico y laboral.

- Diseñar en cada país políticas y mecanismos de transición para convertir los programas posbásicos de enfermería en programas académicos de posgrado, de especialización o maestría, de acuerdo con la infraestructura disponible y las necesidades nacionales.

- Descubrir a nivel de pregrado a los estudiantes con talento para la enfermería, para alentarlos a que prosigan la enseñanza avanzada y desarrollar su capacidad dirigente y su formación como investigadores.

- Aplicar planes continuos de formación avanzada en enfermería que permitan relevos generacionales en docencia y en servicio.

- Realizar estudios del costo de los programas de posgrado en enfermería para la universidad y para el alumno, a fin de determinar el costo/beneficio social e individual, así como el impacto en los servicios de salud y en el desarrollo científico y tecnológico.

- Determinar y aprovechar espacios y escenarios reales de la sociedad que permitan la conexión docencia-asistencia-investigación en los programas de pre y posgrado en enfermería y en equipos interdisciplinarios que respondan a las necesidades y proyectos de desarrollo nacional.

Recomendaciones

Política global de enfermería: En cada uno de los países de la región es necesario formular una política global de enfermería que oriente el desarrollo coherente de la formación de pregrado y posgrado, la formación continua, la investigación y la práctica. Dicha política debe estar integrada a las políticas de enseñanza superior, salud y ciencia y tecnología del país. Debe también responder al contexto histórico, cultural, económico y político, a los problemas específicos y planes de desarrollo de cada país y, en especial, a las exigencias del sector de la salud. La política global de enfermería debe responder, por lo menos, a los siguiente puntos esenciales:

- orientar la creación, expansión y consolidación de los programas de pregrado y de posgrado en enfermería, en las modalidades de especialización, maestría y doctorado;

- motivar y fortalecer el proceso y la infraestructura para la investigación en enfermería;

- conseguir y asignar recursos financieros para los programas y para apoyar a los alumnos de posgrado en enfermería;

- apoyar la creación y consolidación de sistemas de información, evaluación y acreditación de los programas de posgrado en enfermería;

- adoptar políticas de cooperación interinstitucional e internacional que fortalezcan la comunicación entre investigadores, programas de posgrado, desarrollo científico y tecnológico y práctica de enfermería.

Evaluación y acreditación: Se debe crear en la comunidad académica de enfermería una cultura de evaluación y acreditación de programas de pregrado y posgrado, con vistas al logro de la excelencia y la calidad. Para ello, habrá que diseñar procesos y fomentar la capacitación y el desarrollo de profesionales de enfermería como acreditadores, así como establecer normas mínimas de calidad y excelencia comunes para los países y la región, que permitan el reconocimiento de los sistemas nacionales de acreditación. Hay que entender la acreditación de los programas de enfermería como un proceso voluntario y, a la vez, como un compromiso con la sociedad que recibe los servicios de enfermería, y con la comunidad científica, que exige calidad y credibilidad.

Formación y desarrollo de recursos humanos

Metas

- Ofrecer un programa de doctorado en enfermería para América Latina a través de un consorcio de universidades, con la meta de graduar los primeros grupos de doctores en 1999 y en el año 2000.

- Incrementar los programas universitarios de maestría en enfermería que ofrezcan infraestructura para la investigación sobre problemas prioritarios de salud en la región. Aumentar entre un 30 y un 50% los programas de maestría existentes (había 16 en 1993).

- Llevar a cabo una reunión bianual para evaluar los progresos en el logro de las metas de la enseñanza de posgrado en enfermería en la región y hacer reajustes al plan de desarrollo. La primera de dichas reuniones quizás pueda convocarse junto al Coloquio Panamericano de Investigación (Valencia, Venezuela, noviembre de 1996).

- Organizar los subsistemas nacionales de información sobre la enseñanza y la investigación en enfermería.

- Aumentar entre un 20 y un 50% la producción científica de los programas de posgrado en enfermería, especialmente la de docentes y alumnos de los programas de maestría.

Estrategias

- Establecer interacción, integración y equilibrio entre la formación avanzada de los recursos humanos de enfermería y el mercado laboral, de acuerdo con criterios de calidad establecidos por la propia profesión.

- Diseñar los currículos de programas de posgrado en enfermería en base a paradigmas de enseñanza liberadora, participativa, interdisciplinaria y flexible.

- Facilitar la unión de esfuerzos individuales y gremiales en la enfermería para participar con dedicación, eficacia y capacidad dirigente en los espacios políticos y científicos nacionales e internacionales, en las esferas de la salud, la educación y el desarrollo científico y tecnológico.

- Asegurar la presencia y participación de la enfermería en los ministerios y organismos nacionales e internacionales, a través de grupos de expertos, comités técnicos, grupos sectoriales y otros cargos.

- Estimular el trabajo integrado de asociaciones de enfermería gremiales, científicas y académicas con los organismos nacionales e internacionales de educación, salud y ciencia y tecnología.

- Organizar reuniones técnicas que integren a enfermeras docentes y de servicio con el objetivo de diseñar modelos y proyectos de desarrollo integral de la profesión: enseñanza de posgrado, investigación y servicio.

- Fomentar la formación y el trabajo multidisciplinarios desde el pregrado para crear una actitud favorable y comunicación efectiva entre interlocutores válidos que permitan construir una relación de igualdad y de respeto entre las profesiones de la salud.

- Fomentar en los docentes y en los alumnos de posgrado una participación colaborativa que conduzca al desarrollo de la autoestima, la seguridad personal y el pensamiento crítico para la toma de decisiones y el trabajo interdisciplinario.

- Aplicar en los programas de posgrado de enfermería los principios y metodologías de la enseñanza de adultos.

- Determinar y fomentar modelos de capacidad dirigente en la enseñanza y en el servicio, para que los estudiantes y egresados jóvenes los puedan seguir y emular.

- Crear y utilizar oportunidades para el desarrollo de la capacidad dirigente en la docencia de posgrado, en el servicio y en diferentes situaciones sociales, políticas y administrativas. Reafirmar y nutrir esa capacidad en los docentes y alumnos de posgrado en enfermería.

Recomendaciones

Es preciso establecer urgentemente, a nivel nacional, políticas, metas y criterios para abrir programas de posgrado en enfermería de especialización, maestría y doctorado que preparen profesionales para diferentes situaciones de la práctica de hoy y del futuro, así como para el momento de transición. Al planear dichos programas, hay que tener en cuenta las necesidades de atención de la salud del país y los puntos fuertes de las universidades y facultades de enfermería.

Se debe tener presente que la investigación es el eje fundamental de la práctica de enfermería: de ella surgen los problemas que investigarán los programas de posgrado, y a ella deben retornar las soluciones producto de dicha investigación.

Debe fortalecerse la identidad de los programas existentes y crearse oportunidades para la actividad interdisciplinaria. También es preciso intensificar los intercambios y contactos entre grupos de universidades y programas de posgrado de enfermería, tanto de docentes y alumnos como de producción científica y experiencias profesionales.

Deben definirse las características, naturaleza y diferencias en el diseño y organización curricular de las diferentes modalidades de posgrado en enfermería y buscarse coherencia entre esferas de concentración y el enfoque curricular.

Hay que fortalecer la producción científica de los programas de maestría en enfermería, así como mantener sistemas de información y socialización de dicha producción. Deben establecerse criterios de calidad y excelencia para evaluar los progresos en la producción científica de los programas de posgrado de enfermería.

Es necesario fomentar y desarrollar la capacidad dirigente de manera continua y progresiva, empezando por el ámbito familiar y reforzándola luego durante la enseñanza primaria, secundaria, universitaria y de posgrado, de acuerdo con las características individuales del alumno.

Investigación y producción científica

Metas

- Lograr que el 100% de las revistas científicas de enfermería de América Latina se incluyan en los índices internacionales de publicaciones científicas de enfermería y salud.

- Elaborar y actualizar el inventario nacional de publicaciones científicas y el directorio de investigadores.

• Elaborar planes nacionales de investigación en enfermería, con programas de trabajo que se relacionen con los estudios de posgrado, para presentarlos en el Coloquio Panamericano de Investigación (Valencia, Venezuela, noviembre de 1996).

• Construir y sistematizar la memoria histórica de la producción científica en cada uno de los programas universitarios de posgrado en enfermería. Esforzarse por aumentar dicha producción en un 50%.

• Poner en marcha la red de información y la base de datos de la Red de Enfermería de América Latina (REAL).

• Conseguir en cada país fuentes de financiamiento para la investigación en enfermería, a fin de aumentar en un 50% dichos fondos. Determinar qué porcentaje del presupuesto de la universidad y de la facultad se dedica a la investigación, a fin de evaluar su progreso y utilización.

Estrategias

• Un grupo de investigadores de las facultades de enfermería de cada país tomará la iniciativa de fomentar la definición de una política y estrategias para aumentar la producción científico-tecnológica de enfermería, publicar en revistas nacionales e internacionales y socializar resultados que tengan impacto en la educación de posgrado y en los servicios de salud.

• En cada país los participantes en la Reunión Panamericana promoverán seminarios a nivel nacional, para elaborar y desarrollar políticas y metas de investigación en relación con los posgrados en enfermería y las metas de progreso de los servicios de salud y enseñanza de enfermería en general.

• La asociación de facultades de enfermería (o un comité nacional) en cada uno de los países:

  - organizará el sistema de información sobre programas de posgrado de enfermería, su memoria histórica, y la producción científica de docentes y alumnos a fin de evaluar los progresos e impactos nacionales en salud y educación;

  - revisará y actualizará el directorio de investigadores en cada país a fin de determinar cuáles están en mejor disposición de presentar proyectos a entidades financiadoras, construir redes nacionales e internacionales de centros de investigación en enfermería e identificar consultores para otros programas de posgrado de enfermería en la región;

  - elaborará los criterios para definir qué es un investigador y para organizar la carrera de investigador, fomentando diferentes estrategias para la formación de éstos;

  - promoverá intercambios entre grupos de investigadores de enfermería de diferentes universidades de la región para fortalecer los programas de posgrado en enfermería, en sus componente de investigación.

• Las universidades de cada país, a solicitud de las facultades de enfermería, establecerán convenios bilaterales y multilaterales con universidades más desarrolladas para ayudar a mejorar la investigación y los programas de posgrado en enfermería con infraestructura deficiente.

• La OPS organizará y apoyará un grupo de trabajo surgido de la Reunión Panamericana, con los siguientes fines :

  - continuar un trabajo evaluador sobre el progreso de la enseñanza de posgrado, la investigación y la producción científica, su contribución al desarrollo del conocimiento de la enfermería y su impacto en los servicios de salud y en la enseñanza de la enfermería;

  - evaluar los progresos en las universidades, en relación con el mejoramiento de su infraestructura docente y física, y asignación de recursos financieros para la enseñanza de posgrado en enfermería, en las modalidades de maestría y doctorado.

Recomendaciones

Es necesario fortalecer la preparación básica y la capacitación continua de los docentes de enfermería en materia de investigación. Deben aplicarse a la enfermería los indicadores nacionales de desarrollo de ciencia y tecnología, para orientar la investigación y definir elementos básicos tales como qué es un investigador y los criterios para organizar programas, líneas y proyectos de investigación.

Los docentes y alumnos de enfermería deben familiarizarse con los sistemas de información científica disponibles y utilizarlos, por ejemplo: bases de datos, CD ROM, centros de información bibliográfica, hemerotecas, laboratorios de informática, redes internacionales, Internet y otros.

Es preciso determinar las posibilidades de becas y pasantías para formar investigadores de enfermería. Hay también que conocer las prioridades y políticas de los organismos nacionales e internacionales que apoyan la investigación y el desarrollo científico-tecnológico, para utilizar sus servicios.

Las enfermeras docentes y de servicio deben capacitarse para que puedan elaborar, poner en práctica y administrar proyectos de investigación para entidades financiadoras.

Hay que establecer alianzas y trabajo colaborativo de redes nacionales e internacionales de investigadores en enfermería y centros de investigación que fortalezcan la enseñanza de posgrado y los servicios de salud. También deben crearse o consolidarse grupos, centros o institutos de investigadores de enfermería que agrupen tanto a enfermeras asistenciales como a enfermeras docentes con posgrado, para trabajar en proyectos en diferentes esferas, o en problemas de interés regional o nacional.

Comunicación científica y cooperación interinstitucional e internacional

Metas

- Publicar dos revistas latinoamericanas de enfermería con el acopio de la producción científica de los programas de posgrado en enfermería.

- Crear o fortalecer dos boletines anuales para divulgar las experiencias docentes innovadoras de los programas de posgrado en enfermería y las investigaciones de enfermería con mayor impacto social. Uno de ellos podría ser el boletín de la REAL.

- Publicar dos ediciones bianuales de cuadernos científicos de enfermería que recopilen resúmenes de tesis de posgrado y otros trabajos que lo ameriten, dentro del programa de libros de texto de la OPS/OMS y con el apoyo de las organizaciones latinoamericanas de enfermería.

- Crear en cada país un grupo nacional coordinador del desarrollo científico y tecnológico de la enfermería, que lleve a cabo actividades de información y capacitación para aplicar un plan y la infraestructura básica para las actividades de ciencia y tecnología en enfermería, en concordancia con los planes nacionales.

- Desarrollar a nivel nacional un taller bianual (1996, 1998, 2000) para evaluar, reorientar y planear proyectos de trabajo cooperativo entre universidades nacionales y de la región.

- Publicar y actualizar cada dos años (1996, 1998, 2000) el directorio de enfermeras investigadoras, centros e institutos de investigación y programas de posgrado en enfermería, a fin de fomentar la creación de redes de comunicación.

- Elaborar en 1996–1997 criterios para hacer un directorio de enfermeras asesoras, consultoras que acrediten doctorado, maestría y especialización, con experiencia en investigación, docencia y práctica profesional y con dominio del español y el inglés. Actualizar dicho directorio en 1998 y en el año 2000.

Estrategias

- Constituir grupos nacionales de enfermería que se encarguen de organizar el sistema de información nacional de posgrado en enfermería—sobre programas, docentes, investigadores, asesores, producción científica, admisión y egresos de alumnos, etc.—para facilitar la comunicación entre programas, docentes e investigadores a nivel nacional e internacional.

- Fortalecer el sistema de información sobre producción científica de las facultades y escuelas de enfermería con programas de posgrado y hacer que envíen al organismo nacional de enfermería los datos para elaborar el directorio de investigadores y asesores de enfermería.

- Motivar a los programas de posgrado de cada país a que trabajen en redes, consorcios y otras modalidades de cooperación interinstitucional, nacional e internacional, para racionalizar los recursos disponibles y hacer uso eficiente de los mismos.

- Los participantes en la Reunión Panamericana motivarán a la facultad de enfermería de sus respectivas universidades y otras universidades del país para que envíen las mejores tesis y trabajos de investigación a quien se encargue de editar la Revista Latinoamericana de Enfermería, así como al programa de recursos humanos de la OPS/OMS, a fin de que se acopie el material para publicar cuadernos científicos de enfermería, o antologías sobre temas especiales.

- Los participantes también formarán un grupo de trabajo para organizar un evento en el cual se estudien las recomendaciones de la Reunión y se elaboren los planes de trabajo a nivel institucional y nacional para cumplir las metas propuestas.

Recomendaciones

Hay que determinar los factores individuales e institucionales, así como los factores externos a la enfermería, que favorecen o limitan las posibilidades de cooperación interinstitucional a nivel de cada país y de cada universidad.

Se deben definir políticas institucionales y nacionales de cooperación interinstitucional, con base en esferas prioritarias de interés mutuo, teniendo en cuenta los puntos fuertes con que se cuenta y reconociendo las esferas de desarrollo de los demás. Hay que actuar con capacidad de análisis, para hacer y recibir críticas y recomendaciones.

Hay también que fortalecer la cooperación interinstitucional y la comunicación en la comunidad científica de enfermería mediante la creación de un clima de confianza y respeto mutuo y el desarrollo de la capacidad de negociación para formar alianzas de acuerdo con la ideología y características propias de cada una de las instituciones.

Es preciso tener en cuenta el contexto político nacional e internacional, las políticas de desarrollo científico y tecnológico, las formas de organización gremial y profesional y todos los demás factores que condicionan la práctica y la enseñanza de la enfermería, al fomentar la cooperación interinstitucional para la enseñanza avanzada en esa esfera.

Debe orientarse a través de la OPS/OMS el fomento de consorcios, redes y bloques de países cuyas universidades trabajen cooperativamente para fortalecer los posgrados en enfermería, hasta lograr la modalidad de programas de doctorado.

Participantes

Pilar AMAYA de PEÑA—Candidata a doctora en enfermería; profesora, Universidad Nacional de Colombia, Bogotá, Colombia.

Esperanza AYALA DE CALVO—Licenciada en enfermería; maestría en investigación y documentación universitaria, especialidad en enfermería oncológica; coordinadora, programa de especialización en enfermería oncológica; docente, Departamento de Posgrado, Pontificia Universidad Javeriana, Bogotá, Colombia.

Zoila BARROSO ROMERO—Licenciada en enfermería; directora encargada, Escuela de Enfermería, Facultad de Salud Pública, Instituto Superior de Ciencias Médicas, La Habana, Cuba. Atención comunitaria, desempeño de los graduados en la maestría.

María Carmen BERNAL—Enfermera; coordinadora académica de posgrado en perinatología, Universidad Nacional de Colombia, Bogotá, Colombia.

Rachel Z. BOOTH—Enfermera certificada; doctora (PhD); presidenta, Asociación Estadounidense de Facultades de Enfermería; decana, Escuela de Enfermería, Universidad de Alabama, Birmingham, Alabama, EE.UU.

Cira BRACHO—Enfermera; maestría en enfermería maternoinfantil; coordinadora, programa de maestría en enfermería, Universidad de Carabobo, Valencia, Venezuela. Investigación maternoinfantil, salud reproductiva del adolescente.

Gustavo BUITRAGO—Ingeniero; director (E), Instituto de Biotecnología, Universidad Nacional de Colombia, Bogotá, Colombia.

Tula BUSTAMANTE de MONTALVÁN—Enfermera; maestría en educación de enfermería; directora, sección de posgrado (maestría), Escuela de Enfermería, Universidad Nacional de Trujillo, Trujillo, Perú.

Blanca de CABAL—Enfermera; maestría en administración de la salud; directora, Escuela de Enfermería, Universidad del Valle, Cali, Colombia. Administración, docencia, evaluación curricular, humanización.

Rosa de CABALLERO—Enfermera especializada en pediatría; maestría en docencia; directora, programa de posgrados, Facultad de Enfermería, Pontificia Universidad Javeriana, Bogotá, Colombia.

Gloria CAMARGO de PAVIA—Enfermera; maestría en administración; directora de educación, Fundación Santafé de Bogotá-Hospital, Bogotá, Colombia.

Consuelo CASTRILLÓN—Enfermera; maestría en sociología de la educación, especializada en recursos humanos; decana, Facultad de Enfermería, Universidad de Antioquía, Medellín, Colombia.

Consuelo COLMENARES—Licenciada en enfermería; maestría en ciencias y enfermería médico quirúrgica; profesora, coordinadora de la maestría en enfermería médico quirúrgica, Universidad de Carabobo, Valencia, Venezuela. Enfermería médico quirúrgica, cuidado crítico, cardiovascular, emergencia traumática.

Rosaura CORTÉS de TÉLLEZ—Enfermera; directora, departamento de atención a la mujer y el niño, Facultad de Enfermería, Pontificia Universidad Javeriana; secretaria, Asociación Colombiana de Facultades y Escuelas de Enfermería (ACOFAEN), Bogotá, Colombia. Lactancia materna.

Roseni CHOMPRÉ—Enfermera; maestría en epidemiología; profesora, Universidad de Belo Horizonte, Belo Horizonte, Brasil.

Margarita DELGADO de GALVIS—Enfermera; maestría en administración educativa y de la salud; coordinadora de pregrado, Facultad de Enfermería, Pontificia Universidad Javeriana, Bogotá, Colombia. Administrativa.

Inés DURÁN SAMPER—Doctora en enfermería; profesora de enfermería, Universidad de la Sabana, Bogotá, Colombia. Atención primaria de la salud, historia.

Susana ESPINO—Enfermera; maestría en enfermería clínica; asesora OPS/OMS, Buenos Aires, Argentina. Consultora OPS educación.

Carmen FALCONÍ MORALES—Enfermera; maestría en ciencias; profesora y decana, Facultad de Enfermería, Pontificia Universidad Católica del Ecuador, Quito, Ecuador.

Nelly FARFÁN—Enfermera; maestría en salud maternoinfantil y salud pública; consultora regional maternoinfantil OPS/OMS, Bogotá, Colombia. Maternoinfantil, salud pública.

Marlene FARRELL—Enfermera certificada; maestría en ciencias de enfermería; coordinadora académica y profesora, Centro para la Enseñanza Internacional de la Enfermería, Universidad del Estado de California, Dominguez Hills, Carson, California, EE.UU. Siquiatría, salud mental, intervención crítica.

Marilyn E. FLOOD—Doctora (PhD); decana asociada de programas académicos, Universidad de California, San Francisco, California, EE.UU.

Rosa FRANCO—Enfermera; maestría en filosofía y ciencias jurídicas; directora de posgrados, Universidad de Caldas, Manizales, Colombia. Investigación y ética, ciencias sociales y la salud.

Nelly GARZÓN ALARCÓN—Enfermera; maestría en ciencias de enfermería; profesora emérita, Universidad Nacional de Colombia; consultora OPS/OMS, Bogotá, Colombia. Enseñanza de enfermería, ética y bioética, recursos humanos.

Gloria Estela GÓMEZ—Enfermera especializada en administración de la salud; jefa, Departamento de Extensión y Posgrado, Facultad de Enfermería, Universidad de Antioquía, Medellín, Colombia. Salud colectiva, epidemiología, salud pública.

Consuelo GÓMEZ SERRANO—Enfermera; maestría en salud pública; decana, Facultad de Enfermería, Universidad Nacional de Colombia, Bogotá, Colombia. Salud reproductiva, investigación socioeducativa de enfermería.

Inés GÓMEZ de VARGAS—Enfermera; maestría en ciencias de enfermería; representante a la Cámara, Congreso de la República de Colombia, Bogotá, Colombia.

Renata GONZÁLEZ CONSUEGRA—Enfermera especializada en salud cardiovascular y ocupacional; profesora, Universidad Nacional de Colombia, Bogotá, Colombia. Cardiovascular, salud ocupacional.

Mary GRANT—Enfermera; maestría en enfermería, especializada en salud y capacitación de adultos; directora interina, Departamento de Estudios Superiores de Enfermería, Universidad de las Indias Occidentales, Campus Mona, Kingston, Jamaica.

Edilma B. GUEVARA—Enfermera; doctora en salud pública (DrPH); directora asociada, Centro de Colaboración con la OMS para el desarrollo de la enfermería y la atención primaria de la salud; profesora asistente, Escuela de Enfermería, Universidad de Texas, Galveston, EE.UU. Epidemiología, investigación sobre la salud comunitaria, cáncer mujer, cronobiología, fomento de la salud.

Martha Lucía GUTIÉRREZ—Enfermera; maestría en desarrollo rural y salud internacional; directora, Departamento de Fundamentación, Facultad de Enfermería, Pontificia Universidad Javeriana, Bogotá, Colombia. Salud comunitaria, fundamentos, fomento de la salud, participación social.

Gloria Consuelo HERRERA—Enfermera; maestría en salud pública y salud ocupacional; directora de la especialización en salud ocupacional, Universidad del Norte, Barranquilla, Colombia. Salud ocupacional.

Nancy JEFFRIES—Jefa de redacción, NLN Press, Centro Colaborativo de Organizaciones y Grupos Comunitarios, Liga Nacional de Enfermería, Nueva York, Estados Unidos.

Anne KEANE—Enfermera certificada; doctora en docencia (EdD); miembro, Academia Estadounidense de Enfermería (FAAN); profesora asociada de enfermería, directora de programas, Universidad de Pennsylvania, Filadelfia, Pennsylvania, Estados Unidos.

Denise KORNIEWICZ—Doctora en ciencias de la enfermería (DNSc); miembro, Academia Estadounidense de Enfermería (FAAN); decana asociada de asuntos académicos, Escuela de Enfermería, Universidad de Georgetown, Washington D.C., EE.UU. Investigación sobre SIDA, enfermedades infecciosas, salud del adulto, currículo.

Anatilde LARA—Enfermera especializada en neurología y neurocirugía; enfermera, Caja Distrital de Previsión, Bogotá, Colombia.

Marta LAVERDE de ORJUELA—Enfermera; maestría en ciencias de la enfermería; consultora, Banco Mundial, Bogotá, Colombia.

Mayra E. LEE—Enfermera; profesora y decana, Escuela de Enfermería, Universidad de Panamá, Ciudad de Panamá, Panamá.

Marta C. LÓPEZ—Enfermera; sicóloga; maestría en dirección universitaria; decana, Facultad de Enfermería, Pontificia Universidad Javeriana; presidenta, Asociación Colombiana de Facultades y Escuelas de Enfermería (ACOFAEN), Bogotá, Colombia.

Delroy LOUDEN—Epidemiólogo; doctor (PhD); director ejecutivo, Centro de Investigación sobre Enseñanza de Enfermería y Salud Comunitaria, Liga Nacional de Enfermería, Nueva York, EE.UU. Tuberculosis, atención primaria de la salud.

Juan Manuel LOZANO—Médico pediatra; epidemiólogo clínico; director, Programa Nacional de Ciencia y Tecnología de la Salud, Instituto Colombiano para el Desarrollo de la Ciencia y la Tecnología (COLCIENCIAS), Bogotá, Colombia.

Maricel MANFREDI—Enfermera; asesora regional de educación en enfermería, OPS/OMS, Washington, D.C., EE.UU.

Carmen H. MARTÍNEZ de ACOSTA—Enfermera; maestría en investigación y docencia universitaria; directora, Programa de maestría, Universidad Nacional de Colombia, Bogotá, Colombia. Salud familiar, investigación.

Fanny Stella MARTÍNEZ—Enfermera; maestría en salud maternoinfantil; decana, Facultad de Ciencias de la Salud, Universidad Francisco de Paula Santander, Cucuta, Colombia. Docencia, atención primaria, administración.

Wendy McBRIDE—Enfermera; maestría en ciencias de enfermería; directora ejecutiva, Asociación Canadiense de Escuelas Universitarias de Enfermería, Ottawa, Canadá. Administración.

Beverly J. McELMURRY—Doctora en docencia (EdD); miembro, Academia Estadounidense de Enfermería (FAAN); decana, Escuela de Estudios Internacionales de Enfermería, Facultad de Enfermería, Universidad de Illinois, Chicago, EE.UU.

Maria da Gloria MIOTTO WRIGHT—Doctora (PhD); profesora adjunta, Universidad de Brasilia, Brasil; consultora OPS/OMS; profesora visitante y coordinadora del programa de salud internacional, Escuela de Enfermería, Universidad de Georgetown, Washington, D.C., EE.UU. Salud internacional, enseñanza, servicios de salud, nutrición, salud de la mujer.

Grace MORGAN de MORILLO—Enfermera; Servicio Médico, Embajada de los Estados Unidos, Bogotá, Colombia.

Leticia MORIEL—Enfermera; maestría en administración; profesora titular T.C.; presidenta, Federación Nacional de Facultades y Escuelas de Enfermería de México (FENAFE), Chihuahua, México.

Lucy MUÑOZ de RODRÍGUEZ—Enfermera especializada en obstetricia; maestría en salud familiar; profesora asociada, Facultad de Enfermería, Universidad Nacional de Colombia; vicepresidenta, Asociación Colombiana de Facultades y Escuelas de Enfermería (ACOFAEN), Bogotá, Colombia. Salud de la mujer, materno-perinatal y familiar.

Tokico MURAKAWA MORIYA—Doctora en enfermería; profesora, Escuela de Enfermería, Universidad de São Paulo, São Paulo, Brasil.

Rosa María NÁJERA—Enfermera; maestría en enfermería; profesora titular T.C., Universidad Autónoma de México (UAM-X); presidenta, Asociación Latinoamericana de Escuelas y Facultades de Enfermería (ALADEFE), México, D.F., México.

Marina NAVARRETE—Enfermera; maestría en salud pública; jubilada OPS/OMS, Bogotá, Colombia. Salud comunitaria.

Gilma de OSPINO—Profesora, Universidad Nacional de Colombia, Bogotá, Colombia.

Leonor PARDO NOVOA—Enfermera; maestría en educación de enfermería; decana, Facultad de Enfermería, Universidad de la Sabana, Bogotá, Colombia. Educación.

Cecilia C. de PAREDES—Enfermera; maestría en investigación y docencia universitaria; directora académica de salud ocupacional (posgrado, interdisciplinario), Universidad Nacional de Colombia, Bogotá, Colombia. Educación para la salud, salud ocupacional.

Myriam PARRA VARGAS—Enfermera, especialidad clínica cardiorespiratoria; maestría en educación; docente, Facultad de Enfermería, Universidad Nacional de Colombia, Bogotá, Colombia. Cuidado crítico y cardiorespiratorio, enfermería cardiovascular.

Diana PASTORIZO OROZCO—Enfermera; maestría en salud pública; jefa, Departamento de Posgrado, Facultad de Enfermería, Universidad de Cartagena, Cartagena, Colombia. Salud comunitaria y familiar.

Pilar de PEÑA—Doctora en enfermería; maestría en ciencias; profesora asociada, Universidad Nacional de Colombia, Bogotá, Colombia.

Gilma PÉREZ de VERA—Enfermera; maestría en enfermería, énfasis adulto y anciano; docente, Universidad del Cauca, Popayán, Colombia. Enfermería médico quirúrgica, ancianos, oncología.

Thomas P. PHILLIPS—Enfermero certificado; doctor (PhD); especialista clínico (CS); miembro, Academia Estadounidense de Enfermería (FAAN); jefe, Sección de Enfermería Avanzada, División de Enfermería, Servicio de Salud Pública, Departamento de Salud y Servicios Humanos de los Estados Unidos, Rockville, Maryland, EE.UU.

María Teresa PINZÓN—Enfermera; maestría en educación; docente, Universidad Pedagógica y Tecnológica de Tunja, Tunja, Colombia. Administración.

Martha PIZARRO de GÓMEZ—Licenciada en enfermería; asistente, Dirección Ejecutiva, Asociación Colombiana de Facultades y Escuelas de Enfermería (ACOFAEN), Bogotá, Colombia.

Olga POLANCO—Enfermera; maestría en educación; profesora, Departamento de Enfermería, Universidad de Concepción, Concepción, Chile. Capacitación en enfermería clínica.

Lyla QUINTERO—Enfermera; coordinadora de posgrado en enfermería, Fundación Universitaria Ciencias de la Salud, Bogotá, Colombia. Clínica.

Marialcira QUINTEROS—Enfermera; maestría en ciencias de enfermería; profesora titular y secretaria docente, Escuela de Enfermería, Facultad de Medicina, Universidad del Zulia, Maracaibo, Venezuela. Enseñanza, adultos mayores, gerontología.

Rocío REY GÓMEZ—Enfermera; maestría en enfermería; profesora asociada, coordinadora de posgrado, Escuela de Enfermería, Universidad Industrial de Santander, Bucaramanga, Colombia. Pediatría, investigación.

Beatriz S. de SARMIENTO—Enfermera; maestría en enfermería, especializada en salud mental y siquiatría; asesora, Programa Nacional de Ciencia y Tecnología de la Salud, Instituto Colombiano para el Desarrollo de la Ciencia y la Tecnología (COLCIENCIAS), Bogotá, Colombia. Política de ciencia y tecnología.

Nury Ester SILVA MONTERO—Enfermera; maestría, evaluación en Colombia; docente en enfermería, Universidad de Cundinamarca, Girardot, Colombia. Enseñanza.

Yolanda SOLÓRZANO de ZAMBRANO—Enfermera; maestría en salud pública; presidenta, Asociación Ecuatoriana de Enfermeras; docente, Escuela de Enfermería, Universidad de Guayaquil, Guayaquil, Ecuador. Docencia.

Iraidis SOTO—Enfermera; maestría en investigación; directora ejecutiva, Asociación Colombiana de Facultades y Escuelas de Enfermería (ACOFAEN), Bogotá, Colombia.

Maria de Lourdes de SOUZA—Doctora en enfermería; coordinadora general, Red de Enfermeros Posgraduados de Regio; docente, enfermería de posgrado, Escuela de Enfermería, Universidad Federal de Santa Catarina, Florianapolis, Brasil. Administración de programas, epidemiología, salud pública.

Lucia Hisako TAKASE GONÇALVEZ—Doctora en enfermería, especializada en salud del adulto y anciano (gerontología con enfoque interdisciplinario); profesora, Escuela de Enfermería y directora, Programa de Doctorado, Universidad Federal de Santa Catarina, Florianapolis, Brasil.

Flor TÉLLEZ DE LÓPEZ—Enfermera, Ministerio de Salud, Bogotá, Colombia.

Rafael TORRADO—Doctor en filosofía; decano de estudios avanzados, Corporación Universitaria Iberoamericana; profesor, Pontificia Universidad Javeriana, Bogotá, Colombia.

Margaret TRUAX—Enfermera certificada; maestría en salud pública; asistente especial de relaciones internacionales, Servicio de Salud Pública, Departament de Salud y Servicios Humanos de los Estados Unidos, Rockville, Maryland, EE. UU. Educación pública para la salud.

María Helena URIBE—Enfermera; directora, Oficina de Educación Continuada, Pontificia Universidad Javeriana, Bogotá, Colombia.

Jaqueline de URIZA—Enfermera; maestría en administración; gerente, Asociación Colombiana de Facultades de Medicina (ASCOFAME), Bogotá, Colombia.

Mila URRUTIA—Enfermera; profesora, Facultad de Enfermería, Universidad Católica; asesora, Programa Nacional de Ciencia y Tecnología de la Salud, Santiago, Chile.

Ana Luisa VARELA de VELANDIA—Enfermera; maestría en administración; doctora en salud pública; docente, Departamento de Administración y Educación, Facultad de Enfermería, Universidad Nacional de Colombia, Bogotá, Colombia. Historia y sociología de la enfermería.

Marta Lucía VÁSQUEZ—Enfermera; maestría en epidemiología; directora, programas académicos de posgrado, Escuela de Enfermería, Universidad del Valle, Cali, Colombia. Maternoinfantil, calidad de atención.

Evelyn VÁSQUEZ MENDOZA—Enfermera; maestría en administración de servicios de enfermería; vicedecana académica, Facultad de Enfermería, Universidad Nacional de Colombia; tesorera, Asociación Colombiana de Facultades y Escuelas de Enfermería (ACOFAEN), Bogotá, Colombia. Administración y docencia.

Idelma VILLALOBOS—Enfermera; maestría en ciencias de la enfermería; directora, posgrado de enfermería en cuidado crítico, Escuela de Enfermería, Facultad de Medicina, Universidad del Zulia, Maracaibo, Venezuela. Adultos y cuidado crítico.

María Mercedes de VILLALOBOS—Enfermera; maestría en ciencias de la enfermería; profesora, Universidad Nacional de Colombia; secretaria ejecutiva, Red de Enfermería de América Latina (REAL), Bogotá, Colombia.

Créditos

Este Informe final de la Reunión Panamericana de Estudios de Posgrado en Enfermería fue redactado por Maricel Manfredi, Asesora Regional de educación en enfermería, Programa de Recursos Humanos, División de Sistemas y Servicios de Salud, Organización Panamericana de la Salud; y Maria da Gloria Miotto Wright y Nelly Garzón Alarcón, consultoras temporeras de la OPS/OMS.

Las relatoras de los grupos de trabajo de la Reunión Panamericana fueron Martha Lucía Gutiérrez, Mila Urrutia, Wendy McBride, Grace Morgan de Morillo, Marialcira Quinteros, Miryam Parra Vargas, Leonor Pardo Novoa, Ana Luisa Varela de Velandia y Margaret Truax.

Las de las sesiones plenarias fueron Evelyn Vásquez Mendoza, Esperanza Ayala de Calvo y Gilma de Ospino.

Las de los paneles fueron Lucy Muñoz de Rodríguez, Ana Luisa Varela de Velandia, Rosa de Caballero, Lyla Quintero, Rosaura Cortés de Téllez, María Carmen Bernal, Iraidis Soto y Martha Lucía Gutiérrez.

Contactos:

Organización Panamericana de la Salud (OPS)
525 23rd Street, N.W.
Washington, D.C. 20037-2895
Teléfono: (202) 861-3298 Fax: (202) 861-8486

Asociación Colombiana de Facultades y Escuelas de Enfermería (ACOFAEN)
Carrera 13 No. 44-35, Ofc. 1101
Bogotá, D.C., Colombia
Teléfono: (57-1) 2327743 Fax: (57-1) 2328399

Facultad de Enfermería
Pontificia Universidad Javeriana
Carrera 7 No. 40-62
Edificio Acosta
Bogotá, D.C., Colombia
Teléfono: (57-1) 2455102 Fax: (57-1) 2853348

Agradecimientos

Los organizadores de la Reunión Panamericana de Estudios de Enfermería agradecen a todos los que contribuyeron al éxito del evento: enfermeras participantes, personal técnico, logístico y de servicios generales, investigadores, coordinadores y planeadores, intérpretes y muchos otros. Gracias, en especial, a las enfermeras y estudiantes de enfermería de Colombia, por su generosa acogida.

Parte dos

Estudio de los programas de especialización
y maestría en enfermería en América Latina

Organización Panamericana de la Salud: Estudio de los programas de especialización y maestría en enfermería en América Latina

Maria da Gloria Miotto Wright
Nelly Garzón Alarcón

CONTENIDO

Prefacio

Este Estudio constituye un esfuerzo pionero de la Organización Panamericana de la Salud (OPS), a través de su Programa de Desarrollo de Recursos Humanos, por ofrecer un panorama actualizado de la situación de los programas de posgrado en enfermería en América Latina. Se concentra en los programas de especialización y maestría que se ofrecen en siete países de habla española: Colombia, Chile, Ecuador, México, Panamá, Perú y Venezuela. Se excluyó al Brasil, cuya amplia experiencia con programas de posgrado ya se estudió en 1982 y 1989, y a los países de América Latina y el Caribe que no tienen programas de ese tipo.

Se utilizaron dos grupos de cuestionarios para investigar como surgió el posgrado y cuáles son sus características organizacionales básicas, infraestructura, currículo, profesores, alumnos y producción científica.

El Estudio presenta, en forma concisa, los resultados de esa investigación de 48 programas de posgrado en enfermería (32 de especialización y 16 de maestría). Por medio de un modelo crítico-holístico de análisis, se determina la ideología, el nivel macropolítico del sistema de educación del país (ministerio, universidad o facultad), el nivel micropolítico (condición, situación) y los productos de los programas de posgrado. También, se resalta la perspectiva de los programas de posgrado y las esferas críticas, de las cuales se derivan las recomendaciones para las dos modalidades de posgrado.

Este Estudio abre perspectivas para crear un sistema de evaluación nacional y regional de los programas de posgrado en enfermería; desarrollar un sistema de información sistematizada sobre los programas de posgrado en cada país y a nivel regional; hacer viable el diseño de un plan global regional de desarrollo científico y tecnológico de la enfermería en el próximo decenio; y ampliar y consolidar los programas de cooperación nacional e internacional entre los países de las Américas.

Es ahora necesario unir los esfuerzos de los países de la región y de los organismos internacionales para hacer realidad las recomendaciones de la Reunión Panamericana de Estudios de Posgrado en Enfermería, celebrada en Bogotá, Colombia, en octubre de 1995 (véanse págs. 7 a 13), así como las de este Estudio, que la Reunión hizo suyas. Así se mejorará la enseñanza avanzada de la enfermería y la atención de la salud en la región, conforme a las reformas sanitarias en curso.

Introducción

América Latina y el Caribe han experimentado cambios importantes en los últimos decenios, que han tenido repercusiones en las condiciones de vida y la situación de la salud de sus poblaciones. La región ha sentido el impacto del desarrollo tecnológico, la automatización, la biotecnología y la comunicación electrónica. El decenio de 1990 se inició en condiciones de gran deterioro económico, transcurrido el "decenio perdido" de 1980, que se caracterizó por procesos de ajuste estructural, descentralización administrativa, privatización de los servicios públicos y reconstrucción de los sistemas democráticos.

La crisis económica y política agravó problemas comunes a muchos países de la región, tales como los de debilidad tecnológica, escasa conexión de la investigación con la producción, baja productividad de la fuerza de trabajo, limitada competencia internacional, estructuras productivas y de consumo muy dependientes de las importaciones, endeudamiento externo y ahorro interno insuficiente, deterioro de la capacidad de absorción de la fuerza laboral, distribución muy concentrada de los ingresos, fuerte resistencia a la innovación y falta de servicios públicos de buena calidad, inclusive de educación y salud.

En ese contexto, las condiciones de vida y la situación de la salud de las poblaciones de la región sufren el impacto de las disparidades sociales, la persistencia de dos perfiles epidemiológicos (de países desarrollados y países en desarrollo) y el intenso proceso de urbanización. También son afectadas por los cambios en la estructura de edad de la población y en su nivel educacional (especialmente el de las mujeres), en la composición de la fuerza laboral y en la organi-

zación de los servicios públicos, incluso la función del gobierno respecto de esos servicios.

La crisis económica y las políticas de ajuste estructural en los países de América Latina han afectado grandemente los recursos humanos en la esfera de la salud. Por otro lado, la reforma sectorial ha promovido varias redefiniciones en los criterios para determinar la elegibilidad de la población prioritaria para la atención de la salud y la institucionalidad de los sectores encargados de los servicios, la financiación, la investigación, el desarrollo tecnológico y los recursos humanos, los procesos de participación comunitaria, la eficiencia y costos de las intervenciones de salud, la productividad y la calidad del servicio. Todo esto afecta la organización de los servicios y exige cambios en la formación, las prácticas y el mercado de trabajo.

La política mundial de Salud para Todos en el Año 2000 sigue orientando las políticas y programas nacionales de atención de la salud. Dentro de éste y otros compromisos sociales ocurren los procesos de modernización de los estados y de transformación de los sistemas de salud para poner en práctica los principios de equidad, universalidad, integralidad y extensión de la cobertura a la población. También se están haciendo esfuerzos para ofrecer servicios de calidad técnica, humana y ética a la sociedad, con atención especial a los sectores más pobres y vulnerables de la población.

El desarrollo de la enfermería en las Américas y el Caribe está vinculado a su contexto histórico, abarcando los factores políticos, sociales y económicos, junto con los avances científico-tecnológicos y sus consecuencias para la salud de la población. La crisis económica y social y la política mundial de Salud Para Todos en el Año 2000 han conducido a los líderes de la enfermería a buscar nuevas formas de enseñanza y capacitación para los diversos segmentos de la profesión. Además de los modos tradicionales empleados en la formación de pregrado y posgrado, se han iniciado otros tipos de programas, tales como los de enseñanza a distancia, los patrocinados por consorcios de universidades y escuelas de enfermería, los de cooperación nacional e internacional, los docente-asistenciales y los de integración universidad-servicio-comunidad.

El desarrollo de la enseñanza de posgrado en enfermería en América Latina está vinculado al proceso de evolución histórica no sólo de la enseñanza sino de la práctica de la profesión. Ejerce influencia decisiva su integración al sistema universitario de enseñanza superior. Este proceso se ha producido en forma diferente y en diversas épocas en cada uno de los países y universidades de América Latina. En países como el Brasil, Colombia, Chile y el Ecuador, la enseñanza de la enfermería nació en la universidad, aunque no completamente integrada a los procesos administrativos-académicos de ésta. En otros países surgió de los hospitales o dependió de los ministerios de salud, o de unidades o instituciones privadas, algunas de ellas dependientes a su vez de organizaciones religiosas o filantrópicas.

La literatura indica que fue en el decenio de 1940 cuando empezaron a ofrecerse cursos posbásicos en enfermería para dar formación adicional a la "enfermera general", a fin de que ésta pudiese desempeñarse en ciertas esferas no abordadas en el "curso básico" de formación. Esos cursos posbásicos aún se mantienen en varios países donde la enseñanza de enfermería en el pregrado no da un título universitario. Por lo general, están orientados a desarrollar la habilidad práctica en una esfera clínica determinada. En los decenios de 1940 y 1950, los estudios posbásicos de enfermería en salud pública y obstetricia ejercieron gran influencia en el mejoramiento de la prestación de los servicios de salud.

El proceso histórico de la enseñanza de posgrado de enfermería en América Latina incluye lo siguiente:

- Inserción, transformación o integración de la enseñanza de pregrado en enfermería al sistema universitario o de enseñanza superior de los países.

- Apoyo de organismos nacionales y del exterior para preparar un cuadro de docentes de enfermería de cada país en programas de maestría y de doctorado de universidades de Norteamérica; éstos iniciarían programas de posgrado en enfermería al regresar a sus países, después de fortalecer la enseñanza de pregrado.

- Mayor énfasis en las actividades clínicas centradas principalmente en la atención primaria y el trabajo comunitario, en vez de en la esfera de administración, organización y evaluación de servicios.

- Fortalecimiento de la enseñanza de la investigación y fomento de programas de investigación en enfermería.

- Definición de las características y bases conceptuales de los estudios de posgrado. (Se diferencian los programas o cursos posbásicos de los programas de especialización y éstos de los de maestría. Se comienza a estudiar la fundamentación de los programas de doctorado en enfermería, pues por varios años las enfermeras seguían doctorándose en las esferas afines de las ciencias sociales, la enseñanza y las ciencias médicas básicas).

Objetivos, metodología, marco teórico

Objetivos

Los objetivos de este Estudio de los programas de especialización y maestría en enfermería en América Latina son los siguientes: conocer y caracterizar el perfil, antecedentes históricos, recursos, tendencias y orientaciones curriculares de los programas de posgrado en enfermería en los países seleccionados, en las modalidades de especialización y maestría; determinar sus puntos fuertes y dificultades; identificar qué programas de posgrado en la esfera de la salud reciben a enfermeras como alumnas y docentes; determinar qué programas de posgrado de enfermería desarrollan actividades de cooperación intrapaíses e interpaíses en América Latina; identificar a las enfermeras investigadoras y con doctorados en los programas de posgrado en enfermería y determinar cuáles son las esferas o líneas de investigación que sustentan dichos programas.

Metodología

La metodología empleada fue la encuesta para hacer un estudio transversal de tipo *survey*, de naturaleza exploratoria, para llegar a un diagnóstico o elaborar un perfil de la situación de los estudios de posgrado en enfermería en América Latina, en 1993.

Se hizo una búsqueda bibliográfica de estudios sobre el posgrado en enfermería en América Latina y se encontró que ese tipo de estudio sólo se había realizado en el Brasil.

La recopilación de datos para el Estudio fue realizada a través de dos cuestionarios con un total de 101 preguntas cualitativas y cuantitativas. Los cuestionarios se diseñaron conforme al modelo usado en los estudios realizados por el Gobierno Federal de Brasil para evaluar el sistema de posgrado en ese país. En el análisis de los datos se hacen algunas comparaciones puntuales con los datos obtenidos en el Brasil.

El universo lo constituyeron todas las facultades o escuelas de enfermería que ofrecían estudios de posgrado en enfermería en 1992–1993 en los ocho únicos países de América Latina que ofrecían programas a ese nivel: Colombia, Cuba, Chile, Ecuador, México, Panamá, Perú y Venezuela.

Se recibió información de 24 universidades y 63 programas de esos ocho países. Se excluyeron del estudio los programas de posgrado en fase de planeamiento y aprobación, así como 15 programas de carácter interdisciplinario. Se eliminó así a Cuba del estudio porque en ese país sólo se ofrecía la modalidad interdisciplinaria.

Esta tendencia interdisciplinaria, que aparece en las facultades de enfermería de varios países, amerita mayor estudio. Es necesario profundizar en el análisis de este tipo de programa para determinar si se trata de programas en enfermería o de programas interdisciplinarios en la esfera de la salud administrados por una facultad de enfermería o dirigidos por una enfermera docente.

La muestra de programas de posgrado en enfermería seleccionada finalmente para el Estudio comprendió a siete países latinoamericanos (Colombia, Chile, Ecuador, México, Panamá, Perú y Venezuela), 18 universidades y 48 programas de posgrado en enfermería, de los cuales 32 son de especialización y 18 de maestría.

Marco teórico

El Estudio se fundamenta en un modelo conceptual crítico-holístico (Wright 1992) elaborado para sustentar el análisis y la discusión de los programas de posgrado y pregrado de enfermería en América Latina[1].

El modelo ofrece una visión multidimensional del objeto de estudio (los programas de posgrado) y una perspectiva crítica-holística de la interacción y equilibrio entre los elementos que lo componen (currículo, profesores, alumnos, investigación, recursos físicos y financieros), proponiendo cambios y transformaciones a través de un proceso de concientización de los responsables del propio objeto de estudio.

De acuerdo a este modelo conceptual, se determina la ideología del objeto de estudio, en este caso, los programas de posgrado en enfermería. Se efectúa un análisis dialéctico del nivel macropolítico del sistema de enseñanza avanzada del país y las fuerzas que lo sustentan (país, universidad y escuelas de enfermería); y un análisis del nivel micropolítico de los programas de posgrado (condición, situación y productos) para determinar sus características concretas, puntos fuertes y esferas críticas. La confrontación de la realidad macro (a nivel de la sociedad) y micro (a nivel de los programas de posgrado), permite ver las fuerzas favorables y los obstáculos al desarrollo de los programas de posgrado en enfermería y determinar cuáles son las medidas necesarias en el diseño de un plan estratégico de desarrollo científico y tecnológico para la transformación y consolidación del posgrado de enfermería en América Latina y el Caribe.

La evaluación global de los programas de posgrado en enfermería parte de la comprensión de las ideologías que han motivado su creación. Según Córdova y otros (1986, 133), en la mayoría de las esferas del conocimiento científico, la ideología del posgrado está íntimamente ligada a dos aspectos claves: las políticas de ciencia y tecnología de los respectivos gobiernos y las leyes de reforma universitaria.

Respecto del primer aspecto, el desarrollo de cada país se refleja en la inversión, la capacidad de investigación científica y el avance de los programas de posgrado, principalmente en las esferas tecnológicas. La demanda de profesionales especializados con más conocimientos técnico-científicos proviene de los sectores productivos más dinámicos que acompañan la expansión tecnológica y económica nacional dentro del contexto internacional.

Por su parte, las leyes de reforma universitaria responden a las necesidades y derechos de las personas a la enseñanza superior y establecen criterios y condiciones mínimas para la calidad académica de la enseñanza de pregrado y posgrado. En el marco de esas disposiciones, los grupos profesionales, entre ellos las enfermeras, han tenido la oportunidad de institucionalizar sus espacios dentro de las universidades. En algunos países, los estudios de posgrado se clasifican, reglamentan y acreditan en dos niveles o modalidades: *stricto sensu*, que forma a docentes e investigadores; y *lato sensu*, que capacita o especializa profesionales para diversas esferas de la práctica.

En base a esos dos elementos ideológicos—la política científica y las leyes y reglamentos que rigen los programas de posgrado—éstos deben tener los objetivos siguientes: ofrecer formación profesional avanzada; formar profesores para la enseñanza superior; capacitar funcionarios para cargos de nivel alto y medio; promover e iniciar la formación y desarrollo científicos; formar investigadores en ciencias básicas y aplicadas e investigadores de alto nivel; crear ambientes para la investigación; y organizarla de manera que se conecte al desarrollo de los sectores productivos y de servicios.

Análisis macropolítico

Los datos obtenidos muestran que en América Latina tanto los programas de especialización en enfermería como los de maestría surgieron más como resultado de la ideología de la reforma universitaria que de la ideología del desarrollo de la ciencia y la tecnología. Los objetivos principales han sido formar profesores para la enseñanza superior y profesionales para la práctica, capacitar funcionarios y fomentar la iniciación científica, quedando en segundo lugar el objetivo de desarrollar la ciencia y la tecnología.

En los siete países estudiados el sistema de enseñanza de posgrado se rige, académica y administrativamente, por los principios institucionales y legales de la autonomía universitaria.

Solamente tres países informaron sobre la existencia de consejos nacionales que conectan a la universidad con los ministerios de educación o de ciencia y tecnología. La información suministrada no permitió establecer cuál es el papel de los ministerios de educación en los procesos de aprobación, evaluación o acreditación de los programas de posgrado.

De las 18 universidades estudiadas, 14 son públicas, tres privadas y una no informó sobre ello. De las universidades públicas, nueve son nacionales, tres son estatales y dos municipales. Diez de las universidades informaron que son autónomas y por lo tanto no dependen administrativamente de otra instancia, seis dependen de otra instancia y dos no informaron. En la mayoría de los países, las universidades, en virtud de su autonomía, tienen directrices y criterios para ofrecer programas de posgrado en las modalidades de especialización (*lato sensu*) y de maestría, doctorado y posdoctorado (*stricto sensu*).

La prioridad máxima más común de las 18 universidades estudiadas es la enseñanza de pregrado (15 universidades). Otras son la investigación (9), el posgrado (6), los programas de extensión (3), y el asesoramiento (1). Muchas universidades indicaron más de una prioridad máxima. La mayor parte de los recursos financieros de las universidades en los siete países estudiados proviene de fondos públicos nacionales: sólamente tres universidades informaron que reciben alguna ayuda extranjera o producen ingresos propios.

En 1992, cinco universidades asignaron a la investigación un total de $3.183.653 de los recursos financieros provenientes de sus propios fondos. Esa cifra no es muy significativa porque no se pudo relacionar con el presupuesto total de la universidad.

Diecisiete universidades ofrecen becas de estudio para los alumnos de los programas de posgrado; 11 de ellas las ofrecen específicamente para los de enfermería. La tendencia de aumentar el apoyo financiero para los programas de posgrado está presente en seis universidades. Cuatro planean mantener el nivel actual y dos van a disminuir la ayuda financiera para los mismos. Esto refleja la crisis en el desarrollo económico y social que enfrentan actualmente los países.

Las 18 universidades estudiadas tienen requisitos similares para la contratación y vinculación de docentes, directores, decanos y coordinadores de posgrado. La mayoría tienen previsto un sistema de concurso para ocupar los cargos docentes de posgrado y exigen que el candidato tenga categoría de profesor, experiencia docente, y título académico igual o superior al del nivel que enseñarán. La mayoría cuentan también con sistemas de evaluación de los docentes; 12 tienen planes de capacitación.

Nueve de las universidades tienen planes prospectivos para el desarrollo de programas de posgrado en enfermería con propuestas novedosas tales como: enseñanza de posgrado a distancia; desescolarización, descentralización o consolidación de los programas de posgrado; y posgrado con metodologías flexibles, con más énfasis en la investigación, o con mayor flexibilidad curricular.

Las nuevas propuestas y metodologías responden a la necesidad y demanda de establecer enseñanza de posgrado en esferas nuevas del conocimiento científico (enfermería, nutrición, fisioterapia, educación física, fonoaudiología y otras); incrementar los recursos para el posgrado; hacer que el 90% de los profesionales curse estudios de posgrado; compartir recursos con otras universidades; y unificar la dirección y orientación de los posgrados.

Durante el período 1992–1993, se efectuaron 67 eventos científicos en los siete países estudiados, siendo 48 (72%) responsabilidad de las escuelas de enfermería, nueve (13%) de las escuelas de medicina y 10 (15%) de otras facultades y organismos universitarios, lo cual muestra el papel dirigente de la enfermería en la universidad.

En los siete países, los programas de posgrado en las escuelas de enfermería obtienen su aprobación a través de instancias de las facultades: Consejo Universitario, Junta Directiva, Consejo Interdepartamental y comité o comisión de currículo de posgrado.

La misión de las 18 facultades de enfermería estudiadas en relación con los estudios de posgrado en enfermería se expresa de las siguientes formas: mejorar la calidad de la enseñanza y la formación profesional; fomentar el progreso de la profesión y la disciplina de la enfermería; contribuir al desarrollo social y regional; y promover la investigación en enfermería y el estudio interdisciplinario. Ninguna facultad mencionó el desarrollo de la ciencia y tecnología en la enfermería como parte de su misión. Dieciséis de las 18 facultades de enfermería, dan prioridad máxima al pregrado. El posgrado (6), los servicios de extensión (3) y la investigación básica (2) le siguen. Muchas facultades tienen más de una prioridad máxima.

Las 18 facultades de enfermería identificaron un total de 117 enfermeras investigadoras. De las 105 (90%) investigadoras que informaron sobre su grado académico, 13 (12%) tenían sólamente especialización, 88 (84%) maestría y apenas cuatro (4%) doctorado. De las 117 investigadoras identificadas, 86 (74%) participaban en la enseñanza de posgrado en enfermería. De éstas, 39 (45%) enseñaban en los cursos de especialización, 35 (41%) en los de maestría y sólamente 12 (14%) en las dos modalidades de programas. Cinco (7%) dedicaban tiempo integral a la investigación, 21 (29%) veinte horas semanales y 47 (64%) menos de veinte horas semanales. Las otras no informaron.

Se identificaron ocho profesores con título de doctorado; de éstos, uno era doctor en educación, dos en filosofía y el resto no contestó. De los ocho, cuatro recibieron el doctorado en universidades norteamericanas, dos en universidades brasileñas, uno en una universidad rusa, y otro en una universidad venezolana.

Las facultades informaron sobre la existencia de las siguientes esferas, subesferas, y líneas prioritarias de investigación: desarrollo de recursos humanos (educación de enfermería; enseñanza de enfermería; y profesión de enfermería); atención de enfermería en el sistema de salud (cuidados directos en enfermedades de gran frecuencia; salud maternoinfantil; cuidado de enfermería al adolescente, adulto y anciano; salud, mujer y desarrollo; enfermería de salud mental; y enfermería de salud comunitaria); y estructura, organización y funcionamiento de las instituciones de salud y la sociedad (administración de servicios de enfermería; salud y sociedad).

La esfera en la que se realiza más investigación es la de atención de enfermería en el sistema de salud (70 líneas de investigación) y dentro de ésta, en las áreas temáticas de salud maternoinfantil (18 líneas), enfermería de salud comunitaria (16) y cuidados directos en enfermedades de gran frecuencia (16). Una tendencia semejante se analiza con más profundidad en el *Estudio de las tendencias de investigación sobre la práctica de enfermería en siete países de América Latina*, publicado en 1994 por la OPS/OMS.

Las facultades de enfermería han ganado espacios académico-administrativos, habiendo alcanzado representación en 24 comisiones nacionales y dos internacionales. La mayoría de esas representaciones son de carácter consultivo en educación (15), servicios de salud (12) e investigación.

Se observa una tendencia progresiva en la producción científica en las facultades de enfermería en el período 1982–1992, generándose 764 productos: 193 artículos publicados en revistas nacionales (163) e internacionales (30); 80 informes técnicos; 35 libros; 290 monografías de especialización; y 166 disertaciones de maestría. Las fechas de publicación de dichas obras indican un aumento sustancial en la producción científica en las facultades de enfermería a partir de la segunda mitad de la década de 1980.

Por otra parte, en ocho países de América Latina (Colombia, Cuba, Chile, Ecuador, México, Panamá, Perú y Venezuela) hay un total de 45 programas de posgrado en la esfera de la salud y otras esferas que reciben a alumnos de diferentes profesiones, entre ellos a enfermeras. Treinta y dos son programas de maestría en siete países: Colombia, Cuba, Ecuador, México, Panamá, Perú y Venezuela. Los mismos se concentran en esferas como las de atención primaria de la salud, salud pública, filosofía, administración y sociología de la educación, orientación y consejería, epidemiología, ciencias políticas, administración de la salud, desarrollo rural, sicología de la comunidad, salud familiar y de la comunidad, deficiencia mental, ciencias de la salud, ciencias médicas, administración hospitalaria, educación para la ciencia y tecnología, salud ocupacional, medicina social, investigación en los servicios de salud, y biología celular y molecular.

Trece son programas de especialización en cinco países (Colombia, Cuba, Chile, Ecuador y Venezuela) y se concentran en áreas tales como las de sexualidad humana, terapia gestáltica, asuntos de la familia, derechos de la familia, administración de servicios de la salud, salud ocupacional, epidemiología, administración hospitalaria, sistema de bienestar, salud pública y salud familiar.

El análisis del nivel macropolítico de los sistemas de formación avanzada en los siete países indica que muy poco se sabe sobre la complejidad del sistema de posgrado (*stricto sensu* y *lato sensu*) en esos países.

Comparando los datos del actual estudio del nivel macropolítico con los realizados en el Brasil, el Canadá y los Estados Unidos, se percibe que el sistema de formación avanzada en los siete países de América Latina es aún muy incipiente como sistema organizado a nivel nacional, cosa que se refleja tanto en el proceso como en el producto final de la formación.

Análisis micropolítico

El análisis de la distribución geográfica y las características generales determina la condición de los programas de especialización y maestría de los siete países estudiados. Su situación se determina mediante un análisis del profesorado, los alumnos, el currículo, las estrategias y métodos de enseñanza, los sistemas de evaluación, la investigación, la articulación con el pregrado y los servicios, y los proyectos de cooperación nacional e internacional. El producto de los programas se determina mediante el análisis de sus egresos, su producción científica y la participación de los programas en eventos científicos de enfermería y otras esferas, tanto a nivel nacional como internacional.

Al analizar las informaciones obtenidas sobre los currículos, se consideraron los seis elementos básicos siguientes: enfoque, marco contextual, marco teórico, y diseño del currículo, así como perfil y compentencia del estudiante[2].

El perfil y la competencia se refieren a las características del alumno en función de su capacidad y aptitud para un comportamiento humanista, y su capacidad dirigente, de gestión y administración, profesional y técnica, de educación y de investigación.

La aptitud de investigación se refiere a la capacidad de realizar estudios operacionales, y de detectar problemas de investigación en los servicios y en la utilización de los resultados de la investigación en la práctica. La capacidad de educación se refiere a aptitudes para impartir educación para la salud.

Los programas de posgrado cumplen su papel de agente transformador de la sociedad cuando su flexibilidad les permite una articulación con los programas de pregrado y los servicios de salud y de enfermería, y cuando fomentan la integración entre la investigación y la enseñanza. Es así que pueden responder a la problemática de salud de sus respectivos países. Esos aspectos son difíciles de medir o evaluar mediante la información suministrada, aunque en este Estudio se buscó determinar algunos de ellos.

Distribución geográfica

En 1994 había un total de 48 programas de posgrado de enfermería en América Latina, ofrecidos por 18 universidades en los siete países estudiados. Treinta y dos eran programas de especialización distribuidos en seis países (Colombia, Chile, Ecuador, México, Panamá y Venezuela) y 16 eran programas de maestría distribuidos en los siete países (todos los antes mencionados, más el Perú).

Geográficamente, dichos programas se encuentran en el área andina, Panamá y México. Más de 11 países de América Latina no ofrecen ningún tipo de programa de posgrado para la formación del personal de enfermería. Las universidades y gobiernos de esos países, así como la OPS/OMS y otros organismos internacionales, deberían prestar atención a las consecuencias de esa distribución desigual.

Programas de especialización

Características generales

Los 32 programas de especialización en enfermería que ofrecen actualmente 14 universidades en los seis países mencionados (Colombia, Chile, Ecuador, México, Panamá y Venezuela) se han creado y aprobado desde 1973. El número de cursos aumentó en 1980, 1981, 1990 y 1991.

No se pudo identificar a las universidades que iniciaron programas de especialización y maestría

a mediados del decenio de 1960, aunque se sabe que algunos de esos programas ya no funcionan y otros fueron reorganizados en su modalidad actual. La falta de información al respecto se debe a que 12 programas no respondieron a esta pregunta y no se solicitó en el cuestionario una serie histórica. Una razón para la falta de respuestas es que en ciertas universidades y países latinoamericanos apenas se inicia el proceso de acreditación de programas académicos y, por lo tanto, sólo en años recientes se empiezan a diferenciar los procesos de creación, aprobación y acreditación.

Se agrupó a los programas de especialización por su esfera de concentración: enfermería en cuidado crítico; medicina crítica-cuidados intensivos; enfermería pediátrica-neonatal-perinatal; enfermería obstétrica, cardiorespiratoria, de rehabilitación, nefrológica, neurológica, oncológica, médicoquirúrgica; de cuidado respiratorio; de salud pública/salud comunitaria; en salud mental/siquiatría; administración de servicios de enfermería; administración y docencia; salud maternoinfantil; salud ocupacional y salud familiar adulto-anciano.

Los programas de especialización otorgan el título de especialista en la esfera de estudio correspondiente. La esfera de concentración de los programas está representada por una multiplicidad de materias.

La mayoría se denomina como las especialidades médicas; algunas, con el nombre de los sistemas del cuerpo humano, otras, con el de los servicios que se prestan, tales como rehabilitación, cuidados intensivos y toxicología, o con el del sujeto que recibe el cuidado: niño sano, niño enfermo, recién nacido de alto riesgo.

También se expresa la esfera de concentración mediante los niveles de atención (prevención, diagnóstico, tratamiento médico quirúrgico), con el rótulo de algunos procesos tales como epidemiología, investigación, valoración de enfermería, proceso de enfermería o con el nombre de ciencias básicas tales como fisiología, fisiopatología, ciencias sociales. La administración y sus procesos son otra esfera de concentración: planificación, evaluación, toma de decisiones, desarrollo de recursos humanos, etc. La mayoría de los programas de especialización ponen énfasis en la práctica especializada y el desarrollo de la capacidad dirigente en los servicios de enfermería.

La duración de la mayoría de los 32 programas de especialización (21) es de un año. El sistema de créditos y la duración en horas de dichos programas son enormemente variados: los rangos de horas van desde menos de 999 horas (10 programas) hasta 2.999.

La admisión en la mayoría de los programas de especialización es anual y el número más frecuente de cupos es de 20. Predomina la modalidad de estudios presenciales con dedicación de tiempo completo del alumno. La modalidad desescolarizada y a distancia también es frecuente.

Algunos programas posbásicos, como el de Panamá, son equivalentes a los programas de especialización en su carga horaria y contenido. En este Estudio dichos programas fueron analizados como programas de especialización. Es urgente definir y estandarizar las diferentes modalidades de posgrado en los países estudiados en lo que se refiere a los programas posbásicos y de especialización.

Los programas de especialización son autofinanciados, o sea, su principal fuente de financiamiento es el pago de matrícula y mensualidades de los alumnos, recibiendo esporádicamente alguna ayuda de la universidad. La información sobre recursos físicos, incluso bibliotecas, fue bastante deficiente, pues más de la mitad de las universidades que ofrecen programas de especialización no la suministraron. Siete de las universidades tienen instalaciones físicas propias; una comparte facilidades centralizadas. Cuatro cuentan con biblioteca central (tres con acceso a bases de datos y una en proceso de instalación). Dos tienen biblioteca sectorial (una con acceso a bases de datos y otra en proceso de instalación).

Los 32 programas de especialización cuentan con un total de 187 títulos de revistas científicas y boletines. Se catalogaron 153 como revistas del exterior; 34 son títulos nacionales. Con respecto al contenido, 73 de los títulos son en enfermería; 98 en ciencias médicas en general; y 16 en humanidades, ciencias sociales y educación, relacionados con la salud. La información recibida indica que no se cuenta con colecciones completas y que la mayoría de las suscripciones apenas se iniciaron en 1992. Esto se explica en parte debido a que algunas de las universidades están en proceso de montar un esquema de acceso sistematizado a diferentes bases de datos bibliográficos.

Los programas de especialización utilizan un total de 129 instituciones como campo de práctica. La mayoría de éstas (119) son instituciones de salud entre las cuales predominan los hospitales de todo nivel (97), seguidos por los centros de salud comunitarios (22). Los restantes son escuelas, instituciones de servicios sociales y un laboratorio de genética.

Los datos indican que los campos más utilizados para la práctica son los hospitales, seguidos de los centros de salud y centros de atención comunitaria.

Se utilizaron desde hospitales y clínicas especializadas hasta hospitales universitarios, hospitales generales de tercer nivel, hospitales regionales y de segundo nivel, unidades de atención básica y hospitales de primer nivel, clínicas y hospitales de la seguridad social, un centro médico, y un hospital militar.

La mayoría de las instituciones utilizadas para las prácticas son públicas (92, comparadas con 36 entidades privadas) y se concentran en zonas urbanas (122), habiendo sólamente siete en las zonas rurales.

Al hacer un análisis comparativo de los datos de los programas de especialización de los seis países mencionados con los del Brasil (CNPq 1982, 140–142), se constatan situaciones bien distintas. En aquellos países dichos programas se iniciaron para mejorar la práctica de la enfermería, mientras que en el Brasil se orientaron al perfeccionamiento de los docentes.

A partir de 1975, los cursos de especialización en el Brasil tuvieron dos propósitos: preparar candidatos para los programas de maestría y preparar intensamente docentes para la enseñanza de pregrado. Por esa razón, recibieron el apoyo financiero del Ministerio de Educación a través del Programa Institucional de Capacitación de Docentes de Nivel Superior (CAPES).

Es necesario estudiar con más profundidad el impacto de los programas de especialización en los seis países mencionados, para determinar qué direcciones deben tomar ante la meta de Salud para Todos en el Año 2000, los avances de ciencia y tecnología en los países de la región, y las transformaciones que ocurren en los sistemas de salud.

Profesorado

Hay un total de 326 docentes vinculados a los 32 programas de especialización, siendo 219 (67%) enfermeras docentes y 107 (33%) profesionales de otras esferas. En esta última categoría, los más representados son los médicos, 54 (16,6%); los sicólogos, 10 (3,1%); y los ingenieros, 8 (2,5%). Los 35 restantes (10,7%) pertenecen a otras profesiones. Hay 251 (77%) mujeres docentes, y 75 (23%) hombres. En cuanto a la preparación académica, predominan los profesores con el título de maestría, 127 (40%), seguidos de los especialistas, 124 (38%), los profesores con estudios posbásicos, 24 (7%), y los que tienen un título básico de licenciatura en enfermería, 30 (9%). Sólamente seis (18%) tienen doctorados, siendo tres de ellos en enfermería. Dos (1%) no han terminado el posgrado y 13 (3%) no informaron.

La edad de los docentes fluctúa entre los 30 y los 60 años: entre 30 y 35 años hay 25 (8%); entre 36 y 40 hay 32 (10%); entre 40 y 48 hay 31 (10%); entre 46 y 50 hay 29 (9%); y con edad superior a 51 años hay 22 (7%) docentes. La mayoría, 186 (57%), no informó la edad.

Hay 127 docentes (39%) contratados a tiempo parcial y 125 (38%) a tiempo completo; en dedicación exclusiva hay sólamente 38 docentes (12%). No suministaron información 36 docentes (11%). La categoría más representada es la de profesor titular, 69 (21%), pero una cantidad muy elevada, 111 (34%), no suministró esta información. Le siguen las categorías de profesor asistente, con 58 (18%); profesor asociado, 28 (9%); profesor auxiliar, 19 (6%); profesor agregado, 12 (4%); y profesor adjunto, 14 (4%). Los profesores principales son siete (2%), de los cuales dos son ocasionales y cinco por contrato.

La forma de participación más común de los docentes es la permanente, 254 (78%), seguida de la visitante, 36 (11%); los otros no informaron. La relación alumno/profesor en 1992 fue de 0,8 y de 1,2 alumnos por enfermera docente; la relación alumno/profesor en dedicación exclusiva o de

tiempo completo fue de 1,6 alumno por profesor. Aunque se supone que la mayoría del profesorado divida su tiempo con el pregrado, se concluye que la relación entre alumnos y profesores en los cursos de especialización es adecuada para la orientación de las monografías.

Alumnos

El proceso de ingreso de alumnos a la mayoría de los programas (24) es a través de la presentación de las calificaciones, títulos y certificados de los estudios de pregrado en enfermería. Ningún programa exige para ingresar límite de edad, exámenes de ingreso, entrevistas, conocimiento de un idioma extranjero (inglés), evaluaciones externas, disponibilidad de tiempo para seguir los estudios o fuente de financiamiento para los estudios.

La mayoría de los programas de especialización (22) exigen por lo menos dos años de experiencia en servicio o en una esfera relacionada con el programa de especialización; algunos cuentan los dos años de servicio social obligatorio de sus países.

La evaluación de los alumnos de los programas de especialización se hace mediante seminarios, trabajos escritos, exámenes escritos teórico-prácticos, pruebas objetivas, exámenes orales, ensayos, estudios de casos, desempeño clínico y autoevaluación o entrevista.

Entre 1982 y 1992 hubo 1.538 cupos distribuidos entre los programas de especialización—un promedio de 48 cupos por programa—matriculándose 1.301 alumnos, o sea un promedio de 41 alumnos por curso.

Currículo

En los 32 programas de especialización se determinaron los cuatro enfoques siguientes: técnico profesional, preventivo-curativo, humanista-investigativo (holístico, humanista-sistémico, humanista-científico), y de desarrollo humano.

Se determinó un marco contextual de desarrollo social, económico y de bienestar y otro de referencia salud-enfermedad. El primero toma en cuenta la realidad económica, social y política, nacional y regional; el segundo se refiere a la situación del país en la esfera de la salud, inclusive problemas prioritarios de salud y de enfermería, nacionales e internacionales, niveles de atención y prevención y procesos epidemiológicos, clínicos y de gestión.

Con respecto al marco teórico se determinaron cuatro modelos: el médico (estructuralista/mecanista) de salud-enfermedad, el holístico e integrador, el de desarrollo humano, social y profesional, y el de interrelación personal y social.

El modelo médico orienta la atención de la persona, la familia y la comunidad en base a los problemas de salud, empleando la estrategia de atención primaria y los procesos de prevención, diagnóstico, tratamiento y rehabilitación. El modelo holístico e integrador ofrece cuidado integral y una concepción holística del ser humano con base en las teorías de necesidades básicas.

Por su parte, el modelo de desarrollo humano, social, y profesional enfoca necesidades de la población, la familia como sistema abierto y la comunidad como sujeto de atención, así como del paciente y su familia como centro de atención de la enfermería. El modelo de interrelación personal y social se centra en los diferentes procesos de interacción entre el ser humano, la sociedad y el medio ambiente.

Diecinueve de los programas de especialización tienen un perfil del alumno con características y aptitudes de profesional y técnico. Las capacidades y aptitudes de gestión y administración se encontraron en 12 programas. La aptitud de investigación fue identificada en seis programas; la de educación en tres.

El análisis de los currículos de los programas de especialización determinó que no hay consistencia o coherencia entre los elementos curriculares básicos antes mencionados (enfoque, marco contextual, marco teórico y diseño del currículo, así como perfil y competencia del estudiante). Aparentemente, existe en esos currículos un proceso de ajuste o transición del paradigma de control a una fase inicial que incluye los elementos del paradigma de promoción. Es urgente continuar los esfuerzos para perfeccionar la estructura curricular, a fin de lograr lógica, flexibilidad y coherencia entre sus elementos, así como claridad del producto del proceso de formación.

Estrategias y métodos

Los programas de especialización utilizan los siguientes métodos de enseñanza: conferencias, exposiciones, talleres, seminarios, métodos participativos, actividades interdisciplinarias y multidisciplinarias, autoinstrucción y metodologías personalizadas. Las estrategias están relacionadas con trabajos y prácticas de campo, entrenamiento teórico-práctico-investigativo, supervisión a distancia y simulaciones. Los docentes de los programas de especialización utilizan equipos audiovisuales, computadoras, bibliotecas y hemerotecas.

Evaluación

La mayoría de los programas de especialización ya pasaron por un proceso de evaluación, salvo los que se han creado recientemente. Los organismos responsables de esas evaluaciones varían de una universidad a otra y de país en país. Sin embargo, por lo general existe una entidad responsable de esa actividad a nivel de país y de universidad, denominada con frecuencia comité, comisión o dirección. En la misma participan directivos, docentes, alumnos, personal de los servicios, la asociación profesional y evaluadores externos.

La frecuencia de las evaluaciones también varía mucho. Hay la evaluación permanente o periódica. Esta última puede ser anual, cada 2 o 3 años, semestral o trimestral. En un caso, los resultados de las evaluaciones indicaron coherencia interna y secuencia lógica del programa; en otro, que el 86% de los egresados de un programa ocupaban cargos relacionados con la esfera de preparación; y en otro, que los egresados mostraban seguridad y se habían convertido en dirigentes.

Algunas de las debilidades de los programas de especialización detectadas por las evaluaciones han sido: falta de docentes a tiempo completo; necesidad de incluir el trabajo comunitario; poca claridad de las entidades empleadoras sobre las funciones del especialista, que hace que no sepan dónde ubicarlo en el campo laboral; dificultades académicas del alumno que trabaja y estudia; y empleo de metodologías docentes centradas en el maestro.

A raíz de las evaluaciones se efectuaron cambios en las bases teóricas del currículo, en la unificación conceptual y en los contenidos de los programas (para que reflejasen los cambios científicos, políticos, económicos y sociales), en cuanto al uso de metodologías integradoras o pedagógicas intensivas centradas en una mayor participación de los alumnos, y en los criterios de selección y admisión de éstos.

Investigación

La investigación en los programas de especialización se hace a través de los trabajos de monografía de los alumnos. La mayoría de esas investigaciones son autofinanciadas, o sea, que el alumno costea su propia investigación. Sólo una investigación de los 32 programas de especialización recibió apoyo financiero para su realización.

La mayoría de las 136 monografías de especialización que se sabe fueron realizadas entre 1982 y 1992 en los 32 programas estudiados corresponden a la esfera de atención de enfermería en el sistema de salud. Sus líneas de investigación más comunes fueron enfermería clínica (36); cuidado de enfermería/atención integral del paciente (25); prevención y promoción de la salud (10); y maternoinfantil, neonatal y perinatal (10). No fue posible examinar las metodologías utilizadas en las monografías ni el impacto de sus resultados en la enseñanza y práctica de enfermería.

Articulación

El tipo de articulación más frecuente de los programas de especialización está relacionado con la investigación y el cuidado de enfermería, utilizándose 12 estrategias para ello: pre y posgrado; docentes; alumnos; práctica; investigación y servicios; administración; recursos humanos; asesoría técnica; investigación y enseñanza de enfermería; investigación y cuidado de enfermería; entrenamiento de recursos humanos; y mejoramiento de los servicios.

Para la articulación con la administración de servicios de enfermería se utilizan 10 estrategias y para la articulación con el programa de capacitación de recursos humanos, nueve. La modalidad de articulación con menor número de estrategias fue la del programa con la práctica profesional, con sólo tres.

Cooperación

Los programas de especialización desarrollan un total de 10 proyectos de cooperación nacional o internacional, la mayoría iniciados a partir de

1990. Los propósitos de los proyectos son variados: capacitar alumnos, docentes y personal de servicios; mejorar la situación nutricional y la capacitación de la comunidad; apoyar el desarrollo de los programas de posgrado; y desarrollar la investigación.

Los organismos que participan en los proyectos también son distintos y existen las siguientes relaciones de cooperación: organismo internacional y facultad de enfermería o asociación de facultades de enfermería (tres proyectos); servicio de salud y facultad de enfermería o universidad (tres proyectos); cooperación entre dos facultades de enfermería pertenecientes a dos universidades del mismo país (un proyecto); universidad/facultad de enfermería e instituto de investigación (dos proyectos); institución nacional no universitaria y organismo internacional (un proyecto).

Producto

Entre 1982 y 1992 egresaron 1.002 especialistas de los 32 programas de especialización en enfermería. Un promedio de 31 alumnos se graduó por programa. El total de egresados es significativamente inferior a la cantidad matriculada en ese período (1.301): 299 alumnos no se graduaron en el plazo previsto, pero no existe información sobre el motivo.

Como la producción científica sobre la que informaron los 32 programas de especialización consistió en 136 monografías de los alumnos producidas entre 1988 y 1992, no se sabe si los 866 alumnos restantes que se graduaron como especialistas hicieron monografías. Es posible que muchos programas de especialización no tengan un registro sistematizado de este tipo. Algunos no exigen como requisito de graduación que el estudiante presente una monografía; otros aceptan tanto las monografías individuales como las de grupo.

Los 32 cursos de especialización estuvieron representados en 42 eventos científicos realizados en los últimos cinco años. El país que más eventos realizó fue Colombia (20). Los profesores de los cursos de especialización presentaron ponencias en 23 eventos; organizaron nueve eventos y actuaron en ocho como participantes o asistentes. Los eventos incluyeron un curso de actualización, congresos nacionales e internacionales, seminarios, talleres, encuentros, simposios, foros y jornadas científicas. Los temas fueron muy variados, sobresaliendo los de especialidades clínicas.

Programas de maestría
Características generales

Los 16 programas de maestría que se ofrecen en los siete países estudiados (Colombia, Chile, Ecuador, México, Panamá, Perú y Venezuela) se identifican con los siguiente nombres: enfermería de cuidados críticos del adulto, perinatal, infantil y de atención al niño, de atención al adulto y al anciano, de salud familiar, de salud colectiva, de atención primaria de salud maternoinfantil, y pediátrica; enfermería; administración de los servicios de enfermería; y aspectos quirúrgicos y comunitarios.

La orientación de los 16 programas de maestría se distribuye así: 15 (94%) programas ponen énfasis en la investigación; 11 (69%) en la capacidad dirigente en los servicios de enfermería; 10 (62%) en la práctica especializada; ocho (50%) en la docencia; y seis (38%) en la capacidad dirigente institucional.

Las esferas de concentración no están relacionadas con la orientación curricular. De los 15 (94%) programas de maestría que informan que orientan sus currículos a la investigación, solamente cinco (31%) tienen la investigación como esfera de concentración. Lo mismo ocurre con los 11 programas con énfasis en el desarrollo de la capacidad dirigente en los servicios de enfermería: solamente uno de ellos tiene esa misma esfera de concentración.

En la docencia se repite el fenómeno: de los ocho programas que afirman tener la enseñanza como orientación curricular, solamente tres informan tener enseñanza, currículo y administración de la docencia como esferas de concentración de sus programas. La orientación curricular coincide mejor con la esfera de concentración en ocho de los 10 programas que ponen énfasis en la práctica especializada en enfermería.

En algunos casos, la esfera de concentración se confunde con el nombre de los programas. Por otro lado, se mantienen las denominaciones tradicionales de las esferas de concentración de los programas de posgrado en enfermería (enfermería médico quirúrgica, gineco-obstétrica, pediátrica), en que se reproduce la denominación de las esferas

básicas de los programas de pregrado. En el Brasil, la misma denominación médica fue adoptada cuando se crearon la mayoría de los cursos de la década de 1970 (Semiramis et al. 1989, 30). En general, en el Brasil y otros países de América Latina, hay tendencia a ampliar tanto la denominación como la esfera de concentración de los programas de maestría.

La evolución de los actuales programas de maestría en los siete países estudiados muestra la importancia del decenio de 1980, cuando se creó la mitad (8) de los programas de maestría: Perú (1) en 1982, Panamá (1) en 1985, Colombia (4) en 1987, 1988 y 1989, y Chile (1) y México (1) en 1989. En 1994, se crearon dos nuevas maestrías, una en Panamá y otra en Colombia.

Esta evolución presenta una visión parcial de la realidad de los programas de maestría vigentes. Una universidad colombiana no suministró información al respecto. Tampoco se obtuvieron datos de los programas de maestría que se ofrecieron en los decenios de 1960 y principios de 1970 y, por lo tanto, no se pudo confirmar cuales se terminaron y cuales se ofrecen actualmente bajo una nueva organización.

El análisis del año de acreditación de dichos programas muestra que no hay una sistematización dentro de las universidades o en los países, lo que indica que falta un sistema de acreditación nacional para los programas de posgrado en la región. En el Brasil, el sistema de acreditación de los programas de posgrado siguió, en general, el sistema de la reforma universitaria en la década de 1970 (CNPq 1982, 170).

Las fuentes de financiamiento de los programas de maestría son las siguientes: nueve (56%), los fondos de la universidad; ocho (50%), matrículas de los alumnos; cuatro (25%), matrículas y mensualidades de los alumnos; dos (12%), fondos de la universidad y del gobierno federal; dos (12%), fondos del gobierno federal; dos (12%) becas y otros organismos; dos (12%), Fundación Kellogg; uno (6%) proyectos con organismos diplomáticos, internacionales y nacionales.

La duración de los programas de maestría varía entre los países estudiados: 11 (69%) duran dos años y cinco (31%) entre tres semestres (dos de ellos) y nueve meses (los otros tres). En el total de créditos y horas de los programas también hay gran variación: los créditos varían entre 31 y 75 y las horas entre 880 y 1.972. (Los dos estudios brasileños (1982, 1989) afirman que el promedio de duración de los programas en ese país es de dos años).

En relación con la periodicidad de los programas de maestría, nueve (56%) se ofrecen cada dos años, cuatro (25%) se ofrecen anualmente, uno cada 12 meses, y uno de acuerdo con la demanda.

La situación de los cupos por programa de maestría es la siguiente: 11 (69%) de 10 a 20 cupos cada vez que se ofrece el programa; cuatro (25%), de cinco a nueve cupos; un programa, entre 21 y 25 cupos.

Al comparar la información sobre la presencia de los alumnos en los programas, se encontró que 14 (88%) programas exigen tiempo completo y 11 son presenciales. De los 11 (69%) programas que aceptan tiempo parcial, tres tienen la forma presencial y a distancia; dos, la forma presencial y semiescolarizada; cuatro programas respondieron en la categoría "otro", pero sin especificar; y los otros dos no respondieron.

La información acerca de la infraestructura de los programas de maestría fue suministrada solamente por ocho programas: siete tienen instalaciones propias y uno usa instalaciones centralizadas.

Sobre el acceso de los programas a las bibliotecas, tres informaron que tienen una biblioteca central con acceso a base de datos; un programa está en proceso de sistematización; y dos tienen bibliotecas sectoriales (uno de éstos tiene acceso a base de datos y el otro está en proceso de sistematización). Los 16 programas de maestría informaron que tienen un total de 148 suscripciones, siendo 31 títulos nacionales y 117 internacionales. Diez de los nacionales y 42 de los internacionales son de enfermería.

Ocho de los 16 programas tienen medios y equipos audiovisuales; siete usan campos de práctica; seis tienen centro de computación; tres tienen laboratorios generales; uno tiene centro de investigación; otro, sala de simulaciones y microenseñanza; y un tercero, otras instalaciones sin especificar.

Los 16 programas de maestría utilizan 47 instituciones como campo de práctica. Cuarenta y dos de esas instituciones son urbanas; 38 (81%), públi-

cas; seis (13%), privadas; y tres programas no informaron. Ningún campo de práctica está situado en una zona rural.

La mayoría de las prácticas se desarrollan en zonas metropolitanas, en ambulatorios, divisiones de enfermería, centros clínicos, policlínicos, hospitales universitarios y generales, secretarías de salud, centros de salud, comunidades, escuelas, y ministerios de salud pública y de bienestar social.

Los 16 programas de maestría desarrollan aproximadamente 21 actividades distintas en los campos de práctica, entre ellas las siguientes: desempeño de posiciones administrativas, investigación, trabajo comunitario, aplicación del proceso de enfermería, clínica y docencia, práctica educativa, atención primaria, salud familiar y cuidado integral.

El análisis de los 16 programas de maestría indica que han dado los pasos iniciales en el proceso de desarrollar la enseñanza avanzada de enfermería, pero que necesitan un apoyo más sustancial a nivel federal, estatal y local para su consolidación.

Se conocen los campos de práctica y las actividades de los alumnos de posgrado. Sin embargo, es urgente comprobar, mediante estudios científicos, las impresiones expresadas por las enfermeras sobre el proceso de vinculación de los programas de posgrado con la enseñanza y los servicios y políticas de salud del país, así como sobre su impacto. También hay necesidad de estudiar mecanismos de apoyo para los países que todavía no han desarrollado ningún tipo de programa de posgrado en enfermería.

Profesorado

El profesorado de los 16 programas de maestría en enfermería está integrado por 123 docentes. De éstos, 74 (60%) son enfermeras y 49 (40%) otros profesionales. Noventa y dos (75%) docentes de las dos categorías son mujeres y 31 (25%) hombres. El 58% de los docentes tienen entre 40 y 49 años de edad y el 22% mas de 55 años. El peso relativo de los dos grupos de docentes (enfermeras y no enfermeras) varía entre países y programas de acuerdo con la situación en cada uno de ellos y los criterios mínimos para la apertura de un programa de posgrado.

La utilización de otros profesionales o profesores visitantes enriquece los programas de posgrado, pero su predominio puede dificultar el desarrollo de los programas y la orientación de las tesis. Los otros 49 (40%) profesionales que participan en los 16 programas de maestría son docentes de las siguientes esferas: medicina (16); sociología (6); administración (4); estadística (4); educación (3); sicología (2); economía (2); filosofía (2); antropología (2); ingeniería (2); demografía (1); lingüística (1); comunicación social (1); matemática (1); abogacía (1); y ciencias sociales (1). Las profesiones de algunos docentes tienen poca relación con la esfera de la enfermería.

De las 74 enfermeras docentes, 67 (90%) tienen el título de maestría. Solamente 3 (4%) tienen un doctorado, 3 (4%) especialización y 1 (1%) licenciatura. Cincuenta (77%) de las 65 que revelaron su forma de participación son permanentes y 15 (23%), visitantes. De las 63 que informaron sobre su contrato de trabajo, 25 (38%) son a tiempo parcial, 30 (46%) a tiempo completo y 8 (12%) de dedicación exclusiva. En comparación con los otros profesionales, las enfermeras docentes ocupan un mayor porcentaje de los cargos permanentes, a tiempo completo y de dedicación exclusiva.

Según Córdova (1986, 102), una proporción superior al 70% de docentes permanentes a tiempo completo indica un grado elevado de consolidación de los programas, caracterizando una efectiva vinculación de éstos a la institución y a las actividades fundamentales de posgrado. Los programas de maestría en los siete países analizados cumplen dicho criterio con respecto a la permanencia, pero no en cuanto a docentes a tiempo completo. Doce de los programas tienen en sus universidades un plan de capacitación de recursos humanos, dos no lo tienen y los otros dos no informaron. También dice Córdova que para los programas de maestría es aceptable una proporción de dos doctores por cada profesor con maestría. Dicha situación todavía no caracteriza a los 16 programas de maestría en enfermería estudiados, que tienen solamente un 4% de doctores.

En el Brasil, la mayoría de los programas de posgrado cuentan con más de un 70% de docentes permanentes que actúan en dedicación exclusiva y a tiempo integral y se están adecuando los programas de doctorado para alcanzar el nivel recomendado por Córdova, de que todos los docentes tengan el título de doctor (Semiramis et al. 1989, 42). Todos los programas de posgrado en el Brasil han contado con un plan de capacitación apoyado por el gobierno federal, las universidades y las propias escuelas de enfermería. La definición de esos parámetros determinará el grado de éxito que se logre en los próximos años en la consolidación de los programas y la capacitación de docentes en los siete países estudiados.

De las 74 enfermeras docentes de los programas de maestría, solamente 33 son investigadoras. Dieciséis ingresaron a la carrera de investigación en el período de 1980–1989, cuando se aumentó el número de los cursos de maestría. De las 33 investigadoras, 23 dedican un promedio de menos de 10 horas semanales a esta actividad, siete entre 10 y 20 horas y sólo dos, más de 20 horas semanales (una investigadora informó que dedica sus sesiones de verano a la investigación).

Paradójicamente, las investigadoras de los programas de maestría dedican menos tiempo a la investigación que los 73 docentes investigadores de las facultades de enfermería, cinco de los cuales se dedican a dicha actividad a tiempo completo, 21 por 20 horas semanales o más y 47 por menos de 20 horas semanales.

Alumnos

Los requisitos de ingreso en los 16 programas de maestría son las calificaciones académicas y la experiencia profesional del candidato, conjuntamente con otras exigencias cuyo énfasis varía de un país a otro. La mayoría de los programas requieren un mínimo de dos años de experiencia profesional. La habilidad de leer inglés la exigen pocos programas de maestría.

Los criterios utilizados para evaluar a los alumnos toman en consideración la capacidad dirigente, las relaciones interpersonales, la creatividad, la comunicación y la participación. Los sistemas para evaluarlos son muy diversos e incluyen cuestionarios semanales para determinar el nivel de los objetivos alcanzados, evaluaciones sumativas y formativas, y autoevaluaciones. Algunos programas exigen también la elaboración de protocolos y ensayos, la aplicación de modelos del ejercicio profesional, y la elaboración de tesis o investigación.

De 1982 a 1992 se ofrecieron 410 cupos anuales para los alumnos de los 16 programas de maestría, con un promedio de 25 cupos anuales por programa. Se matricularon 1.821 alumnos en ese período, con un promedio anual de 11,3 alumnos por programa. En los datos obtenidos, no hay una relación clara entre cupos y número de matriculados en los programas de maestría, lo que puede indicar que se carece de un sistema confiable de información. (No hay centros a nivel nacional para la recolección de datos o el mantenimiento de información actualizada de los programas de posgrado en cada país).

En 1992 la relación alumno/docente era de 1,8 alumnos/profesor en general, 3,1 alumnos/enfermera docente, y 6,3 alumnos/enfermera investigadora. Había entonces 232 alumnos matriculados.

Según Semiramis y colaboradores (1989, pág. 40), el Ministerio de Educación/CAPES del Brasil establece una relación máxima de cinco alumnos por docente, condicionándose la admisión de nuevos alumnos a la disponibilidad de orientadores. Dicho estudio informa que en otras esferas del conocimiento científico en el Brasil, como las ciencias exactas, de la tierra y biológicas, dicha relación es de 1,02; en ciencias agrarias, 1,14; ingeniería, 1,72; y en las humanidades, educación y ciencias sociales, 3,96.

Los 16 programas de maestría examinados presentan índices semejantes si se considera a todas las enfermeras docentes como orientadoras de tesis o si se agregan profesores de otras esferas. Si se considera que sólo las enfermeras investigadoras están habilitadas para orientar tesis, la proporción de 6,3 alumnos por investigadora resulta alta. Sin embargo, no hay información suficiente que permita conclusiones definitivas. Hay que hacer un estudio específico sobre la adecuación cualitativa y cuantitativa de la relación alumno/orientador.

Currículo

Los elementos básicos del currículo de los 16 programas de maestría reflejan tres enfoques: el técnico profesional, el preventivo-curativo y el humanista integrador expresado en torno al ser humano, sistémico y multisistémico, como sujeto biológico, sicológico y social del proceso salud-enfermedad. El marco contextual de los programas de maestría estudiados corresponde a dos modelos: el de situación de salud y de la población y el de situación profesional.

El primero considera aspectos demográficos de la población, tendencias de morbi-mortalidad general y específica, políticas y programas de salud, investigación epidemiológica, aspectos de la familia, aspectos de la realidad latinoamericana, salud como fenómeno social, estrategia de atención primaria de salud, planificación estratégica y situación del país en materia de salud y educación.

El segundo considera las oportunidades actuales y en potencia del mercado de trabajo; posibilidades de práctica independiente y ampliación de la función; administración eficaz de recursos y formación de recursos humanos para la realidad; práctica profesional; funciones, normas y reglamentos; aspectos ético-legales; enfermería e investigación; crisis de la dirigencia; demanda de la profesión de enfermería; desarrollo institucional y profesional; situación de la universidad; situación de la enfermería con respecto a la formación, práctica y vida corporativa.

El marco teórico está basado en cuatro modelos: el de medicina social, el sistémico, el administrativo y el técnico profesional. El modelo de medicina social destaca los conceptos de enfermería, ser humano, medio ambiente, salud como proceso social de interrelación, estudio del colectivo, proceso salud-enfermedad, atención primaria, familia, servicios y personal de salud, naturaleza y participación de la comunidad.

El modelo sistémico pone énfasis en los sistemas integrados por análisis críticos de la situación a resolver y resolución de problemas de comunicación. El modelo administrativo destaca el proceso administrativo, funciones, administración del cuidado de enfermería, capacidad dirigente, administración estratégica y gestión de calidad e investigación.

Por último, el modelo técnico profesional destaca las funciones de enseñanza, bases filosóficas e históricas de la profesión, reflexión sobre la formación y práctica profesional, orientación e intervención (investigación-acción) para el progreso, investigación y proceso enseñanza-aprendizaje.

El perfil del estudiante de los programas de maestría muestra los siguientes aspectos: capacidad dirigente a nivel de decisión en los medios políticos y sociales; responsabilidad y dedicación respecto de su función de investigador, especialista y docente; conocimientos para planear; y capacidad de educar al paciente y su familia, utilizar conceptos y teorías para determinar las estrategias de intervención, investigar, intervenir en el diseño de políticas de salud, desarrollar acciones sanitarias transformadoras y proyectos autogestionarios, prestar cuidados de enfermería en todos los niveles, administrar los servicios de enfermería con gestión administrativa estratégica y de calidad y funcionar como dirigente del grupo profesional.

La competencia del estudiante determinada en los diferentes cursos de maestría presenta habilidades técnicas y científicas para lo siguiente: actuar como agente de cambio; aplicar la metodología de investigación; participar en la enseñanza de la especialidad; preparar recursos humanos con bases epidemiológicas y administrativas; aplicar los conocimientos científicos en la atención de enfermería; y demostrar capacidad dirigente en la administración o enseñanza.

Otras habilidades son: utilizar estrategias para fomentar cambios en el sistema social; saber investigar con el enfoque de la medicina social; realizar acciones de salud y proyectos comunitarios; presentar propuestas de políticas y proyectos de salud; manejar metodologías y técnicas que contribuyan a optimizar el proceso de gestión de los servicios de salud; demostrar calidad científica y técnica en las acciones de enfermería; proponer nuevos modelos de atención de enfermería; administrar servicios educativos de enfermería en universidades e instituciones de salud.

El estudiante también debe poder manejar el marco conceptual según la esfera; trabajar en forma autónoma e independiente en el análisis y soluciones de problemas; y tener competencia clínica y técnica para asumir funciones dirigentes en docencia, investigación y administración.

En general, los 16 programas de maestría muestran un buen adelanto en términos conceptuales. Están en una fase de transición entre el paradigma de control y la introducción de algunos elementos del paradigma de promoción. Sin embargo, no se pudo estudiar el diseño curricular de los 16 programas porque pocos presentaron la información solicitada. Por lo tanto, es necesario efectuar estudios más profundos sobre la aplicación y evaluación de las bases curriculares de los programas de maestría en las Américas.

Estrategias y métodos

Las estrategias docentes utilizadas en los 16 programas de maestría muestran una diversidad de alternativas, rica en su elaboración y laboriosa en su articulación y aplicación. Las más comunes son: actitud cuestionadora del estudiante; articulación teórico práctica; interdisciplinariedad; laboratorios; práctica clínica hospitalaria, de ambulatorio, en la comunidad y en instituciones de salud; autorreflexión, conocimiento personal y profesional; el docente como guía y asesor; ambiente para debates, plenarias, exposiciones; apoyo de tutores; el alumno como protagonista de su propia formación.

Las estrategias son aplicadas mediante los siguientes métodos de enseñanza: talleres, ensayos, grupos de estudio, seminarios, debates, investigación participativa, conferencias magistrales, estudios dirigidos, lecturas complementarias, trabajo independiente, guías de trabajo, lecturas-análisis y producción de documentos, seminarios de socialización, simulaciones, seminarios investigativos, aprendizaje proveniente de la realidad, análisis crítico, desarrollo de la capacidad de mando para actuar como agente de cambio, método de estudio-trabajo-investigación, método de resolución de problemas, sociodrama, informes escritos y juegos participativos.

Las estrategias y los métodos de enseñanza muestran el adelanto y la creatividad de los programas de maestría estudiados.

Evaluación

El sistema de evaluación de los 16 programas de maestría es distinto no sólo de un país a otro sino de un programa a otro dentro del mismo país. También son diferentes las instituciones y organismos responsables de ese proceso en cada país y universidad. Los programas informaron sobre diferentes instancias, consejos y comités a nivel de país, universidad y facultad. La periodicidad de las evaluaciones también varía: las hay anuales, quinquenales, por cada promoción, y otras. Habrá que efectuar estudios adicionales para comprender mejor los criterios de evaluación utilizados en cada país y determinar las posibilidades y puntos débiles de cada programa.

Investigación

Las esferas y líneas de investigación de los 16 programas de maestría se agruparon según el mismo criterio utilizado para el análisis de la investigación en las escuelas de enfermería (véanse págs. 28 y 29). Sin embargo, éste es un instrumento limitado para el análisis de los aspectos metodológicos y de la calidad de la producción científica.

En la esfera de desarrollo de recursos humanos, las dos subesferas (enseñanza de enfermería y enfermería profesional) fueron temas de investigación de los docentes de programas de maestría. En atención de enfermería en el sistema de salud, solamente se cubrieron cuatro subesferas (cuidado directo en enfermedades de gran frecuencia; salud maternoinfantil; cuidado de enfermería al adolescente, adulto y anciano; y enfermería de salud comunitaria).

En la esfera de estructura, organización y gestión de instituciones de salud y sociedad, solamente se cubrió la subesfera de administración de servicios de enfermería.

Las demás subesferas fueron cubiertas por estudios realizados por docentes investigadores de las escuelas de enfermería que no participaban en programas de maestría ni de especialización, sino de pregrado. Esto indica que los programas de pregrado y especialización dan tanta o más importancia a la investigación que los de maestría.

Dicho resultado causa preocupación, sobre todo porque solamente 37 (50%) de las enfermeras docentes de los programas de maestría son investigadoras. Las otras actúan como educadoras, reduciéndose el número disponible de orientadores por alumno, puesto que se supone que solamente los investigadores poseen la habilidad técnica y científica para orientar la producción de las tesis.

Un estudio realizado en el Brasil en 1982, indica que de los 80 docentes de los nueve programas de maestría que existían entonces, 50 (62%) dedicaban su tiempo a la investigación y los otros 30 (38%) se dedicaban más a la enseñanza y funciones administrativas.

Las estudiantes se interesaron en las mismas esferas y subesferas que los docentes. La única excepción fue la subesfera de enfermería profesional, que interesaba a los docentes, pero no a los alumnos.

No está claro si las investigaciones de los alumnos son parte de las investigaciones de los docentes o si son estudios sin relación científica o financiera con los programas de maestría. Este aspecto de los programas de maestría también merece estudio adicional, como ya se ha hecho en el Brasil, el Canadá y los Estados Unidos.

En el período de 1980–1994, los alumnos de maestría concluyeron 88 investigaciones. La producción aumentó con el número de matrículas y la experiencia de los docentes en su función de orientadores. Entre 1980–1984, por ejemplo, solamente se iniciaron cinco investigaciones de alumnos y ninguna se concluyó. A partir de 1985, el número de investigaciones concluidas se aproxima al número iniciado. Solamente 12 investigaciones de alumnos recibieron financiamiento, siendo nueve de la universidad y tres de organismos nacionales.

En los últimos 13 años, más de la mitad de las investigaciones de los docentes de los programas de maestría recibieron financiamiento. O sea: se financiaron 21 (57%) de las 37 investigaciones realizadas. En el Brasil la situación fue inversa: solamente cinco de las 64 investigaciones de docentes de programas de maestría obtuvieron financiamiento en los años iniciales de los programas de posgrado en enfermería (CNPq 1982, 172).

La mayoría de las fuentes de financiamiento para la investigación de los programas de maestría son las propias universidades (18). Otros trabajos fueron financiados por organismos nacionales e internacionales. La financiación fluctuó entre $500 y $10.000, contribuyendo las universidades las mayores cantidades. La posición de las universidades como principales financiadores de proyectos de enfermería contrasta con la experiencia del Brasil, donde esa función fue asumida por organismos nacionales e internacionales (CNPq 1992, 172).

Articulación

Las estrategias utilizadas para articular los programas de maestría con los programas de pregrado de las escuelas de enfermería comprenden: elaboración conjunta, por los docentes de posgrado y pregrado, de los programas, de las funciones y del grado de complejidad en el campo clínico; asignación de seminarios e investigaciones a los estudiantes de maestría para que se interrelacionen con los alumnos de pregrado; aplicación de las teorías de enfermería al proceso de atención de enfermería; y ofrecimiento de asignaturas electivas en sitios de experiencia clínica.

Otras estrategias son: programas de extensión que coordinan prácticas con estudiantes de pregrado y posgrado; participación de docentes en ambos programas (pregrado y posgrado); participación de estudiantes de posgrado en la docencia de pregrado como monitores, asesores y supervisores de las prácticas; desarrollo de talleres para los dos programas; integración de grupos de estudiantes de pre y posgrado en las investigaciones, con exigencias diferentes de acuerdo a sus niveles; pasantías conjuntas de estudiantes de pre y posgrado en los departamentos de enfermería, ocupando diversas posiciones; flexibilidad de horarios para que los profesores de las escuelas de enfermería puedan hacer sus posgrados; y formación de equipos de trabajo.

Las estrategias utilizadas para articular los programas de posgrado con la asistencia de la salud y de enfermería supusieron esfuerzos conjuntos de docentes y enfermeras de servicios para organizar lo siguiente: horarios compatibles; seminarios de actualización; proyectos de extensión y convenios intersectoriales; trabajos escritos; planeación, ejecución y evaluación de programas en los servicios por parte de estudiantes de maestría; elaboración conjunta de planes de trabajos y protocolo de atención de enfermería en las asignaturas; y supervisión de estudiantes.

Asimismo se utilizan las siguientes estrategias: participación de enfermeras de servicios en la evaluación de programas; desarrollo conjunto de investigaciones operativas; utilización del proceso docente-asistencia; coordinación de unidades de atención primaria; definiciones conjuntas de trabajo e investigación; participación en reuniones de enfermería en que se desarrollan políticas nacionales, regionales, y locales de salud; asesoría en asuntos administrativos; programación de talleres y cursos para enfermeras de servicios; formación de equipos de enfermería; participación en la discusión de casos; y participación en la revista de enfermería.

Entre los intentos de articular la investigación con los programas de enseñanza y la atención de enfermería sobresalen las siguientes: utilizar la metodología de investigación como enseñanza en el programa de maestría; realizar investigaciones en el campo clínico; realizar investigaciones que respondan a la realidad actual y se utilicen para promover cambios en el servicio y la docencia; realizar investigaciones en los servicios donde los estudiantes desarrollen su práctica clínica; y aplicar los resultados en los servicios.

Otras estrategias ensayadas con ese fin incluyen: informar sobre los resultados de las investigaciones a los estudiantes y otros profesionales de la esfera asistencial; realizar investigaciones conforme a las necesidades de los servicios; dar a conocer las líneas de investigación; orientar al estudiante a realizar su trabajo de grado en el establecimiento donde preste servicio.

El análisis de los 16 programas de maestría reveló algunos ejemplos de utilización de los programas de posgrado para responder a la problemática de salud del país. Se informó, entre otras cosas, que se ofrecían oportunidades para la formación profesional de las enfermeras y se hacían esfuerzos por aumentar a 12 horas el promedio de atención de enfermería por paciente y aumentar el número de enfermeras en los establecimientos de salud.

También se dijo que los egresados de los programas de posgrado estaban ocupando direcciones nacionales en la esfera maternoinfantil. Se ofrecían programas de atención al anciano y a la familia anciana, de atención íntegra a la familia y de salud escolar. Se capacitaba a los profesionales para administrar proyectos de salud colectiva. Se estaban haciendo esfuerzos para crear una nueva cultura de la salud, realizar investigaciones participativas, mejorar la calidad de la atención de la salud y ampliar el alcance de la atención a nivel institucional. Los resultados de las investigaciones contribuían a mejorar la problemática de salud de la población. Por último, se informó que los programas de maestría proporcionaban recursos humanos calificados para trabajar en el proceso de descentralización del sistema de salud.

Cooperación

Los 16 programas de maestría desarrollan un total de seis proyectos de cooperación nacional e internacional. Tres son con universidades de los Estados Unidos y tienen que ver con asesoramiento para el diseño y evaluación curriculares, enfoques de la esfera de la enfermería e investigación cuantitativa y diseño de líneas de investigación. Un proyecto se realiza con una organización internacional y otro con una embajada. Solamente hay dos proyectos de cooperación nacional.

Los proyectos de cooperación internacional se realizan más con países de América del Norte que con otros países latinoamericanos. La cooperación con el Brasil es limitada, aunque dicho país tiene una buena experiencia de posgrado en enfermería y su realidad está más cercana a la de los otros países de la región.

Producto

Sólo 152 de los 1.821 alumnos matriculados egresaron de los 16 programas de maestría de 1982 a 1992: o sea, 1.669 alumnos no se graduaron en ese período. En parte, eso se debe al crecimiento de los programas y de las matrículas de mediados a finales de dicho período.

Sin embargo, los datos muestran que un número insuficiente de orientadores por cada programa u otro factor está causando un bajo porcentaje de conclusión de los programas. Se debe investigar si esos datos reflejan la realidad y, en caso afirmativo, averiguar qué medidas pueden tomar las universidades y las autoridades de educación del país para atenuar el problema.

Los 16 programas de maestría informaron sobre su producción científica sólamente durante el período 1988–1992. Ningún programa informó sobre sus publicaciones en el período 1982–1987, ni explicó por qué no la suministraba. Los programas de maestría, o no tuvieron producción científica de 1982 a 1988 o no tienen organizada la información sobre ello y por eso no pudieron suministrarla.

De 1988 a 1992 parece que hay producción científica en los programas de maestría, pero la misma es cuantitativamente muy inferior a la producción de otros componentes de las escuelas de enfermería. Hubo un total de 124 productos entre 1988 y 1992: 55 (44%) de éstos son tesis de maestría; 43 (35%), informes técnicos; 19 (15%), artículos publicados; y siete (6%), libros publicados.

Si la información suministrada es correcta, dicha producción constituye sólamente el 26% de la producción de las escuelas de enfermería estudiadas, y dos tercios de las tesis se elaboran en otros programas. Esto significa que los otros programas de las escuelas de enfermería tienen una mayor producción científica que los programas de maestría.

Tal resultado indicaría una situación anómala, puesto que se espera que el programa de posgrado sea un estimulante de investigación y de la producción de nuevos conocimientos, como ha sido el caso en el Brasil y en la mayoría de los programas de posgrado en los Estados Unidos y el Canadá.

Cuando una institución tiene una tradición de investigación, principalmente en ciencias básicas, los programas de posgrado surgen como una consecuencia del adelanto de esa investigación. En contraste, tanto las universidades como las escuelas de enfermería estudiadas informaron que su función prioritaria era la enseñanza de pregrado. Tal vez ello explique la situación encontrada.

De 1985 a 1992, los 16 programas de maestría participaron en 31 eventos científicos: cinco jornadas, cuatro congresos y cuatro seminarios; tres participaciones en talleres, encuentros, cursos y pasantías; dos, en coloquios; y una en cada uno de los siguientes eventos: asambleas, exposiciones y seminarios nacionales e internacionales.

La participación más frecuente fue como ponente (11), organizador (7), y pasante (5). También participaron en posters, paneles, mesas redondas, sesiones de capacitación y socialización, y como asistentes (una vez en cada uno).

Las esferas más frecuentes de los eventos científicos fueron investigación (6), pediatría (4), adolescencia (3), y salud comunitaria (3). Otras esferas fueron oncología, asuntos de enfermeras, conmemoración, exposición universitaria, acreditación, perinatología, enfermería, actualización, graduados, planificación estratégica, medicina social, evaluación y salud de la mujer (un evento en cada esfera).

El análisis de los egresos, la producción científica y la participación en eventos científicos indica que los programas de maestría están dando los pasos iniciales de expansión y desarrollo. Están consiguiendo, aunque de manera lenta, la formación avanzada de los profesores.

Sin embargo, todavía no se ha creado una cantidad suficiente de docentes investigadores que permita consolidar la producción científica, contribuir sustancialmente al adelanto de la ciencia y la tecnología y ayudar a encontrar soluciones para los problemas de salud de la región y a reorientar las propias funciones de la enfermería conforme a la reforma en el sector de la salud.

Conclusiones

La enfermería en América Latina ha iniciado el desarrollo de sus programas de posgrado en los siete países de habla española examinados en este trabajo. El nivel macropolítico y micropolítico de los programas de posgrado en los siete países presenta aspectos muy distintos de los del Brasil, el Canadá y los Estados Unidos. Hay que realizar estudios a nivel local y regional sobre el estado de esos programas y las medidas necesarias para su desarrollo.

Los programas de especialización muestran un grado de consolidación muy superior a los de maestría, en cuanto a la cantidad de profesores y alumnos graduados, así como, paradójicamente, en materia de investigación. Los cursos de maestría no presentan un adelanto sustancial en las bases de sus currículos ni en la profundidad de su investigación, como se espera de un posgrado *stricto sensu*.

Los programas de maestría todavía no se han establecido como elementos de transformación y generación de nuevos conocimientos científicos en las escuelas de enfermería de los siete países

estudiados. Dicha situación es la inversa de la imperante en el Brasil, el Canadá y los Estados Unidos, donde los programas de posgrado fomentan la profesión y el desarrollo científico en las escuelas de enfermería.

En los siete países no hay, a nivel de ministerio de educación o de ciencia y tecnología, un plan de formación y capacitación de recursos humanos a nivel de posgrado en las esferas del conocimiento científico.

La falta de apoyo financiero del gobierno federal o estatal a los programas de posgrado, las becas y la investigación dificulta el desarrollo y consolidación de esos programas. En consecuencia, dichos programas no se desarrollan como centros de excelencia a nivel de posgrado ni tampoco cumplen con el papel de capacitar recursos humanos en la cantidad y grado exigidos por los países para atender la demanda de enseñanza superior y servicios, y para ocupar posiciones dirigentes en el sector público.

Está clara la necesidad de que cada país adopte decisiones sobre el futuro de los programas de posgrado, tanto a nivel macropolítico como micropolítico.

Es urgente que se defina una política global de posgrado en cada país para fortalecer y consolidar los programas de ese tipo que ya existen en las diferentes esferas del conocimiento científico, sobre todo los de enfermería. Asimismo, hay necesidad de diseñar un plan estratégico para el crecimiento y desarrollo del posgrado en enfermería en América Latina, basado en la cooperación nacional e internacional.

Perspectivas

El fortalecimiento de la enseñanza de posgrado en enfermería puede contribuir a atenuar la carencia de recursos humanos calificados en el sector de la salud. También puede ser una contribución efectiva al logro de la política mundial de Salud para Todos en el Año 2000 y a satisfacer las exigencias de las reformas del sector de la salud.

La mayoría de los programas de enseñanza de enfermería se han transformado en programas universitarios como resultado de los cambios ocurridos en el sistema educativo de los países de América Latina. Éste es un indicio de progreso, pero crea también demandas de profesores capacitados a nivel de posgrado, con habilidades para la investigación y la extensión de servicios.

La existencia de otras opciones en materia de estudios universitarios exige que la enfermería cree incentivos y motivación para la carrera de enfermería universitaria, tanto para la mujer como para el hombre. Hay que divulgar la naturaleza de la carrera, a fin de atraer y retener a candidatos de ambos sexos con altas calidades intelectuales y humanas.

En los últimos 50 años se ha puesto gran énfasis en mejorar la preparación del personal auxiliar de enfermería y de los profesionales de nivel básico. Dicha tendencia se fortalecerá si los profesionales de enfermería con estudios de posgrado ejercen funciones dirigentes y orientadoras. Enfermeras mejor preparadas podrán comprender el complejo contexto de la salud, con sus problemas ambientales, políticos y éticos, económicos y humanos, participando en la búsqueda de soluciones adecuadas a las realidades específicas de cada país y comunidad.

Esto exige crear una masa crítica de recursos humanos muy calificados y un cuerpo de conocimientos científicos y tecnológicos que sustancien la práctica profesional y la transformen. Por ello, los programas de posgrado deben también contribuir al desarrollo de la ciencia y tecnología. Este es un reto que exige un trabajo continuo en la enfermería y disciplinas afines.

El desarrollo de la investigación como elemento fundamental de los programas de posgrado en enfermería permitirá fortalecer la articulación docente-asistencial y apoyar los procesos de adopción de decisiones y soluciones de problemas en los servicios de enfermería y de salud. Por lo tanto, la investigación debe crecer y fortalecerse en forma progresiva, definiendo las esferas y líneas de investigación pertinentes para el adelanto de la profesión y la solución de los problemas de salud de la población.

Los estudios de posgrado en enfermería crean espacios y relaciones horizontales para fortalecer el trabajo en equipos interdisciplinarios que investiguen y actúen en diferentes contextos y situaciones. Debe orientarse la creación progresiva de programas interdisciplinarios en materia de salud, así como en las esferas de estudio de la enfermería,

para contribuir al mejoramiento de la enseñanza, práctica, investigación y desarrollo profesional de la enfermería.

La capacitación continua de los recursos humanos de enfermería ayuda a dar respuestas efectivas a los problemas y situaciones sociales y a mantener coherencia con los cambios sociales, económicos, científicos y tecnológicos. Asimismo, atiende de una forma creativa y realista las exigencias que plantean las reformas que se están produciendo en el sector de la salud, incluyendo la desreglamentación, la descentralización y la privatización de servicios. Para ello, la enfermería necesita de una sólida formación de pregrado y posgrado.

Hay que reorientar los sistemas educativos de pregrado y posgrado para atender las futuras demandas laborales de las empresas de salud gubernamentales y privadas, que exigen nuevos modelos de atención que consideren tanto el aspecto humano como el de costos y eficiencia y se ofrecen en ambientes diferentes al hospital.

La tendencia del desarrollo profesional de la enfermería debe superar el compromiso individual dentro del statu quo y buscar el compromiso social, individual y corporativo para provocar cambios y transformaciones en la calidad y eficiencia de los servicios que se prestan a la sociedad. La consolidación de esa tendencia está directamente ligada a la constitución de una fuerte estructura de investigación en los programas de posgrado, que posibilitaría crear una actitud reflexiva y crítica sobre la práctica profesional y la realidad social.

El crecimiento de los programas de pregrado y posgrado en enfermería en América Latina y el Caribe exige que se elaboren políticas nacionales y estrategias para preparar a las enfermeras docentes como investigadoras en los programas de maestría y doctorado en enfermería. Es urgente lograr una relación alumno-enfermera docente-investigadora y un porcentaje de conclusión de los cursos que aseguren la calidad de la formación avanzada, en especial de los programas *stricto sensu*.

La solidez que logre la enfermería en sus programas de maestría y en la actividad de investigación permitirá elaborar planes concretos para la creación y expansión de los programas de doctorado en enfermería. Esta perspectiva de desarrollo requiere proyecciones cuantitativas y cualitativas de la ubicación y cantidad de enfermeras con maestrías y doctorados que necesitan los países en los próximos 10 a 20 años.

La situación macropolítica y micropolítica de los programas de posgrado en enfermería en las Américas debe analizarse más para definir metas de desarrollo y estrategias de cooperación nacional, internacional y regional. Es preciso aprovechar los recursos existentes y los puntos fuertes que se determinaron en cada país y universidad que ofrece programas de posgrado en enfermería.

La existencia de varias modalidades de estudios de posgrado de enfermería—especialización, maestría y doctorado—exige criterios precisos, ideologías definidas y claridad en la aplicación de los elementos básicos del currículo. Es indispensable diferenciar el resultado del proceso de formación y ubicación laboral de los egresados de los programas de posgrado para que los profesionales, la sociedad y los trabajadores del sector de la salud y la docencia comprendan la estructura y la dinámica de los recursos humanos de enfermería y su papel en la sociedad.

La creación en el futuro próximo de centros de excelencia, redes nacionales e internacionales de centros de investigación, docencia y formación continua, conducirá a la utilización de adelantos en materia de información y telecomunicaciones para desarrollar una enseñanza innovadora, así como para que intercambien experiencias y conocimientos las enfermeras docentes, investigadoras y de servicios, dando acceso a la formación de posgrado y a la formación continua a una cantidad mayor de enfermeras en América Latina y el Caribe.

Esferas críticas

El análisis crítico-holístico a nivel macropolítico y micropolítico de la enseñanza de posgrado en enfermería en América Latina determinó las siguientes esferas críticas para el desarrollo y consolidación de ese tipo de enseñanza en la región.

A nivel macropolítico

- Falta de una política global de creación, expansión y consolidación de programas de posgrado en la esfera de la salud y, en especial, en enfermería.

- Falta de políticas globales y criterios para la elaboración de propuestas, definición de características y apertura de programas interdisciplinarios en enfermería en cada país estudiado.

- Falta de políticas nacionales y de los organismos internacionales para el financiamiento de los programas de posgrado en enfermería y sus investigaciones.

- Cobertura inadecuada de los programas de posgrado de especialización y de maestría para la formación de recursos humanos a nivel avanzado en las diferentes subregiones de las Américas.

- Carencia de un sistema de información organizado y sistematizado en cada escuela de enfermería, universidad y país sobre sus programas de posgrado.

- Falta de criterios similares y procesos coherentes para la evaluación y acreditación de los programas de posgrado entre las universidades de cada país.

- Dificultad de diferenciar los niveles y funciones de las diferentes modalidades de posgrado (especialización, maestría, doctorado) en términos de sus enfoques, carga horaria, números de créditos y perfil y competencia de los egresados.

- Utilización inadecuada de los recursos humanos de la esfera de la enfermería a nivel nacional por los programas de posgrado en enfermería.

- Escasez en universidades y escuelas de enfermería de planes sistemáticos de capacitación de docentes de programas de pregrado y posgrado en la esfera de la salud y, especialmente, en enfermería.

- Influencia extrarregional en el diseño curricular de los programas de posgrado, sin contrapartida en un intercambio entre países latinoamericanos.

- Apertura de programas interdisciplinarios de posgrado en esferas específicas, como la enfermería, sin una política y plan de ejecución que indique sus objetivos y los resultados que se esperan.

A nivel micropolítico

- Sistemas de información deficientes con relación a cupos, matrículas, graduados y trabajos científicos elaborados y publicados por los docentes de los programas de especialización y maestría.

- Alto costo de los programas de posgrado para el alumno—entre $2.000 y $4.000—a la vez que son escasas la cantidad de becas disponibles y bajo el sueldo de las enfermeras, que en la mayoría de los países de América Latina ganan entre $300 y $500 mensuales.

- Igualdad entre el título académico de la generalidad de los docentes y el título que otorga el programa de posgrado en enfermería en el que enseñan.

- Deficiencia cuantitativa de enfermeras docentes con título de maestría y de doctorado vinculadas a los actuales programas de maestría.

- Influencia marcada de modelos extranjeros en el desarrollo de los currículos de posgrado de los países estudiados y falta de intercambio con otros países de América Latina.

- Intervalo excesivo entre la matrícula y la graduación de los estudiantes de maestría, que no se sabe si ocurre durante la fase de obtención de los cursos o en la preparación de la tesis.

- Incapacidad de los programas de posgrado de atender la demanda interna de cada país y la demanda externa de los países vecinos, entre otras cosas porque se concentran en Norteamérica y en la región andina.

- Dificultad de diferenciar el nivel de modalidad de cada uno de los programas de posgrado de enfermería (especialización y maestría) en términos de exigencias a los candidatos, bases

del currículo, experiencias de aprendizaje, nivel de investigación e impacto del programa en los servicios, enseñanza de pregrado, y políticas de salud del país.

- Poca diferencia entre los programas de maestría y los de especialización y posbásicos en cuanto a profundidad y métodos de enseñanza esenciales del proceso de investigación.

- Promedio de 4,6 enfermeras docentes por cada programa de maestría, cosa que obliga al uso de otros profesionales para completar el cuadro docente. Los programas de especialización, en contraste, tienen un promedio de 6,8 docentes.

- Relación alumno/enfermera docente investigadora de 6,3 en los 16 programas de maestría, proporción demasiado elevada para una orientación efectiva de la tesis, en contraste con la relación de 1,2 alumno/enfermera docente en los programas de especialización.

- Contraste entre las 74 enfermeras docentes vinculadas a programas de maestría en toda la América Latina (excepto el Brasil), de las cuales 33 son investigadoras, con las 219 enfermeras docentes en los 32 programas de especialización.

- Presencia en las escuelas de enfermería de 82 docentes que investigan pero no participan en los programas de maestría.

- Producción científica de los 16 programas de maestría entre 1982–1992 (124 documentos), muy inferior a la producción total de las escuelas de enfermería (474) que los ofrecen.

- Investigaciones, tanto de docentes como de alumnos, que generalmente se caracterizan por ser trabajos aislados sobre la atención de enfermería, y por ser investigaciones descriptivas más que investigaciones con diseños cuantitativos o cualitativos.

- Desconocimiento del impacto y utilización de los conocimientos científicos producto de los programas de posgrado en la enseñanza y servicios de enfermería.

- Falta de una cantidad significativa de investigaciones, líneas o programas desarrollados por docentes.

Recomendaciones

Organización de la enseñanza de posgrado en enfermería a nivel de país y a nivel regional

A la OPS/OMS y otros organismos internacionales

- Apoyar a los países a definir una política global de enseñanza de posgrado—en especial, en la esfera de la enfermería—tomando en cuenta las transformaciones del sector de la salud, los cambios políticos y económicos y los avances de la ciencia y la tecnología.

- Apoyar la movilización de recursos financieros, técnicos y políticos para aplicar metas y estrategias de desarrollo y consolidación de la enseñanza de posgrado en enfermería en los próximos 10 años, en América Latina y el Caribe.

- Apoyar a los países a definir sistemas de evaluación y acreditación de los programas de posgrado en enfermería.

- Apoyar el análisis continuo del progreso de los estudios de posgrado en enfermería y su impacto en la transformación de los servicios de salud y la enseñanza de la enfermería.

- Apoyar la creación de un grupo regional de expertos en enfermería que estudie periódicamente la situación, desarrollo y progreso de la enseñanza de enfermería, y que ayude a definir las políticas y planes de enseñanza de pregrado y posgrado a nivel regional.

- Estimular y apoyar el desarrollo de la cooperación técnica y financiera entre los países de América Latina, el Caribe y América del Norte para lograr el avance y la consolidación de los programas de posgrado, la investigación y la producción científica en la enfermería.

- Desarrollar modelos teóricos compatibles con las realidades latinoamericanas para orientar la reorganización del posgrado en los países y en la región.

- Promover, bajo la coordinación de la OPS/OMS, un taller con representantes de bancos y organismos internacionales para ayudar a movilizar los esfuerzos y recursos disponibles en pro del mejoramiento de la enseñanza de pregrado y posgrado en las Américas.

- Establecer con el gobierno de cada país un plan de expansión de los programas de posgrado en las esferas nuevas del conocimiento científico—en especial, en materia de enfermería—en respuesta a las necesidades y exigencias planteadas por las reformas del sector salud.

A los gobiernos, universidades y escuelas de enfermería

- Crear, a nivel nacional, un grupo interministerial de consultores de enseñanza de pregrado y posgrado en enfermería, para definir políticas docentes y elaborar un plan de desarrollo en esa esfera con metas a corto, mediano y largo plazo, previa consulta con la comunidad de enfermería.

- Diseñar planes coherentes que vinculen el desarrollo de los servicios de salud con las políticas docentes, a fin de establecer estrategias adecuadas de inserción laboral de los profesionales de enfermería con formación básica y avanzada.

- Abrir espacios oficiales para que la enfermería participe en la definición de las políticas, planes y organismos asesores de los programas de ciencia y tecnología del país.

- Estimular y apoyar el desarrollo y coordinación de convenios y consorcios interinstitucionales e internacionales que ayuden a fortalecer la enseñanza de posgrado, la investigación y la producción científica en la esfera de la enfermería.

- Establecer a nivel de los países, universidades y facultades o escuelas de enfermería un sistema de información de la enseñanza de enfermería a nivel de posgrado, que incluya todos los elementos que constituyen el proceso de apertura, mantenimiento, evaluación, recursos y producción de los programas de posgrado a nivel *lato sensu* y *stricto sensu.*

- Estimular y promover seminarios y talleres sobre los elementos interdisciplinarios en las esferas de la salud y la enfermería, a fin de abrir vías para el avance del posgrado en enfermería en las Américas.

Formación y desarrollo de recursos humanos

A la OPS/OMS y otros organismos internacionales

- Apoyar la elaboración y aplicación de un plan de formación de docentes de enfermería para América Latina, con metas cualitativas, cuantitativas y estrategias, para prepararlos en programas de maestría y doctorado, de tal manera que satisfagan progresivamente las necesidades y metas de los países hacia el logro de criterios de calidad.

- Promover y apoyar estrategias de intercambio de docentes entre las universidades de la región para fortalecer y diversificar el desarrollo del recurso humano docente de los programas de posgrado en enfermería.

- Promover la creación de un fondo de becas y de un centro de información sobre entidades financiadoras para el perfeccionamiento de docentes de pregrado y posgrado en enfermería. Motivar y unir los esfuerzos de los organismos internacionales y organismos no gubernamentales que actúan en América Latina.

- Establecer mecanismos para apoyar intercambios de estudiantes de posgrado entre universidades con programas de enfermería y con centros de investigación. Ofrecer oportunidades y facilidades de pasantías, seminarios y para tomar asignaturas.

- Motivar la revisión de los requisitos de admisión y la equivalencia de los sistemas de evaluación para facilitar transferencias e intercambios de estudiantes.

- Apoyar reuniones nacionales e internacionales sobre enseñanza en enfermería de pregrado y posgrado y encuentros de grupos de expertos para evaluar el progreso y dar continuidad a los planes de desarrollo de los recursos humanos de enfermería regionales y nacionales.

- Conseguir apoyo financiero y becas para enfermeras de países donde no existen programas de posgrado, a fin de que continúen su formación a un nivel avanzado, inclusive en materia de investigación, en aras del progreso de la enseñanza y la atención de la salud en sus países de origen.

A los gobiernos, universidades y escuelas de enfermería

- Elaborar un plan nacional de preparación de docentes de enfermería coherente con los planes de las universidades, para el desarrollo de recursos humanos de enfermería con formación avanzada que atienda las necesidades y proyecciones de los servicios de salud del país y de las unidades docentes.

- Establecer un fondo de becas para el desarrollo de recursos humanos de enfermería con formación avanzada. Definir criterios para asignar becas y auxilios económicos de modo que se estimule a los programas y profesionales de mejor calidad, así como la atención a las áreas menos desarrolladas.

- Definir esferas prioritarias—en relación con los problemas de salud y las reformas del sector salud—para ofrecer nuevos programas de posgrado en enfermería, reorientar los ya existentes y asignar recursos financieros, a fin de formar a las enfermeras posgraduadas que necesita el país.

- Estimular el ingreso a los programas de posgrado en enfermería de alumnos con buenas cualidades intelectuales. Detectar talentos jóvenes para que adquieran una formación avanzada en enfermería.

- Promover el intercambio de estudiantes de programas de posgrado de diferentes regiones del país.

- Motivar reuniones y seminarios de alumnos de posgrado de diferentes universidades y esferas de la enfermería con enfermeras de servicios para discutir programas nacionales, internacionales y regionales, así como para orientar la ubicación laboral y el interés de los estudiantes en los problemas prioritarios de la investigación.

- Establecer un sistema de información de todas las categorías de recursos humanos de enfermería en el país, que ofrezca datos fieles y oportunos para la toma de decisiones en materia de enseñanza básica y avanzada y de servicios de salud.

Investigación y producción científica

A la OPS/OMS y otros organismos internacionales

- Dar asesoramiento para el fortalecimiento de los programas y líneas de investigación en enfermería.

- Dar orientaciones para la creación de centros de investigación y centros de excelencia de enfermería e interdisciplinarios que apoyen la creación de programas de posgrado de maestría y de doctorado en enfermería.

- Establecer un programa con prioridades de investigación de enfermería en la región, que responda a los planes regionales de salud y a las políticas generales de investigación y desarrollo de ciencia y tecnología.

- Mantener actualizada la base de datos con las investigaciones e investigadores de enfermería en la región. Determinar los centros de investigación y los productos científicos más sobresalientes.

- Promover una publicación periódica de los resultados de investigaciones en enfermería en la región.

- Continuar apoyando el progreso de los coloquios o reuniones panamericanas de investigación para el desarrollo de la ciencia y la tecnología en la enfermería.

A los gobiernos, universidades y facultades de enfermería

- Definir el programa nacional de prioridades de investigación de enfermería, conforme a la política nacional de investigación en materia de salud y de desarrollo científico y tecnológico.

- Apoyar la creación de centros de investigación y de excelencia de enfermería. Éstos permitirán coordinar la práctica, la investigación y la docencia y estudiar esferas críticas para fundamentar decisiones y solución de problemas en los servicios de salud y la docencia, a fin de alcanzar metas de calidad y eficiencia.

- Diseñar modalidades de apoyo técnico y financiero para el fortalecimiento de la investigación en enfermería, que sirvan de apoyo a los programas de posgrado de maestría y doctorado.

- Fomentar el intercambio y comunicación entre investigadores y la formación de redes de centros de investigación de enfermería y disciplinas afines, a nivel nacional y regional.

- Apoyar la publicación de los resultados de investigaciones de enfermería a nivel nacional y regional.

Comunicación científica y cooperación interinstitucional e internacional

A la OPS/OMS y a otros organismos internacionales

- Incluir en el programa de libros de texto de la OPS/OMS sobre enfermería una serie titulada *Cuadernos científicos de enfermería*, dedicada a apoyar los programas de posgrado y la investigación en América Latina y el Caribe.

- Incluir en el programa de libros de texto de la OPS/OMS otros medios de educación e información científica, como los CD-ROM con bases bibliográficas de enfermería y otra información útil para los programas de posgrado.

- Recoger la producción científica de los programas de posgrado en enfermería en diferentes tipos de publicaciones tales como libros de texto, antologías y serie de documentos técnicos, a fin de subsidiar los programas y fortalecer las bibliotecas de las universidades que tienen programas de posgrado en enfermería.

- Alentar y apoyar eventos técnicos y científicos nacionales e internacionales sobre la integración de la investigación en la docencia y los servicios de salud, así como sobre la función que al respecto tiene la enseñanza avanzada de enfermería.

- Alentar y apoyar la creación y fortalecimiento de redes nacionales e internacionales de posgrado, investigación y formación continua en enfermería en la región de las Américas.

- Apoyar técnica y financieramente a los programas de posgrado, a fin de que obtengan ayuda de consultores latinoamericanos y de otros países para elaborar un programa de publicaciones en diferentes esferas de la enfermería.

- Alentar y apoyar el uso de acuerdos y pactos regionales para desarrollar convenios y consorcios entre las universidades de diferentes países para el crecimiento y fortalecimiento del posgrado y la investigación en enfermería en América Latina.

- Estudiar los acuerdos de cooperación técnica y científica en la esfera de la enfermería, para evaluar su impacto en el desarrollo científico y tecnológico de la profesión en América Latina.

- Difundir mejor los documentos de la OPS/OMS sobre los organismos de Europa, Estados Unidos y Canadá que ofrecen apoyo financiero para proyectos de investigación, trabajos de extensión y desarrollo de modelos alternativos de servicios de salud.

- Utilizar más intensivamente los adelantos tecnológicos existentes y diseñar modelos alternativos para fortalecer las comunicaciones entre las bibliotecas de enfermería y las hemerotecas generales y especializadas a nivel nacional e internacional, a fin de fortalecer los programas de posgrado en enfermería.

- Alentar y apoyar la creación de consorcios entre las universidades de la región para crear y mantener la publicación de revistas científicas latinoamericanas con la producción científica de los programas de posgrado de enfermería.

- Alentar a las enfermeras con maestrías y doctorados vinculadas a los programas de posgrado a desarrollar teorías de la enfermería compatibles con la realidad latinoamericana, que permitan la comunicación y el intercambio científico y tecnológico entre países y universidades.

A los gobiernos, universidades y escuelas de enfermería

- Determinar las posibilidades de las escuelas de enfermería, universidades y gobiernos de cada país para desarrollar programas y proyectos de cooperación nacional e internacional.

- Facilitar en cada país el desarrollo de programas y proyectos de cooperación que fortalezcan la enseñanza avanzada en enfermería, la investigación y la práctica.

- Determinar en las embajadas y organismos internacionales en cada país aquellos proyectos de cooperación que ofrecen recursos técnicos y financieros a la enseñanza avanzada y la investigación en enfermería.

- Fomentar seminarios y talleres sobre los diferentes aspectos de los programas y proyectos de cooperación internacional relacionados con salud y enfermería.

- Determinar en las escuelas de enfermería de cada país qué interés hay en desarrollar programas de salud internacional, interpaíses y multipaíses, así como qué capacidad hay para establecer convenios con universidades de otros países, a fin de fortalecer los programas de posgrado e investigación.

- Alentar y apoyar la creación de una revista o publicación periódica nacional de carácter científico para la difusión de los cursos y trabajos de investigación de los programas de posgrado en enfermería.

Notas

1. La autora ha utilizado también dicho modelo teórico para el desarrollo y análisis de las bases del currículo de programas de pregrado y posgrado en enfermería en el Brasil (1990–1992); en la esfera de la salud internacional (1994–1995) en los Estados Unidos (Universidad de Georgetown, Escuela de Enfermería); y para estudiar asuntos relacionados con la lactancia materna y la salud de la mujer (1990–1994).

2. *El enfoque* expresa el paradigma escogido para el desarrollo del currículo. Ejemplos: paradigma de control (enfoque preventivo, restaurativo); paradigma de promoción (enfoque del desarrollo del individuo, la familia, la comunidad, la nación).

El marco contextual indica qué aspectos del ambiente de la sociedad o la población contribuyen a la concentración de las disciplinas y cursos que expresan la ideología del currículo.

El marco teórico son las teorías y modelos que apoyan el enfoque utilizado en la organización del currículo y las estrategias para su aplicación.

El perfil del estudiante está dirigido por el marco contextual. Existen varios tipos de perfiles del estudiante al concluir sus respectivos programas de pregrado y posgrado en enfermería. A nivel de pregrado: enfermera clínica general, preparada para trabajar en especialidades básicas de atención secundaria y terciaria del sistema de la salud o en atención primaria de la salud. A nivel de posgrado: enfermera especialista, preparada para trabajar en especialidades del área médica de la atención primaria, secundaria y terciaria del sistema de salud; preparada para la docencia en las escuelas de enfermería y servicios especializados; o preparada para asumir funciones de consultoría y dirigencia nacional.

La competencia del estudiante son las capacidades y habilidades específicas necesarias para el trabajo en el medio hospitalario (atención secundaria y terciaria) o en el comunitario (atención primaria del sistema de salud), así como para el trabajo en docencia, investigación, gestión y administración, consultoría, y posiciones dirigentes.

El diseño del currículo es la secuencia lógica y flexible de la estructura del mismo, mostrando las estrategias de interacción, integración y equilibrio entre las ciencias, disciplinas, y cursos que lo integran.

Referencias

Alarcón Garzón, Nelly. (1995). Estudios de posgrado de enfermería en América Latina: los programas de especialización en enfermería en seis países de América Latina. Informe final presentado al Programa de Desarrollo de Recursos Humanos de la OPS/OMS, Washington, D.C., EE.UU.

Castro, C.M. (1985). *Ciencia e universidade— Brasil. Os anos de autoritarismo, análise, balanço, perspectiva.* Río de Janeiro, Brasil: Ed. A.E.

Consejo Internacional de Enfermería. (1992). *Directrices sobre la especialización en la enfermería.* Ginebra, Suiza: Autor.

Córdova, R.A., Gusso, D.A. y Luna, S.V. (1986). *A pós-graduação na América Latina; O caso brasileiro.* Brasilia,D.F., Brasil: EC/CAPES/ UNESCO/CRESALC.

Organización Mundial de la Salud. (1986). *Mecanismos de reglamentación de la enseñanza y la práctica de enfermería: satisfacción de las necesidades de atención primaria de la salud.* Informe de un grupo de estudios. Serie de informes técnicos No. 738. Ginebra, Suiza: Autor.

Organización Panamericana de la Salud/Organización Mundial de la Salud. Programa de Desarrollo de Recursos Humanos. (1992). Proyecto de investigación: estudio de los programas de posgrado en enfermería en las Américas y el Caribe. Washington, D.C., EE.UU.

__(1994). *La condición mundial de salud en las Américas.* Publicación científica #549. Vol. I. Washington, D.C., EE.UU.

__(1994). *Estudio de las tendencias de investigación sobre la práctica de enfermería en siete países de América Latina.* Serie Desarrollo de Recursos Humanos. Revisión final. Washington, D.C., EE.UU.

__(1991). *Orientaciones, estrategias y prioridades programáticas, 1991–1994.* Washington, D.C., EE.UU.

Orozco Silva, L.E. y Romero Ortiz, L.E. (1991). Formación local de recursos humanos—Caso Colombia—Los posgrados en Colombia. Maestría en dirección universitaria. Facultad de Administración, Universidad de los Andes, Bogotá, Colombia.

Semiramis, M.M.R. et al. (1989). O ensino de pós-graduação em enfermagem no Brasil. *Cuadernos de Enfermagem #3.*

SEPLAN/CNPq (1982) *Avaliação e perspectivas de enfermagem.* Programa de ciencias de la salud. Vol. 6, #38. Brasilia, D.F., Brasil: Autor.

W.K. Kellogg Foundation. (1991). *Enfermería del siglo XXI en América Latina.* Versión condensada. Traducción autorizada por la Liga Nacional de Enfermería de los EE.UU. Bogotá, Colombia: Taller Impresos.

__(1987). *Universidade de Minas Gerais: Projeto de apoio ao desenvolvimento da post-graduação em enfermagem na América Latina.*

Wright, M.G.M. (1987). Metodologia de elaboração das bases de un marco conceitual: Realto de uma experiencia. En: *Anales del seminario nacional sobre el perfil y competencia del enfermero.* Brasilia, DF, Brasil: Secretaría de Salud/Fundación Hospitalaria del Distrito Federal.

__(1995). Evaluación de la perspectiva de salud internacional en el currículo de pregrado y posgrado de la Escuela de Medicina de la Universidad de Georgetown. Ponencia presentada al Taller Internacional de la Salud de América Latina y el Caribe, Washington, D.C., EE.UU.

__(1990). La necesidad de un modelo crítico-holístico de fomento del desarrollo de la salud. Ponencia presentada en un seminario en la Escuela de Enfermería de la Universidad de Michigan, Ann Arbor, Michigan, EE.UU.

__(1994). Los programas de maestría en siete países de América Latina. Informe final presentado al Programa de Desarrollo de Recursos Humanos de la OPS/OMS, Washington, D.C., EE.UU.

Parte tres

Los programas de posgrado
en siete países de América Latina

1 Posgrado *stricto sensu* en enfermería: un estudio de su desarrollo en el Brasil

Tokico Murakawa Moriya (coordinadora)
Antonia Regina Furegato
Maria Cecília Puntel de Almeida
Márcia Caron Ruffino
Maria Helena Pessini de Oliveira
Antonia Regina Paredes Moreira

La enseñanza de posgrado en el Brasil fue instituida por la Ley de Directrices y Bases de la Enseñanza aprobada por el Consejo Federal de Educación en 1965. Surgió de la necesidad de acelerar la formación de docentes para suplir el rápido crecimiento de la enseñanza superior en nuestro país y de ampliar la capacidad de investigación de las universidades y el cuerpo docente.

Dos tipos de posgrado fueron previstos: el *stricto sensu* con nivel de maestría y doctorado y el *lato sensu*, que incluye los programas de especialización. Este último tiene una finalidad técnico profesional específica, y está destinado a la capacitación de profesionales.

En 1989 el número de cursos de posgrado *stricto sensu* en el país era de 13.799, de los cuales 951 eran de maestría y 428 de doctorado. Había 46.504 alumnos matriculados en los de maestría y 10.122 en los de doctorado.

En la esfera de la enfermería, los programas de posgrado fueron creados en el decenio de 1970, a nivel de maestría. La Escuela Anna Nery de la Universidad Federal de Río de Janeiro (UFRJ) fue la pionera, en 1972, seguida por la Escuela de Enfermería de la Universidad de São Paulo (USP), en 1973. Ambas se concentraron en los "fundamentos de la enfermería". En el decenio de 1970 se crearon ocho programas de maestría en enfermería, en el decenio de 1980 solamente tres, y tres más de 1990 a 1993.

Actualmente, hay en el Brasil 20 programas de posgrado *stricto sensu* en enfermería: 14 de maestría y seis de doctorado. Se llevan a cabo, principalmente, en la región del sudeste del país que es la de mayor desarrollo socioeconómico; no existen programas en la región centro-oeste.

Los programas a nivel doctorado se iniciaron en 1981, con el inicio de uno de los seis programas de ese tipo que existen actualmente: el Programa Interunidades organizado conjuntamente por las dos escuelas de enfermería de la USP, una situada en São Paulo, la capital del estado del mismo nombre, y la otra en Ribeirão Preto, una ciudad del interior del estado. Cinco de los programas se localizan en la región del sudeste y uno en la región del sur. Todos los programas de posgrado en enfermería del Brasil están situados en instituciones públicas de nivel federal, excepto los de la USP que son a nivel del estado.

Estructura

El análisis del contenido de los programas de maestría en enfermería revela dos tendencias principales: cursos sobre salud pública/colectiva que ponen énfasis en la problematización de la práctica profesional y del sector de la salud y sus determinantes epidemiológicas y sociopolíticas; y cursos sobre fundamentos y especialidades clínicas, que acentúan la capacidad dirigente de la enfermera y la profundización teórico-metodológica de la investigación, con vistas a la asistencia de enfermería.

En los programas de doctorado la principal tendencia es la formación de investigadores con capacidad para contribuir al enriquecimiento de los conocimientos de enfermería.

En cuanto a las esferas de concentración a nivel de maestría, la mayoría siguen las denominaciones de las disciplinas del pregrado en enfermería: enfermería médico-quirúrgica, de salud pública, obstétrica, pediátrica y siquiátrica.

Las denominaciones de las esferas de concentración a nivel de doctorado introducen una temática más amplia y no reproducen las utilizadas en el pregrado. El primer programa de doctorado creado en el país, por ejemplo, se denominó "enfermería"; el segundo, "enfermería maternoinfantil"; el tercero, "enfermería en el contexto social brasileño".

Dos otros doctorados implantados después en la USP—uno en la Escuela de Enfermería de São Paulo en 1990 y otro en la Escuela de Enfermería de Ribeirão Preto en 1991—fueron creados como extensión de las maestrías, manteniendo la misma denominación de aquéllas ("enfermería" y "enfermería fundamental", respectivamente). El más reciente es el doctorado en filosofía de la enfermería, creado en 1993 por la Universidad Federal de Santa Catarina (UFSC).

Las cargas horarias de los cursos de maestría varían de 495 a 1.800 horas. Para los cursos de doctorado se exigen de 900 a 2.700 horas.

La USP exige un mínimo de 1.440 horas para los cursos de doctorado, sin contar los créditos académicos obtenidos en el curso de maestría. Por lo tanto, si el alumno desea cursar el doctorado sin haber realizado el curso de maestría, su carga horaria deberá ser de 2.880 horas.

En cuanto a la duración mínima y máxima permitida para la realización de los cursos, el tiempo mínimo para la maestría, varía de 1 a 2,5 años y el tiempo máximo de 2,5 a 5 años. Para el doctorado, el tiempo mínimo varía de 2 a 3 años y el máximo de 4 a 5 años. En la mayoría de los programas se permite prorrogar seis meses más el plazo máximo.

El número de disciplinas ofrecidas en cada esfera de concentración varía de 11 a 122. Esta última y elevada cifra corresponde al Programa Interunidades de doctorado en enfermería de la USP y se debe a que todas las disciplinas de posgrado de las dos escuelas de enfermería de la USP convergen en el mismo. La mayoría (12) de los programas, ofrece de 11 a 20 disciplinas, cinco ofrecen de 20 a 30, y sólamente tres, más de 30.

Hay un mínimo de dos líneas de investigación por esfera de concentración. La gran cantidad de líneas de investigación en el Programa Interunidades de doctorado de la USP se debe también a que incluye todas las esferas de concentración de las dos escuelas en las que se origina.

Algunos proyectos de investigación parecen ser proyectos aislados, pues no corresponden a las líneas de investigación de sus propios programas. Los objetos de investigación han sido, predominantemente, los relativos a: cuidado y asistencia de enfermería; organización y administración de esa asistencia; trabajos educativos y de promoción de la salud; recursos humanos en enfermería; enseñanza; estudio de la profesión de enfermería, su papel, condición social y transformaciones histórico sociales, y trabajos dirigidos a la promoción humana.

La producción científica de los docentes es visiblemente mayor que la de los alumnos, aunque se nota en años recientes un aumento gradual de la producción de estos últimos. La producción científica es mayor en los cursos ya consolidados que tienen núcleos y grupos organizados de investigación con líneas bien definidas.

La cantidad de docentes en cada programa fluctúa entre 14 y 60. En la mayoría de los programas, el profesorado trabaja en régimen de dedicación exclusiva o de tiempo integral. "Dedicación exclusiva" significa que el docente se dedica exclusivamente a la enseñanza, investigación y asistencia en la institución, no permitiéndosele actividades profesionales en otros lugares. "Tiempo integral" designa al régimen de trabajo de 40 horas semanales, que le permite al docente actividades en otros servicios. Por su parte, el docente a "tiempo parcial" debe dedicar a la institución por lo menos 24 horas semanales.

Solamente en cinco programas el cuadro de docentes permanentes es inferior al de los docentes participantes. La denominación "docente permanente" es, en general, aplicada a los docentes de la unidad o departamento responsable del curso; el docente participante pertenece a otros departamentos o unidades.

En 17 de los programas de posgrado en enfermería, la mayoría de los docentes son enfermeras. El Programa Institucional de Capacitación de Docentes de Nivel Superior (CAPES, por sus siglas en portugués), el órgano coordinador del posgrado en el Brasil, exige por lo menos el título de maestría como requisito para ser docente de posgrado. Sin embargo, al evaluar los cursos tiene en cuenta el número de doctores en el profesorado.

Hay ocho programas cuyo profesorado está constituido en un 100% por doctores y en siete el porcentaje de doctores fluctúa del 17,6% al 78,5%. Los cursos con pocos doctores se ocupan de la formación a corto plazo de sus docentes, ya sea mediante convenios con instituciones que tengan doctorado en enfermería o mediante la formación de dichos docentes en otras esferas, como las de educación y sicología.

Las universidades federales no exigen hasta el momento la maestría o el doctorado para el acceso a la carrera docente: o sea, un docente sin maestría ni doctorado puede ser adjunto o titular.

La mayoría de los programas de maestría seleccionan a los estudiantes mediante entrevistas, análisis del currículo y pruebas escritas de conocimientos específicos. Ocho de los programas de maestría exigen la presentación de una propuesta de investigación. En el doctorado se pone mayor énfasis en el proyecto de investigación del candidato, acompañado del análisis de sus producciones científicas, así como en el curriculum vitae y la entrevista.

Doce de los 14 programas de posgrado a nivel de maestría sólo admiten a enfermeras; los otros dos aceptan también a otros profesionales de la esfera de la salud. En lo tocante a los doctorados, el ingreso a todos los programas está restringido a las enfermeras. Nueve programas solicitan de sus candidatos una declaración de experiencia profesional o especialización en una esfera específica.

Otro requisito para el ingreso en la mayoría de los programas es la exigencia de una "carta de liberación" de la institución de trabajo, garantizando la separación del candidato para que pueda dedicarse a las actividades del curso. Esa exigencia tiene por objeto asegurar la máxima dedicación del

alumno. Uno de los criterios de los organismos financiadores—el CAPES y el Consejo Nacional de Investigación (CNPq, por sus siglas en portugués)—para el otorgamiento de becas de estudio es la dedicación integral al programa.

De 1972 a 1993 se matriculó un total de 1.757 alumnos en los programas de posgrado en enfermería: 1.508 a nivel de maestría y 249 a nivel de doctorado. Ya se han graduado 977 (55,6%), 880 ya han defendido su disertación de maestría y 97 su tesis de doctorado; los demás se encuentran realizando actividades académicas y de investigación en los respectivos programas.

La tasa de abandono por programa, sin considerar a la Universidad Federal de Bahía, que no suministró esos datos, fluctuó entre 0 y 23,1%. Seis programas mostraron una tasa de abandono de estudios superior al 5%. Las tasas de abandono más elevadas se encuentran, principalmente, en los primeros programas implantados.

Del total de 1.757 alumnos matriculados, 581 (33,05%) eran docentes de la propia unidad o departamento, 798 (45,4%) docentes de otras unidades o departamentos y 378 (21,5%) no eran docentes, o sea, que provenían de la esfera asistencial o no tenían ningún vínculo laboral. A nivel de doctorado, la mayoría del alumnado (excepto en la Escuela de Enfermería de la USP) está constituido por docentes de la propia unidad o departamento. Esto no ocurre en la mayoría de los programas de maestría, donde la cantidad de docentes de otras unidades o departamentos es más elevada.

Infraestructura

Recursos financieros

El CAPES y el CNPq, órganos a nivel federal, ofrecen apoyo financiero y becas de estudio a los programas de posgrado recomendados por el CAPES y aprobados por el Consejo Federal de Educación. El CAPES brinda apoyo financiero a la infraestructura y al aspecto académico. El CNPq ofrece recursos de apoyo académico. El apoyo financiero de las universidades a los programas se limita, en general, a la infraestructura y recursos humanos. Los programas de la UFSC que están organizados en la Red de Posgrado en Enfermería de la Región Sur (REPENSUL) reciben apoyo de la Fundación Kellogg en materia de infraestructura, recursos humanos, publicaciones y becas de estudio.

Bibliotecas

Todos los programas, excepto el de la UFRJ, tienen acceso a una biblioteca central universitaria. La mayoría mantiene, además, bibliotecas sectoriales en la propia unidad, con colecciones más específicas en materia de enfermería.

La mayoría de las bibliotecas están informatizadas y son parte de un sistema de red nacional e internacional. Tienen también una colección adecuada a los programas. Merece destacarse la biblioteca de la USP por la cantidad y diversidad de sus libros y periódicos nacionales e internacionales en la esfera de la enfermería, y la de la Escuela de Enfermería Anna Nery de la UFRJ, que posee una importante colección histórica de la enfermería brasileña.

Facilidades de investigación y práctica

El laboratorio de investigación y de enseñanza práctica del posgrado en enfermería en el Brasil ha sido, generalmente, la propia comunidad. Los locales usados son los servicios de salud, centros comunitarios, instituciones de enseñanza y hospitales. Con raras excepciones, no hay vínculo formal de los programas de posgrado con esos lugares.

Algunos programas tienen laboratorios dedicados específicamente, entre otras cosas, al apoyo de la enseñanza e investigación en materia de enfermería; las técnicas fundamentales de enfermería; la interacción de grupo; la rehabilitación de mastectomizadas y sus familias; y la asistencia a las mujeres en la fase de lactancia. Cuando es necesario se utilizan laboratorios de otras unidades, centros o núcleos, por ejemplo, laboratorios de nutrición, fisioterapia, sicobiología, microbiología y farmacia.

Pocas unidades cuentan con técnicos de apoyo a la enseñanza y a la investigación. Sin embargo, todos los programas cuentan con la colaboración de alumnos becarios de iniciación científica y perfeccionamiento, así como de participantes en proyectos, que, en los últimos años, son en su mayoría proyectos integrados.

Evaluación

Una comisión de consultores del CAPES evalúa los programas de posgrado en enfermería conforme a criterios específicos y en base a los informes anuales presentados por los propios programas. La comisión califica a los programas cada dos años. Las calificaciones utilizadas son: A=Excelente, B=Bueno, C=Regular, D=Insuficiente, E=Débil y S/C=Sin calificación (programas en curso de ejecución).

En el bienio 1993/1994, tres de los seis programas de doctorado recibieron calificación de A, uno de B y los otros dos, por ser recientes, no fueron calificados (S/C). Seis de los programas de maestría recibieron A o A– y cinco recibieron una calificación de B o B–. Tres programas de maestría no fueron calificados, por ser recientes. Las calificaciones de esta evaluación del CAPES son un buen indicador de la calidad de los programas de maestría y doctorado en enfermería del Brasil. Los evaluadores usan los criterios y recomendaciones que figuran en *El perfil del programa A*, un documento aprobado por los representantes de cada esfera del conocimiento, luego de una amplia discusión entre pares (MEC/CAPES 1994).

Conforme al perfil del CAPES, el programa A debe poseer lo siguiente: una masa crítica de un 75% de profesores permanentes y un 25% de profesores visitantes/participantes, así como una investigación de calidad internacional; líneas y proyectos de investigación bien definidos y productivos; calidad, cantidad y regularidad en las publicaciones producidas, especialmente por los profesores permanentes, en periódicos de primer rango preferentemente indizados y sujetos al criterio de arbitraje de los pares; un alto porcentaje de tesis defendidas que generen publicaciones de calidad en periódicos importantes; egresados que ejerzan preferentemente actividades en la esfera académico/científica; y un cuerpo docente permanente que administre una mayoría significativa de las disciplinas de la esfera de concentración y de las tesis.

Otros requisitos del curso A son: que el título mínimo para administrar disciplinas y orientar alumnos sea el de doctor, admitiéndose, excepcionalmente, la participación de "expertos" en un tema determinado; que el programa mantenga intercambio con otros centros del país y del exterior; y que el promedio de tiempo para la obtención del título de maestría sea de menos de 30 meses y, para el título de doctor, de menos de 36 meses.

Repercusiones

La opinión unánime de todos los coordinadores y docentes de posgrado en enfermería es que dichos programas han tenido repercusiones positivas. Esas repercusiones se han hecho sentir en los centros de salud, las organizaciones científicas de enfermería, las políticas en materia de salud, el desarrollo de la investigación científica y tecnológica en enfermería y otras instancias.

Se citaron, entre otras, las siguientes repercusiones respecto de los alumnos de posgrado: ejecución de proyectos a nivel del estado y municipal; formación de núcleos y polos de investigación y de núcleos y centros de asistencia a la comunidad; ejecución de cursos de especialización; creación de asociaciones vinculadas a la profesión y esferas de actuación de la enfermería; desempeño de cargos directivos en escuelas y departamentos, programas de posgrado y centros de salud; mejoramiento de la calidad de la enseñanza de pregrado y posgrado; mejoramiento de la calidad y cantidad de los trabajos de investigación; premio de trabajos en eventos nacionales de enfermería y de otras esferas del conocimiento; y mayor participación en comisiones y eventos científicos.

Se citaron también, entre otros, los siguientes beneficios del posgrado para los alumnos y para la propia profesión: poner a la enfermería, dentro de las universidades, en condiciones de igualdad con otras esferas de conocimiento; lograr que gane más respeto y espacio en las organizaciones científicas y tecnológicas (CAPES, CNPq y otras), al actuar en nivel de igualdad con profesionales de otras esferas; ayudar a convertir a la enfermería en una esfera de conocimiento dentro del sector social-comunitario; y ayudarla a conquistar espacio, como asesoría científica, en publicaciones periódicas de otras esferas. Por último, los cursos de posgrado han tenido gran impacto en los propios posgraduados, alentándolos a una mayor participación profesional.

Tendencias actuales

En las conversaciones con los coordinadores de los programas de posgrado en enfermería del Brasil se percibe una visión de optimismo, con expectativas de consolidación, fortalecimiento y expansión de los programas a nivel de maestría y doctorado.

La formación de redes para atender la demanda de las regiones menos favorecidas ya es una realidad nacional, con tendencia a la expansión.

En la región del sur, la REPENSUL, con ayuda financiera de la Fundación Kellogg, ha incrementado su producción de conocimientos y definido líneas de investigación, cosa que ha tenido un impacto positivo en la asistencia y en la enfermería brasileña en general.

Las escuelas de la región del sudeste tienen programas de expansión para la titulación de enfermeras docentes de todo el territorio nacional y del resto de la América Latina, con el fin de crear núcleos/grupos de investigación.

Se está haciendo realidad la Red de Posgrado del Nordeste (RENE), cuya misión es crear otro programa de doctorado para facilitar la formación de una masa crítica a ese nivel y para fortalecer los cursos de maestría y especialización. La demanda mayor proviene de los propios docentes de las principales universidades del nordeste.

Coherencia

Hay también una tendencia clara a definir las líneas de investigación correspondientes a cada esfera de concentración de los cursos de maestría y de doctorado. Muchos cursos iniciaron sus programas de investigación científica en función de la demanda. Al poco tiempo, fueron organizando sus líneas de investigación de acuerdo con la producción de los orientadores certificados. Actualmente, los alumnos ingresan ya en las líneas de investigación desarrolladas en las diferentes esferas de concentración.

Actualmente, también se busca coherencia entre los cursos de posgrado, las líneas de investigación, la asistencia y la divulgación. Los investigadores están reuniéndose en grupos/núcleos de investigación con proyectos integrados y subsidiados por órganos de fomento. Algunos de esos núcleos sobrepasan ya las fronteras de los propios programas, organizándose en grupos internacionales y multidisciplinarios.

Reconocimiento

Hubo un período de grandes sacrificios para la conquista de la posición que ocupa hoy la enfermera investigadora en la producción de conocimientos. Actualmente, los programas están buscando financiamiento y sus proyectos están siendo reconocidos, y por tanto subsidiados, por empresas e instituciones de fomento de la investigación. Hoy, la enfermera presenta sus propuestas y condiciones, estableciendo a dónde quiere llegar, y se le escucha. Se ha llegado a este punto gracias a un intenso aprendizaje, al intercambio de experiencias, a la toma de posiciones de vanguardia y a las personas que tuvieron fe en las posibilidades de su categoría profesional y encabezaron proyectos, muchos ya consolidados, otros en desarrollo y muchos otros en vías de surgimiento.

Así como los cursos de posgrado surgieron en las regiones del sudeste y del sur, los adelantos están partiendo de esos polos que ya se sedimentaron y que están avanzado en la producción del conocimiento y la expansión de la capacitación docente.

El impacto en la asistencia y en la enseñanza se nota en la mayor participación de enfermeras de asistencia así como en la mayor participación de alumnos de pregrado en los proyectos originados en el posgrado y sus núcleos de investigación.

Desde 1994, han aumentado los vehículos de publicación, la organización de eventos y la publicación de libros específicos sobre enfermería.

La enorme extensión del territorio nacional brasileño ha creado dificultades, pero, a la vez, ha propiciado un intenso intercambio de experiencias, al buscar las personas sus títulos en universidades de otras regiones. Ese intercambio ha sido promovido por el CAPES, a través de su coordinación de la esfera de la enfermería. Las enfermeras que obtienen sus títulos de posgrado en otras localidades enriquecen a sus instituciones de origen al regresar a ellas.

Hay que destacar también que diferentes metodologías científicas han usado a la enfermería para subsidiar su producción. Se registraron avances en las metodologías positivistas para la investigación cualitativa, ampliando los campos sicológico, social, dialéctico y fenomenológico.

Otra tendencia es la de que las escuelas tengan un plan de capacitación docente. Esos planes incluyen la formación del cuadro docente en esferas específicas afines, con una previsión de tiempo mínimo con máximo de aprovechamiento, apoyada por la subvención de los órganos de fomento. Dichos planes de capacitación incluyen no sólo la formación a nivel de maestría y doctorado, sino también dos posdoctorados e intercambios con el exterior.

Sin embargo, ante la política gubernamental de revisión constitucional, especialmente en materia de pensiones, muchos docentes con títulos superiores al doctorado y vasta experiencia y actuación en los programas de posgrado, han pedido recientemente su jubilación, por miedo a perder ciertos derechos adquiridos. Esto ha tenido graves consecuencias en muchos programas.

Los cursos de posgrado han mostrado una tendencia a preocuparse de su propia evaluación. Esas evaluaciones propician renovaciones, reestructuraciones y adelantos constantes en pos de una mejor calidad de los cursos y de nuevos conocimientos.

En conclusión

La enfermería brasileña tiene oportunidades de crecer y avanzar porque sus cursos de posgrado siguen el mismo modelo de las demás esferas del conocimiento. Por otro lado, las características concretas y las limitaciones de la esfera de la enfermería la colocan en situación de desventaja frente a los órganos financiadores, al tener que competir en condiciones de igualdad con esferas más estructuradas y consolidades en términos de investigación.

Hay que destacar una cuestión polémica acerca del rumbo del posgrado en el Brasil. Hay divergencias sobre el propósito de dichos cursos. Hay quien piensa que la asistencia se beneficiará del establecimiento e incremento de los cursos de especialización correspondientes. Los cursos de maestría y doctorado, afirman, generan conocimientos que deben ser pasados a las enfermeras de asistencia a través de las especializaciones.

Otros entienden que las enfermeras de asistencia deben procurar ellas mismas maestrías y doctorados, crear núcleos de investigación y formar grupos para obtener el mejoramiento de la calidad de la asistencia.

La situación actual de la investigación en enfermería en el Brasil es una de lucha, búsqueda de subsidios, dirección de proyectos, promoción de intercambios, actualización, producción y divulgación de conocimientos y búsqueda del mejoramiento de la enseñanza y de la asistencia. Las enfermeras investigadoras se colocan así a la vanguardia respecto a los profesionales de otras esferas del conocimiento.

Este estudio forma parte de una investigación en curso sobre el posgrado stricto sensu *en el Brasil de 1972 a 1994, financiada por la Fundación de Ayuda a la Investigación del Estado de São Paulo. Para realizar este estudio se compilaron datos en el CAPES, el órgano coordinador del posgrado en el Brasil, y se visitaron todos los programas de posgrado en enfermería del país, entrevistándose a los coordinadores y profesores de todos ellos.*

2 Desarrollo de la enseñanza de posgrado en enfermería en Colombia

Iraidis Soto
Nelly Garzón Alarcón

"Creemos que las condiciones están dadas como nunca para el cambio social y que la educación será su órgano maestro. Una educación desde la cuna hasta la tumba, inconforme y reflexiva que nos inspire un nuevo modo de pensar y nos incite a descubrir quiénes somos en una sociedad que se quiera más a si misma, que aproveche al máximo nuestra creatividad inagotable y conciba una ética y tal vez una estética para nuestro afán desaforado y legítimo de superación personal".

–Gabriel García Márquez[1]

Según algunas informaciones, los estudios de posgrado en Colombia se iniciaron en 1935, aunque no es posible precisar en qué universidades, ni los tipos de programas ofrecidos[2]. En la década de los años 50, aparecía ya alguna documentación sobre este nivel educativo[3].

En 1955 figuraron en el primer registro estadístico del Instituto Colombiano para el Fomento de la Educación Superior (ICFES) 16 programas de posgrado en ciencias de la salud, que correspondían a especializaciones médicas. A partir de 1960 empezaron a surgir programas de posgrado en otras esferas. De los 32 programas de posgrado registrados en 1966, dos son en derecho y dos en humanidades[4].

De 1955 a 1971 se produjo un crecimiento moderado de los programas de posgrado, registrándose el mayor crecimiento en la esfera de la salud. En el decenio de 1970 también se comenzaron a ofrecer programas de posgrado en la modalidad de tiempo parcial y en jornadas de estudio nocturno (40%), lo cual puede incidir en la calidad de la actividad investigativa[5].

La creación y diversificación de los programas de posgrado no fue un proceso planeado que respondiera a las necesidades de Colombia en materia de ciencia y tecnología, sino que obedeció, durante varias décadas, a esfuerzos e intereses aislados[6]. Esa situación continuó hasta 1980, en que, a raíz de aprobarse la legislación que reglamentaba los estudios y títulos de posgrado, el Ministerio de Educación empezó a fomentar y vigilar dichos programas a través del ICFES. En 1980, un decreto fijó las normas de funcionamiento de la formación avanzada como nivel máximo de la educación superior, con las modalidades de especialización, maestría y doctorado.

De 1979 a 1983, el total de programas de posgrado pasó de 254 a 466 y en 1989 la oferta se elevó a 616. Esa explosión de programas se produjo, sobre todo, debido al gran incremento de los programas de especialización, los cuales aumentaron de 143 en 1979 a 432 en 1989, predominando las especialidades en la esfera de la salud.

Los programas de maestría y doctorado son los que presentaron en ese período un menor crecimiento. Solamente se crearon cinco nuevos programas de doctorado. Las maestrías pasaron de 108 en 1979 a 177 en 1989, pero su porcentaje del total de los programas disminuyó del 43% en 1979 al 28,7% en 1989. Esa disminución tal vez se explique por los mayores requisitos de investigación y de calidad de docentes exigidos para los estudios de posgrado por el decreto de 1980.

En 1991 había en el país un total de 860 programas de posgrado: 694 diurnos, 164 nocturnos y dos en modalidad a distancia. De ese total, 295 pertenecían a la esfera de la salud.

Las estadísticas muestran que después de la puesta en vigor de la Ley de Educación Superior de 1992 ha aumentado notablemente el número de instituciones de enseñanza postsecundaria, así como los programas de pregrado y posgrado.

Contexto sociopolítico

Entre los hechos sociopolíticos más sobresalientes que han influido en el desarrollo del posgrado en Colombia citaremos los siguientes: auge de la planificación económica, social y de recursos humanos en la década de 1960 y de la organización institucional y administración sistémica en la década de 1970; modernización del estado colombiano; política de Salud para Todos en el Año 2000 y estrategia de atención primaria de la salud; nueva Constitución Política de Colombia, de 1991, con su énfasis en el derecho de las personas a la salud y a la educación, entre otras cosas; leyes sobre educación general (1994) y educación superior (1992); formulación de planes nacionales de desarrollo científico y tecnológico, coordinados por el Instituto Colombiano para el Desarrollo de la Ciencia y la Tecnología (COLCIENCIAS); y, por último, creación de la Misión de Ciencia, Educación y Desarrollo (1994), cuyo influyente informe, elaborado por l0 "sabios", entre ellos el escritor Gabriel García Márquez, analizó la problemática nacional con vistas al logro de un desarrollo humano, integral, equitativo y sostenible en el próximo milenio[7].

Evolución histórica

La historia de los programas de posgrado en enfermería en Colombia se remonta a 1950, cuando se iniciaron los programas de estudios especializados en enfermería en obstetricia y salud pública en la Escuela Superior de Higiene, con el apoyo académico de la Universidad Nacional de Colombia y el auspicio financiero y técnico de la Organización Panamericana de la Salud (OPS). En 1951, el Ministerio de Higiene (hoy Ministerio de Salud) firmó un acuerdo con la Universidad Nacional, la OPS y el Fondo de las Naciones Unidas para la Infancia (UNICEF), para iniciar la capacitación de posgrado de las enfermeras generales con el fin de atender la alta morbi-mortalidad materna e infantil prevaleciente en el país.

En 1952 se inició, con cinco alumnas, el primer curso de posgrado, con una duración de 10 meses de estudios de tiempo completo. De 1952 a 1962 se preparó en el mismo a 140 enfermeras colombianas y ocho extranjeras.

En 1961 se inició la licenciatura en enfermería en la Universidad Nacional de Colombia. En 1966, la Universidad del Valle inició maestrías en salud maternoinfantil, siquiatría y salud mental, enfermería médico-quirúrgica y enfermería en pediatría. En 1967, inició la especialización en enfermería obstétrica, con el auspicio de la OPS. En estos programas se prepararon 60 enfermeras colombianas y de otros países latinoamericanos.

En 1972, la Universidad Nacional de Colombia inició programas de maestría en educación de enfermería y en administración de servicios de enfermería, que se ofrecieron hasta 1982.

En los decenios de 1980 y 1990 se iniciaron muchos programas, entre ellos los siguientes: *Universidad Nacional de Colombia*: maestría en enfermería con énfasis en salud familiar y atención primaria de la salud (1988) y especialización interdisciplinaria en salud ocupacional (1991); *Universidad del Valle*: maestrías de atención a la madre y al recién nacido, atención al niño, atención al adulto y al anciano (1988); especializaciones en enfermería en salud familiar, materno-perinatal, neonatal y nefrológica (1992); y maestría a distancia, dentro de las mismas orientaciones curriculares (1993); *Universidad de Cartagena*: especialización en enfermería médico-quirúrgica con énfasis en nefrología, atención en quirófano y recuperación, así como especialización en cuidados intensivos (1985); especialización médico-quirúrgica con énfasis en atención de urgencias (1992); y programa interdisciplinario en salud ocupacional para enfermeras, médicos, ingenieros y otros profesionales (1994).

Otros programas iniciados fueron: *Pontificia Universidad Javeriana*: maestría en enfermería pediátrica y especialización en enfermería neurológica (1987); especializaciones en cuidado crítico, cuidado respiratorio, enfermería oncológica y enfermería pediátrica (1991); *Universidad Pedagógica y Tecnológica de Colombia*: programa interdisciplinario de gerencia y desarrollo comunitario (1993); *Universidad de Antioquía*: maestría interdisciplinaria en salud colectiva (1994); *Universidad de Caldas*: especializaciones interdisciplinarias en gerontología y en promoción de la salud (1994); y *Universidad Industrial de Santander*: especialización en atención de desastres y emergencias (1994).

La tendencia de crecimiento de los programas de posgrado en enfermería es muy irregular: en 1965 predominaban las especializaciones clínicas; en 1991 aparecieron maestrías; y en 1994, con una tendencia creciente, especializaciones interdisciplinarias. Esa tendencia irregular de crecimiento de los posgrados de enfermería genera varias interrogantes, entre ellas la de si los intereses de las unidades docentes responden a los de las enfermeras en la práctica.

En 1993, la Asociación Colombiana de Facultades y Escuelas de Enfermería (ACOFAEN) finalizó el proceso de definición de políticas para la formación del recurso humano profesional de enfermería. Una de las estrategias adoptadas fue la de racionalizar la oferta de programas de enfermería a través de intercambios interinstitucionales y el establecimiento de convenios. También se decidió ofrecer un programa de doctorado en enfermería en consorcio con varias universidades.

Situación actual

Existen en Colombia 31 programas de posgrado, que se ofrecen en 12 de las 22 facultades de enfermería del país. Veinticinco son especializaciones y seis maestrías. Doce especializaciones y cuatro maestrías son en enfermería; 13 especializaciones y dos maestrías son interdisciplinarias.

Se identificaron 22 áreas de énfasis para los 31 programas. Esta diversidad de nomenclatura puede presentar dificultad para la ubicación laboral de los egresados en los servicios de salud, pero

tal vez no tenga implicaciones laborales en el sector de la docencia de enfermería y de salud.

La modalidad pedagógica de la mayoría de los programas (19) es presencial. Hay 10 programas en modalidad semipresencial y dos a distancia. En cuatro universidades se ofrecen programas de posgrado a través de convenios interuniversidades. La mayor concentración de programas está en Bogotá, la capital de la república (11) y en el departamento del Valle.

Son evidentes dos tendencias: la de ofrecer programas interdisciplinarios en las facultades de enfermería y la de ofrecer programas de posgrado a través de convenios de extensión interinstitucionales.

Todos los programas de posgrado en enfermería en Colombia están sujetos a las normas legales y administrativas de la enseñanza superior. Por lo tanto, están sujetos al control del Ministerio de Educación a través del ICFES y del Consejo Nacional de Educación Superior (CESU).

Aunque el sistema de acreditación es voluntario, está previsto como requisito para las instituciones que proyectan ofrecer programas de maestría y de doctorado. El Consejo Nacional de Acreditación avala la calidad del programa ante la sociedad.

La Constitución Política de Colombia consagra la autonomía universitaria. Cada universidad tiene su propia estructura y reglamentos. De las 12 universidades con posgrados en sus escuelas de enfermería, 10 son oficiales y dos privadas.

Análisis

El análisis de la situación de los programas de posgrado de enfermería en Colombia que se presenta a continuación se hizo primordialmente sobre la base de datos que envió la OPS, la cual sistematizó la información que suministraron ocho facultades de enfermería colombianas en 1993 y 1994. En algunos puntos fue posible actualizar los datos. Ciertos datos eran inconsistentes.

Características generales

Las facultades de enfermería respondieron que su función principal era la enseñanza de pregrado. Ésta era seguida, en orden de prioridades, por la investigación, la extensión y, por último, la enseñanza de posgrado. La misión se definió de diferentes maneras, desde lograr el progreso de la disciplina y profesión de enfermería hasta formar agentes de cambio con responsabilidad social.

Recursos financieros

Solamente una de las ocho facultades encuestadas por la OPS suministró información sobre los recursos financieros para la docencia, la investigación y la extensión. Esto no permitió sacar conclusiones o hacer generalizaciones.

Los derechos que pagan los alumnos para cursar cinco programas de especialización en enfermería que ofrecen entidades oficiales están en el rango de EE.UU. $1.200 a $2.500 por semestre. Dos programas, uno de especialización en una universidad privada y uno de maestría en una entidad oficial están en el rango de EE.UU. $3.750 a $5.000 por semestre y una maestría en una universidad privada tiene derechos académicos semestrales superiores a EE.UU. $5.000. Esos costos no guardan proporción con el salario promedio de las enfermeras en el país, que es aproximadamente de EE.UU. $500. Esta situación se agrava debido a la falta de fondos para becas u otras formas de ayuda financiera.

Debido a esto, las enfermeras buscan programas de posgrado en jornada nocturna o de fines de semana, o en modalidad desescolarizada. Esta situación debe manejarse adecuadamente para evitar que se deteriore la calidad de la enseñanza de posgrado a nivel de especialización o, cosa aún más grave, a nivel de maestría, que exige mayor contacto del alumno con los profesores investigadores.

Infraestructura

Todos los programas de posgrado de maestría y especialización tienen facilidades físicas locativas propias, dentro del campus de la universidad, aunque comparten aulas, laboratorios de ciencias básicas y bibliotecas con otros programas de pregrado y posgrado. Algunos tienen biblioteca central. Otros tienen, además, biblioteca sectorial.

Trece especializaciones y las seis maestrías tienen acceso a bases de datos nacionales e internacionales y están conectadas con otras bibliotecas del país y del exterior.

Siete facultades tienen laboratorios generales, una tiene laboratorios de investigación, seis cuentan con centros de investigación, una tiene laboratorio de microenseñanza, 14 cuentan con sala de cómputo y 14 con medios audiovisuales. Catorce de los programas de especialización informaron de la existencia de 46 títulos de revistas. De éstos, 13 son específicos de enfermería (11 de otros países y 2 nacionales). Otras tres revistas nacionales circulan periódicamente. La mayoría no informó en qué año se inició la suscripción. Algunas colecciones están incompletas.

Los seis programas de maestría informaron sobre un total de 34 títulos, 11 de los cuales son de enfermería. Dos de éstos son nacionales y el resto extranjeros. Se supone que los programas de maestría tengan acceso a las revistas sobre las que informaron los programas de especialización.

Campos de práctica

Los programas de especialización realizan las prácticas en 31 instituciones hospitalarias de baja, mediana y alta complejidad de atención y en 18 instituciones no hospitalarias de atención de la salud. Todas las instituciones están ubicadas en medios urbanos excepto una ubicada en zona rural. Trece son instituciones hospitalarias privadas y 18 oficiales o públicas. Entre las instituciones no hospitalarias, 13 son oficiales y cinco privadas. Los programas de maestría informaron sobre 17 campos de práctica: 16 de carácter público y uno privado, todos urbanos. Siete son instituciones hospitalarias y nueve son de tipo comunitario o de otro sector.

Dos de los campos de práctica son proyectos especiales de integración docencia-asistencia: uno para atención de salud familiar y otro para atención maternoinfantil.

En siete hospitales se utilizan los servicios de neonatología, salas de partos, ginecología y obstetricia y pediatría. También se utilizan tres escuelas para salud escolar.

Docentes

Todo el personal docente de las facultades de enfermería, tanto para los programas de pregrado como para los de posgrado, se rige por el estatuto de la universidad correspondiente. Deben tener título universitario, título de posgrado igual o superior al que otorga el programa, experiencia profesional y docente y experiencia en investigación. Las universidades tienen su sistema de selección de docentes a través de diversas formas de concurso interno o externo, con criterios especiales de calidad.

Catorce de los programas de especialización informaron sobre un total de 116 docentes, de los cuales 68 son enfermeras (28 con maestría y 40 con título de especialista en enfermería). Del total de profesores, 62 tienen participación permanente en la enseñanza.

Los seis programas de maestría informaron que tenían un total de 50 docentes, 33 de los cuales eran enfermeras (dos con doctorado, 29 con maestría y dos con especialización). Veintiséis docentes tienen dedicación permanente al programa. (Hay en el país dos enfermeras con título de doctor, tres son candidatas a doctor y dos han iniciado estudios de doctorado).

Alumnos

De 1982 a 1992, aunque hubo un total de 145 cupos, sólo se matricularon 73 alumnos en programas de especialización en enfermería, graduándose 52. Por otra parte, hubo pocas pérdidas o atrasos en la graduación de los alumnos de especialización y maestría.

En los seis programas de maestría, no sólo fue bajo el número de alumnos matriculados (553) respecto del cupo (647), sino el total de graduados (378) respecto de los matriculados. Casi todos los años, el número de alumnos matriculados fue inferior al 50% de los cupos disponibles.

Los criterios y sistemas de evaluación de los alumnos de especialización y maestría son los tradicionales—exámenes orales y escritos, así como pruebas objetivas, trabajos, ensayos, seminarios, presentación de casos y protocolos. En los programas de maestría se aplica con más frecuencia la autoevaluación formativa, los ensayos de investigación y la participación en el análisis de situaciones.

Para ingresar a los programas de posgrado se exigen calificaciones de los estudios de enfermería de pregrado y título profesional debidamente registrado. La mayoría de los programas exige expe-

riencia profesional previa, de uno a dos años y el año de servicio social obligatorio. Solamente un programa no exige experiencia.

Para los programas de maestría algunas facultades exigen, además, prueba de aptitud sicológica, sustento del interés del alumno por la línea de investigación seleccionada, una monografía sobre la esfera de estudio y evaluación del desempeño por el jefe inmediato.

Aspectos curriculares

El enfoque del currículo, el marco referencial y contextual, el marco conceptual, el perfil del alumno y las competencias de los alumnos de los diferentes programas de maestría y especialización son muy diversos.

En los programas de maestría el perfil del alumno incluye desde desarrollar competencias y habilidad para dar atención de salud a la familia hasta intervenir en el diseño de políticas de salud; sus competencias incluyen desde realizar investigaciones con el enfoque de la medicina social hasta desempeñarse en las esferas de la administración y la docencia.

En los programas de especialización el perfil del alumno cubre también toda una gama, desde dirigir y ejecutar el cuidado de enfermería hasta la investigación operativa. Sus competencias incluyen, entre otras, las de proporcionar cuidado integral con promoción del autocuidado y prevención de la enfermedad y trabajar en equipo multidisciplinario.

La orientación de los seis programas de maestría es la investigación y el desarrollo de la capacidad dirigente. La de los 14 programas de especialización que respondieron a la encuesta es la práctica de enfermería especializada, aunque mencionaron también la investigación (9) y la dirigencia en los servicios (10) o institucional (9).

Las esferas de concentración de los programas de maestría y de especialización son extremadamente variadas. Se mencionaron 34 esferas de concentración para los 14 especialidades y 18 para las seis maestrías. Tres maestrías (50%) se concentran en docencia, administración, docencia y ciencias sociales y atención ambulatoria-hospitalaria. Dos de ellas también se concentran en práctica especial de enfermería.

Cinco especializaciones se concentran en las esferas de administración, educación, ciencias sociales y atención hospitalaria. Otras tres se concentran en prevención, diagnóstico, tratamiento médico-quirúrgico y rehabilitación.

Se emplea toda una gama de métodos y estrategias de enseñanza, desde las más tradicionales, hasta otras más innovadoras. Sin embargo, aún no se emplean la video conferencia y otras técnicas de telemática, realidad virtual, etc.

Investigación

Las 11 facultades de enfermería que suministraron información sobre este aspecto identificaron a 82 enfermeras investigadoras. La mayoría de ellas, o sea 45, tienen maestrías, 36 son especialistas y una tiene un doctorado. Treinta y nueve dedican menos de 20 horas a la semana a la investigación. Cuarenta no participan en la enseñanza de posgrado o no suministraron información al respecto. Las 42 restantes participan indistintamente en la enseñanza a nivel de especialización o maestría.

Las esferas o líneas de investigación reportadas por los programas de maestría se agruparon en 22 esferas temáticas, entre ellas las de atención de enfermería en problemas prevalecientes de salud (11); salud y mujer (6); salud ocupacional (6); promoción de la salud (5); y salud comunitaria.

Los alumnos de los seis programas de maestría realizaron 32 investigaciones entre 1988 y 1992, o sea un promedio de cuatro por año. Las principales esferas de los temas de tesis de dichos alumnos fueron: evaluación, efecto, eficacia de programas de salud (10); educación en salud (5); actitudes de la enfermería hacia el paciente (2); perfil epidemiológico comunidad/pacientes (2); lactancia materna (2).

Se obtuvo información acerca de 28 investigaciones realizadas por docentes que trabajaban en programas de maestría en 1994. Algunas fueron realizadas varios años antes de iniciada la maestría y sobre temas diferentes a la esfera de estudios. Dada la diversidad de tópicos tratados, es difícil categorizarlos. Algunos de los temas más frecuentes fueron: identidad profesional; atención del anciano, de la familia, de escolares y adolescentes; y salud y mujer.

Monografías

Los programas de especialización en enfermería exigen la elaboración y aprobación de un trabajo de investigación de tipo monografía, individual o de grupo. Se informó sobre un total de 84 monografías realizadas entre 1988 y 1993, o sea un promedio de 13 anuales. Los temas de las monografías fueron también muy diversos y tenían poca relación con las líneas de investigación de los docentes. Los principales temas fueron: modelos/planes/protocolos de atención de enfermería (18); tratamientos médicos, diagnósticos y cuidados de enfermería (18); y atención de enfermería en diferentes situaciones clínicas (13).

Producción científica

La producción científica de las 11 facultades de enfermería que suministraron información consiste mayormente de monografías, seguida de artículos publicados. La producción más baja es la de libros, aunque de 1990 a 1992 su publicación aumentó.

La producción científica de los programas de maestría es muy reducida: seis artículos publicados en revistas del exterior, 13 informes técnicos y 26 tesis. No informaron sobre publicación de libros.

Los programas de especialización informaron sobre su participación en 33 eventos científicos, la mayoría de ellos nacionales, entre 1985 y 1992. En la mayoría (21), actuaron como ponentes y organizadores. Los seis programas de maestría informaron sobre su participación en 17 eventos científicos nacionales, en su mayoría como ponentes (10).

Evaluación

La mayoría de los programas de especialización y de maestría informaron que realizan evaluaciones semestrales y al finalizar cada cohorte. Las evaluaciones se realizan a través de opiniones de los alumnos, egresados y empleadores. No se ha utilizado el concepto del público o de la comunidad.

Los principales cambios ocurridos en los programas de maestría a raíz de las evaluaciones han sido, entre otros: integración de salud familiar con atención primaria; revisión y actualización de contenidos, metodologías, actividades de aprendizaje, bibliografía y evaluaciones; y mayor énfasis investigativo con un enfoque social.

Las evaluaciones de los programas de evaluación han determinado, entre otras cosas, la necesidad de incluir el trabajo comunitario, informática y ética y bioética, así como de fortalecer los contenidos de sexualidad humana.

Articulación

Para lograr la articulación de los programas de maestría con los programas de pregrado, algunas asignaturas se ofrecen como electivas en aquéllos; se coordinan prácticas y se desarrollan temáticas complementarias; los estudiantes de posgrado funcionan como monitores y asesores del pregrado; y se integran grupos de estudiantes de pregrado y posgrado en la investigación.

La articulación con los servicios de salud y enfermería se logra mediante proyectos de extensión y convenios intersectoriales para la planificación, ejecución y evaluación de programas en los servicios por parte de estudiantes de maestría; asesorías y supervisión de estudiantes; y desarrollo de investigaciones operativas.

La articulación de la investigación con la enseñanza y el cuidado de enfermería se produce, generalmente, al llevarse a cabo la investigación en los servicios donde los estudiantes desarrollan su práctica clínica y al participar los docentes de posgrado en la enseñanza e investigación del pregrado.

La articulación de los programas de especialización con los de pregrado se efectúa, entre otras cosas, mediante la participación en proyectos de investigación y programas de extensión y mediante la actuación de alumnos de especialización como monitores de pregrado.

La articulación de la especialización con los servicios de salud y enfermería se efectúa, entre otras cosas, mediante proyectos de extensión solidaria (servicio e investigación); al vincularse las enfermeras de servicios a la especialización, como docentes, y participar en su evaluación y planificación; y mediante integración docente-asistencial.

Cooperación

Son muy pocos los proyectos de cooperación internacional y nacional que tienen las facultades de enfermería para apoyar los estudios de posgrado.

Los 14 programas de especialización que respondieron informaron sobre cuatro proyectos: tres de ellos son convenios para desarrollar servicios asistenciales y uno para investigación. Solamente se informó sobre un proyecto de cooperación interinstitucional para los programa de maestría.

Conclusiones y recomendaciones

- Fortalecer los sistemas de información de manera que permitan evaluar permanentemente la eficiencia de los programas en cuanto a aspirantes, cupos, ingresos y graduados.

- Construir la memoria histórica de todos los programas de posgrado.

- Evaluar la producción científica de los programas y su contribución al desarrollo de la enfermería.

- Definir la naturaleza y características de los profesores catalogados como investigadores y su relación con los programas de posgrado.

- Definir criterios para señalar la orientación y el énfasis de los programas de tal manera que tengan relación con el título y el campo laboral.

- Reflexionar (directivos, docentes y alumnos) sobre lo siguiente: si es necesario definir políticas de desarrollo científico y tecnológico de enfermería; si los intereses y posibilidades de las unidades docentes responden a los intereses y motivaciones de las enfermeras en la práctica; cuáles son las políticas y metas de desarrollo que se persiguen con los programas interdisciplinarios que ofrece la enfermería; qué estrategias y alianzas para la inserción laboral de las enfermeras con posgrado están promoviendo las facultades de enfermería; qué estrategias se están desarrollando para crear comunidades científicas de enfermería, en el ámbito nacional e internacional.

Referencias

1. García Márquez, Gabriel. (1994). Por un país al alcance de los niños. En: *Colombia al filo de la oportunidad. Informe de la Misión de ciencia, educación y desarrollo.* Bogotá, Colombia: COL-CIENCIAS.

2. ICFES. (1988). *Los postgrados. Documentos para la reflexión y para la acción.* Serie No. 1: Auto-evaluación en la Educación Superior. Bogotá, Colombia: Autor.

3. Franco A., Augusto y Tunnerman B., Carlos. (1978). *La educación superior en Colombia.* Bogotá, Colombia: Fundación para la Educación Superior/Tercer Mundo.

4. Orozco Silva, L.E. y Romero Ortiz, L.E. (1991). Formación local de recursos humanos—Caso Colombia—Los posgrados en Colombia. Maestría en dirección universitaria. Facultad de Administración, Universidad de los Andes, Bogotá, Colombia, pág. 16.

5. Ibid., págs. 21-22.

6. Ibidem, pág. 16.

7. *Colombia al filo de la oportunidad.*

Agradecimientos

Agradecimientos a quienes contribuyeron información a este estudio: Evelyn Vásquez Mendoza, *Universidad Nacional de Colombia;* Marta Lucía Vázquez, *Universidad del Valle;* Gloria Estela Gómez, *Universidad de Antioquía;* Diana Pastorizo Orozco, *Universidad de Cartagena;* Rosa de Caballero, *Pontificia Universidad Javeriana;* Oliva Otalvaro de Ramírez, *Universidad Pedagógica y Tecnológica de Colombia;* Rocío Rey Gómez, *Universidad Industrial de Santander;* y Alba Lucía Vélez Arango, *Universidad de Caldas.*

3 Posgrado en enfermería en Chile

Olga Polanco
Mila Urrutia

Los programas de posgrado en enfermería en Chile se desarrollan exclusivamente en la universidad. En 1994, sólo dos universidades ofrecían ese nivel de formación para profesionales chilenos y extranjeros: la Pontificia Universidad Católica de Chile y la Universidad de Concepción.

A nivel nacional, hay un programa de maestría en la Universidad de Concepción con dos menciones—enfermería médico-quirúrgica y enfermería en salud comunitaria—y dos programas de especialización. El de la Universidad de Concepción se orienta a cuidados intensivos del adulto, enfermería en neonatología y enfermería en pediatría. El de la Universidad Católica de Chile ofrece la especialidad de enfermería del adulto, con menciones en cardiología, respiratorio, geronto-geriatría, nefrourología, neurocirugía y oncología; y la especialidad de enfermería del niño, con menciones en cuidados intensivos pediátricos, recién nacido de alto riesgo, cardiología y oncología infantil. Las menciones de enfermería siquiátrica y enfermería en cirugía cardiovascular que se ofrecían están en revisión para hacerlas más flexibles. Las especializaciones de la Universidad Católica reconocen la experiencia y la autoformación sistemáticamente dirigida a través de un sistema de convalidación.

Para los próximos años se destacan algunas propuestas, como las de crear una maestría en educación en enfermería y, en los programas de especialización, menciones de atención primaria y planificación natural de la familia, así como una modalidad de acreditación del aprendizaje por experiencia. Por otro lado, el país cuenta con algunos programas multidisciplinarios que aceptan a enfermeras como estudiantes, como los de sexualidad humana, terapia gestáltica y gestión en salud en la Universidad de Concepción, y el de estudio de la familia en la Pontificia Universidad Católica de Chile.

El recurso docente para los programas de graduados se obtiene por concurso interno y externo, que tiene como requisito mínimo ser profesor universitario con grado académico al menos igual o superior al que entrega el programa para el cual se concursa. Para las maestrías se exige el título de especialista, tener antecedentes en investigación y ser acreditado por la Escuela de Graduados.

La periodicidad de admisión a los programas es generalmente anual, con limitación en el cupo. Las modalidades de desarrollo son casi en su totalidad presenciales. Los requisitos de ingreso a los programas incluyen un promedio de notas de pregrado de 5 o más en una escala de 1 a 7, y experiencia previa de un año en pediatría para las especialidades pediátricas, aunque todos estiman deseable tres años de experiencia previa. En relación a la infraestructura de los programas, la misma es compartida con los programas de pregrado en todo lo referente a salas de clases y laboratorios.

Los estudiantes pueden usar la biblioteca central de la universidad y tienen acceso a todas las bibliotecas periféricas, además de las de la facultad y del programa mismo. No hay limitaciones para la consulta de cualquier revista que la universidad tenga. En cuanto a las revistas de la propia disciplina, los antecedentes señalan el uso de 24 revistas, el 30% de las cuales son en español.

Se utilizan unos 15 campos clínicos para las respectivas experiencias, entre ellos establecimientos de diferentes niveles de atención, estatales y privados.

Investigación

Las unidades académicas de enfermería resumen sus esferas temáticas y sus líneas de investigación como se detalla a continuación:

- *Enfermería del adulto y del senescente*: enfermería geronto-geriátrica; enfermería en oncología; problemas pertinentes de la práctica de la enfermería; promoción en salud; estrategias de autocuidado.

- *Salud materna y de la mujer*: lactancia materna; planificación natural de la familia; factores de riesgo.

- *Salud materna y perinatal*: enfermería pediátrica; relación madre hijo; autocuidado en salud infantil; nutrición infantil; salud escolar; ambiente terapéutico.

- *Enfermería en salud mental*: necesidad de sueño y sus trastornos; niño y adulto sano y enfermo; sexualidad de la mujer; actitudes de los profesionales de la salud; salud mental comunitaria.

- *Esfera asistencial*: prevención primaria y secundaria del paciente con afecciones crónicas; hipertensión; diabetes mellitus; obesidad; sexualidad humana; estrés: manejo; adaptación.

- *Educación*: evaluación curricular; evaluación campo clínico.

- *Administración*: motivación laboral; liderazgo.

Las investigadoras en enfermería se encuentran distribuidas fundamentalmente en las unidades académicas de enfermería del país. Hay 21 profesionales, de las cuales 19 tienen grado de maestría y las dos restantes son enfermeras especialistas.

La producción científica de 1982 a 1992 declarada por las dos universidades chilenas que ofrecen posgrados en enfermería fue de 130 obras, de las cuales 66 (50,8%) fueron artículos, 5 (3,8%) informes técnicos, 12 (9,2%) libros, 25 (19,2%) monografías y 22 (16,9%) tesis de maestría. El mayor número de artículos en relación a otras modalidades puede explicarse, en parte, debido a que muchas veces los avances de tesis dan origen a la publicación de artículos.

Programas de especialización

El perfil del egresado de los programas de especialización en enfermería es el siguiente: competencia técnica en su esfera de trabajo; capacidad de determinar qué problemas deben investigarse; capacidad de dirigir el equipo de enfermería; participación activa en el equipo de salud de la esfera correspondiente. Para el logro de un profesional con este perfil se ofrece un currículo profesionalizante con énfasis en aspectos generales de la disciplina y técnicas y procedimientos específicos de la esfera de especialización.

Las estrategias utilizadas para la articulación con el pregrado se dirigen al análisis de los programas, las necesidades de aprendizaje del especialista y consultas e indagaciones en los centros especializados. Por otro lado, la articulación con los servicios de salud y enfermería se intenta lograr con la integración docente asistencial y con el desarrollo de investigaciones y trabajos integradores de los alumnos de especialización en los lugares asistenciales, que se ponen a disposición de los centros respectivos.

Al examinar cómo responden los programas de especialización a la problemática de salud del país se nota que preparan a las enfermeras a afrontar los problemas prioritarios y atender a las necesidades planteadas por los pares.

La evaluación de estos programas se realiza con cierta periodicidad e indica que el egresado es buen producto, pero escaso en número.

No se acusan cambios efectuados en el desarrollo de los programas, porque algunos son de corta existencia y porque el recurso docente es escaso. Sólo después de una década de funcionamiento se ha intentado la modalidad de acreditación del aprendizaje por experiencia, pero resulta de alto costo para la institución que lo ofrece.

El impacto de los programas de especialización en los de pregrado se traduce en docentes mejor preparados, mayor precisión en la selección de contenidos para los programas e innovación en metodologías de enseñanza-aprendizaje. A nivel de los campos clínicos se optimiza la integración docente asistencial y se observa mejor coordinación en los equipos de trabajo, mayor reconocimiento de la labor de la enfermera y mejor aplicación de técnicas, procedimientos y hallazgos de investigaciones.

En cuanto al desarrollo de la profesión, se observa un crecimiento de las sociedades científicas y de la contribución a la literatura de las respectivas especialidades. La participación de enfermeras en eventos multidisciplinarios también ha mejorado notablemente.

Es escasa la influencia de los programas de especialización en las políticas de salud nacionales. Hay un solo convenio con el sistema de salud, en apoyo de la formación de enfermeras especialistas.

El rendimiento académico de los estudiantes se mide mediante la evaluación de su desempeño clínico en base a pautas previamente establecidas, así como en base a certámenes, trabajo individual calificado y autoevaluación. La fase final de los estudios incluye un examen de titulación, requisito posterior a la presentación de la tesis o trabajo final.

La planta docente de los programas de especialización en enfermería está constituida por 28 profesores, el 100% a tiempo parcial, que participan en forma permanente cada vez que el programa se desarrolla. El 96,4% son enfermeras. El 57,4% tiene el grado de maestría, el 28,6% el título de especialista y el 3,6% es egresado de programas de maestría sin graduarse. Al momento del estudio los docentes se ubicaban en las categorías superiores a la de profesor auxiliar.

Entre 1983 y 1991 se produjeron 18 monografías, ninguna de las cuales recibió ayuda financiera. El 22,2% enfocaba el tema del fomento de la salud; el 27,8%, la práctica de la enfermería;

el 16,7%, el autocuidado en salud; el 11,1% la enfermería perinatal; y un 5,5% en cada una, en las esferas de formación continua, administración de enfermería y ambiente terapéutico.

Con excepción de la colaboración para organizar la unidad de cuidados intensivos neonatales en la ciudad de Los Angeles, Chile, no ha habido participación oficial de los programas de especialización en eventos nacionales e internacionales.

Programas de maestría

El programa de maestría de la Universidad de Concepción fue creado en 1981 y acreditado por la Comisión Nacional de Ciencias y Tecnología. El grado se otorga en dos menciones: enfermería en salud comunitaria y enfermería médico-quirúrgica. Sus esferas de concentración son investigación, salud comunitaria y atención del adulto con problemas de salud médico-quirúrgicos. El programa se orienta fundamentalmente al desarrollo de la capacidad dirirgente y la investigación. Tiene dos años de duración con 40 créditos, de los cuales 18 corresponden a ramas básicas, 16 a asignaturas de la especialidad o electivas y seis a esferas complementarias en cualquier otra rama del saber. El cupo es de 10; el llamado a postulaciones es anual.

El programa funciona en las dependencias del Departamento de Enfermería. No posee instalaciones propias y comparte salas, laboratorios y otras facilidades con los programas de especialización y de pregrado. La biblioteca central y la periférica están a disposición de los estudiantes en la categoría de libros y revistas. Las revistas en uso son en su mayoría en inglés y cubren aspectos de investigación y generalidades de la disciplina.

Los campos de experiencia clínica se concentran en hospitales y consultorios municipalizados, todos ellos entidades nacionales y de ubicación urbana.

En lo fundamental, la metodología de enseñanza-aprendizaje es en sala de clases, con análisis y discusiones, así como trabajo individual del estudiante.

La respuesta del programa de maestría a la problemática de salud del país se aprecia en la profundización en salud comunitaria como base para la atención primaria de la salud, que es una prioridad nacional.

El único sistema estatal para evaluar el programa de maestría es la Comisión Nacional de Ciencia y Tecnología. También hay sistemas de autoevaluación en la propia universidad.

Si se analiza el impacto del programa de maestría en el desarrollo de la profesión se destaca la formación de docentes, el incremento en enfermeras capacitadas para la investigación, el impulso a la formación de dirigentes, el incremento de la comunicación científica y el estímulo a la participación en eventos nacionales e internacionales. También se aprecia la contribución a la búsqueda de contenidos para los programas de pregrado y los cursos de formación continua en enfermería. A nivel comunitario y hospitalario, el impacto es menos apreciable, observándose fundamentalmente en la aplicación de hallazgos de investigaciones a la clínica.

En 10 años, el programa ha ofrecido 70 cupos. Se llena aproximadamente el 50%; de este porcentaje se gradúa más o menos el 80%, un 2,85% abandona el programa y el 17,2% se encuentra en proceso de realizar su tesis.

En el quinquenio de 1987–1992 se realizaron nueve investigaciones correspondientes a nueve tesis, todas autofinanciadas. Dos de ellas han sido publicadas; se desconoce lo ocurrido con el resto. El 55,5% de esas investigaciones enfocaron la esfera asistencial y el 44,5%, la de prevención primaria en salud.

La planta docente para el desarrollo del programa está compuesta por 14 profesores, todos a tiempo parcial. De ellos sólo uno tiene grado de doctor; el resto tiene nivel de maestría. Del total del profesorado, 57,1% son enfermeras y el resto sociólogos y antropólogos, además de un administrador y uno con maestría en matemáticas.

Se conoce sólamente la investigación realizada por las enfermeras docentes: seis de ellas han trabajado las líneas de investigación de salud escolar, educación en enfermería, estrés, sexualidad humana y enfermedades de transmisión sexual. También han efectuado múltiples comunicaciones y presentaciones científicas en eventos de ámbito nacional e internacional.

En general puede decirse que los posgrados de enfermería en Chile han rendido sus frutos: la formación que han proporcionado ha situado a sus egresados en cargos directivos, particularmente en la esfera docente. No obstante, es necesario abrirse a otras especialidades y menciones en lo que a maestrías se refiere.

4 Enseñanza de posgrado en enfermería en el Ecuador

Carmen Falconí Morales

En los años noventa la realidad ecuatoriana sigue la tendencia general observada en América Latina, de cambio drástico del modelo de economía protegida hasta entonces vigente a un esquema de desarrollo basado en el libre juego de las fuerzas de mercado y en la redefinición de sus modalidades de inserción en la economía internacional. El logro de los principales equilibrios macroeconómicos es la prioridad fundamental, en perjuicio del desarrollo social.

Así, también en el Ecuador la formación de recursos humanos de salud se ha visto afectada de modo muy significativo. El informe de la representación de la Organización Panamericana de la Salud (OPS)/Organización Mundial de la Salud (OMS) constata que en la primera mitad del decenio de 1983–1993 aumentó la matrícula en los programas de enfermería, pero que la misma disminuyó considerablemente en la segunda mitad.

Por un lado, en el contexto de la modernización del estado, la atención primaria de la salud continúa siendo la base de la transformación de la prestación sanitaria. El proyecto FASBASE, financiado por el Banco Mundial, se propone la descentralización del sector a través del establecimiento de 40 áreas de salud y el fortalecimiento de los sistemas locales de salud.

Por otro lado, el nuevo esquema de regulación por el mercado ha dado paso a la tendencia privatizadora de la seguridad social y de los servicios públicos de salud, a través de mecanismos que no llegan a generar consenso.

En el sistema universitario hay actualmente proliferación de universidades o "seudo-universidades" privadas, escasa producción científica, crisis financiera y resistencia a la innovación. A la vez, hay gran demanda de transformación social y corrección de los problemas crónicos por parte de la propia sociedad.

En ese marco educativo y de transición sanitaria, la Asociación Ecuatoriana de Escuelas y Facultades de Enfermería (ASEDEFE) empezó a principios del decenio actual a impulsar la educación de posgrado en enfermería, con su "Política de formación de recursos humanos" (1992). Hasta ese momento, las enfermeras profesionales contaban con escasas posibilidades de acceso a los posgrados desarrollados en el país.

Del esfuerzo inicial de planificación, cuatro de las 10 escuelas y facultades que integran la ASEDEFE han pasado a la ejecución de seis posgrados en enfermería (cuatro especializaciones, una maestría y un posgrado escalonado).

Éstos son: *Escuela Nacional de Enfermería de la Universidad Central del Ecuador*: especializaciones en enfermería pediátrica (1992) y en enfermería en medicina crítica (1994); *Facultad de Enfermería de la Pontificia Universidad Católica del Ecuador*: especialización multidisciplinaria en salud familiar (1993); especialización en cuidado crítico (1994);

Universidad de Cuenca: maestría de atención primaria en salud maternoinfantil, crecimiento y desarrollo del niño y del adolescente (1993); *Universidad de Guayaquil*: posgrado escalonado en salud comunitaria (1992).

Los seis posgrados están sujetos a las normas que rigen el posgrado universitario en el país. El organismo responsable de la aprobación/asesoría y evaluación de los programas de posgrado en el Ecuador es el Consejo Nacional de Universidades y Escuelas Politécnicas (CONVEP).

El Ecuador de fines de siglo manifiesta signos inequívocos de progreso tecnológico de punta en la asistencia sanitaria. Al mismo tiempo, paradójicamente, no ha logrado vencer la tuberculosis, el cólera, el paludismo y las infecciones prevenibles. Las especializaciones y maestrías ofrecidas se proponen forjar a la nueva enfermera, con una mejor capacitación científica, tecnológica y humanista, que la convierta en un motor más del cambio del sistema sanitario, para enfrentar aquéllas y otras contradicciones más complejas que evidencian nuestros sistemas de salud.

Principales aspectos de posgrado

La encuesta realizada en 1993 como parte del *Estudio de los programas de especialización y maestría en enfermería en América Latina* (véanse págs. 21 a 52), recoge información de tres universidades ecuatorianas: la Universidad Central del Ecuador y la Pontificia Universidad Católica del Ecuador, ambas en Quito, y la Universidad de Cuenca. A continuación, un resumen:

Recursos financieros

Dos de las universidades mencionadas son estatales y una es privada; los datos respecto a fondos de financiamiento proporcionados por las universidades son insuficientes; sin embargo, dos universidades consideran que existe una clara tendencia de disminución de la ayuda financiera para los estudios de posgrado. Las tres universidades disponen de becas para especialización y para el nivel de maestría. Las tres tienen como prioridad máxima la docencia de pregrado.

Los tres programas de especialización cuentan para su ejecución, principalmente, con fondos de las universidades y matrícula de los alumnos. El costo, de 500 a mil dólares, es elevado en relación al salario mínimo de las enfermeras. Dos universidades mencionan haber contado con otro tipo de aporte financiero: una, del Instituto Ecuatoriano de Seguridad Social (IESS) y otra del Fondo de las Naciones Unidas para la Infancia (UNICEF).

Infraestructura

Las tres universidades poseen instalaciones propias para el desarrollo de los programas de posgrado. Dos cuentan con acceso a base de datos y una ha iniciado un proceso de sistematización de su biblioteca central.

El material informativo utilizado en el nivel de posgrado no es variado; generalmente es insuficiente y corresponde a publicaciones periódicas norteamericanas, algunas nacionales y otros materiales producidos por la OPS/OMS. De una muestra de 14 títulos registrados, la periodicidad de recibo es mensual en su mayoría y corresponde en un 71,4% a publicaciones extranjeras y en un 28,6% a publicaciones nacionales.

Las tres universidades cuentan, en forma variable, con laboratorios generales, centros de investigación, salas de dramatización, simulación y microenseñanza, centros de cómputo, medios y equipos audiovisuales, y acceso a áreas de práctica.

Los campos de práctica utilizados para las actividades de cuidados de enfermería o de investigación de los programas de posgrado son 11 instituciones, todas en medio urbano. Un 81,8% son públicas y un 18,2% privadas.

Docentes

El requisito común para la docencia de posgrado en las tres universidades es tener un posgrado en la esfera de especialización. Otros requisitos mencionados por una u otra de las tres universidades encuestadas son la experiencia y conocimientos en la materia, el tener un posgrado en docencia o experiencia en esa esfera o en servicios, y el ser especialista en la esfera. Los docentes son generalmente evaluados por directivos y alumnos al finalizar cada módulo, semestralmente o al finalizar el programa. En materia de requisitos y evaluación una misma universidad respondió con más de una alternativa.

La mayoría de los 28 profesores de posgrado registrados tiene formación de maestría (53,6%).

El 28,6% tiene especialización, el 14,2%, nivel básico de licenciatura y sólamente una profesora tiene el nivel de doctorado. La mayoría (85,7%) del grupo docente dedica menos de 20 horas semanales a la investigación, el 10,7% dedica 20 horas y solamente una docente (3,6%)—la profesora que tiene nivel de doctorado—indica tener una dedicación investigativa que supera las 20 horas.

Por otra parte, de un total de 21 profesores del nivel de especialización, el 48,3% son profesores principales y un 33,3% tiene la categoría de agregados. El rango de edad mayoritario está entre 40–45 años (52,4%). Del total de profesores, corresponde a la disciplina de la enfermería un 71,4%; son médicos, un 23,8%; y de otras profesiones, un 4,8%.

Aspectos curriculares

Las tres especializaciones tienen un enfoque curricular técnico-profesional y una intensidad promedio de 1.520 horas. El cupo establecido es de 20 estudiantes por programa y se exige la presencia del estudiante en todos ellos.

El perfil del estudiante que ingresa al nivel de especialización varía según la universidad. Una pone énfasis en el dominio de las competencias de la especialidad/atención integral de enfermería, habilidades para administración/atención de enfermería y utilización de investigación/informática en el trabajo de enfermería; otra acentúa la formación científica, técnica y humanista que le capacite para intervenir en acciones de enfermería en unidades ambulatorias y hospitalarias; y la tercera subraya la aptitud para atender pacientes de alto riesgo dentro y fuera de unidades de cuidado intensivo e integrar un equipo multidisciplinario.

Las competencias establecidas para los graduados guardan relación con el enfoque curricular dominante y responden al ámbito de las funciones tradicionales de enfermería: sólidos conocimientos científicos, técnicos y humanistas, administrativos, educativos e investigativos; atención directa, identificación de factores de riesgo, investigación, administración, enseñanza; y conocimiento, habilidades y destrezas para la atención del niño en ambientes hospitalarios y ambulatorios.

En el desarrollo de los programas de especialización, las tres universidades utilizan diversas estrategias pedagógicas, la mayoría correspondientes a modelos pedagógicos relacionados con la transmisión del conocimiento. En menor escala, se utiliza la pedagogía de la problematización. Es común el uso de estrategias y métodos de enseñanza tales como seminarios, sociodramas y estudio de pacientes y familias, así como experiencias prácticas en hospitales y en la comunidad.

Investigación, evaluación, impacto

Las líneas de investigación corresponden a modelos de atención maternoinfantil, así como de atención al adolescente, grupo que no constituye prioridad en los programas de salud estatales. Incluyen, además, el enfoque de la teoría del autocuidado o tienen que ver con aspectos de fortaleza de la formación docente.

Debido a la reciente introducción (1992) del nivel de posgrado, las experiencias de evaluación del mismo son variables, existiendo muchos aspectos a concretar en el futuro. No se pueden todavía establecer cambios basados en los resultados de las evaluaciones.

También es muy temprano para precisar el impacto real del posgrado. Sin embargo, ya se puede mencionar la coordinación introducida entre la especialización y los programas de pregrado, las relaciones con los servicios sanitarios y los aportes de las investigaciones de los participantes al desarrollo de los servicios.

Otros aspectos constatables son: una mayor promoción de eventos científicos y participación en la planificación y ejecución de los mismos, así como un incremento en la producción anual de artículos científicos y publicaciones, que subió de 10 en 1982 a 34 en 1992.

La maestría de la Universidad de Cuenca

La maestría de atención primaria en salud maternoinfantil, crecimiento y desarrollo del niño y del adolescente de la Universidad de Cuenca dura dos años, teniendo una intensidad de 1.280 horas. El programa se inició con 12 estudiantes, de un cupo establecido de 25. La modalidad es presencial. Los estudios deben ser autofinanciados.

Como campos de práctica, la Universidad de Cuenca utiliza organizaciones que dependen de los ministerios de salud, bienestar social y educación así como organizaciones de tipo comunitario. Todas son urbanas; un 25% tienen la característica doble urbana-rural y corresponden al ministerio de salud pública.

El currículo privilegia el enfoque técnico-profesional. Se usan metodologías problematizadoras y se incorpora la investigación en el proceso de formación. El perfil del alumno acentúa la promoción en la comunidad de la salud maternoinfantil y del adolescente.

La evaluación no se ha aplicado sistemáticamente, por lo que no se pueden apreciar los cambios introducidos a raíz de ella. Tampoco se ha evaluado el impacto real del programa de maestría de la Universidad de Cuenca puesto que aún no concluye su primera versión. Sin embargo, hay evidencia de coordinación de la maestría con el pregrado y los servicios sanitarios.

Por ejemplo, los docentes de posgrado participan también en el pregrado y se pueden combinar experiencias de aprendizaje a ambos niveles. Hay también coordinación con los ministerios de bienestar social, educación y salud pública para el funcionamiento de unidades de atención primaria maternoinfantil y adolescente, así como para planificar, ejecutar y evaluar proyectos de cuidado, investigación y educación popular.

En el primer año de la maestría de la Universidad de Cuenca, los estudiantes han realizado sus trabajos investigativos sin apoyo financiero; al igual que los de especialización, han publicado artículos cuya temática central han sido estudios bio-sico-sociales de la madre y el recién nacido, del preescolar, del escolar y del adolescente.

De los 10 docentes del programa de maestría, un 40% son enfermeras, otro 40% proviene de las esferas sociales (sociólogos y abogados) y el 20% restante son médicos y nutricionistas. Ningún profesor mencionó su categoría docente; su vinculación es a tiempo parcial, 60%; y, el rango de edad en el que mayoritariamente se ubican es entre 40–45 años, un 40%, con un 30% entre 46 y 50 años y el resto de menos de 40 años.

No hay datos en cuanto a producción de graduados puesto que al momento de la encuesta de 1993 la maestría de la Universidad de Cuenca se encontraba a escasos meses de su inicio.

Por su parte, la Pontificia Universidad Católica del Ecuador ha diseñado una maestría en administración de enfermería, de dos años de duración y 66 créditos, pero aún no la ha puesto en práctica.

Conclusiones principales

El nivel de posgrado se encuentra en una fase de introducción en el Ecuador. La información sobre producción de graduados es incompleta debido a que sólo había concluido una especialización, la de enfermería pediátrica (Universidad Central del Ecuador), cuando se elaboró el *Estudio de los programas de especialización y maestría en enfermería en América Latina,* en 1993.

En esa época, también estaban en proceso de desarrollo dos nuevas especializaciones: la de cuidado crítico y salud familiar (Pontificia Universidad Católica del Ecuador) y la de enfermería en medicina crítica (Universidad Central del Ecuador) y una maestría: la de atención primaria de salud maternoinfantil, crecimiento y desarrollo del niño y del adolescente (Universidad de Cuenca).

A la fecha, cinco posgrados han concluido sus primeras ofertas. El de enfermería pediátrica se encuentra en su segunda versión y la maestría de Cuenca ha sido convocada nuevamente. La Universidad de Guayaquil concluyó también la primera maestría en su programa escalonado de salud comunitaria.

Parece ser, por la información recogida, que hay más demanda de especialización que de maestría.

La docencia en el nivel cuaternario es asumida básicamente por enfermeras especializadas o con nivel de maestría. Se informa que sólo hay una enfermera con formación a nivel de doctorado, en una de las universidades.

El enfoque curricular más frecuente en especialización y maestría es el técnico-profesional. La maestría de la Universidad de Cuenca adiciona el enfoque curricular del desarrollo humano.

Logros

El mayor logro ha sido el haber podido desarrollar el nivel de posgrado en medio de un contexto socioeconómico adverso. Esto merece destacarse, puesto que la realidad actual de la enfermería contrasta notablemente con la de otras disciplinas de la salud y, más aún, con la realidad que se evidencia en otros ámbitos profesionales.

El punto fuerte de los programas desarrollados es que las líneas en que fueron diseñados responden a las necesidades del desarrollo de la atención primaria y a las necesidades determinadas a nivel terciario, en el que se ubica mayoritariamente el recurso humano de enfermería. Esta dicotomía refleja, a su vez, el contraste característico de nuestra realidad sanitaria.

Se observan incipientes "impactos" del desarrollo del nivel de posgrado en relación al pregrado, así como en la relación con los servicios de salud y con el aporte investigativo y producción científica de los cursantes. Sin embargo, debido al nivel introductorio de la educación de posgrado, aún no se han realizado mediciones más objetivas a ese nivel.

Puntos débiles

El material bibliográfico y las publicaciones periódicas resultan insuficientes para el nivel de posgrado.

La formación de posgrado resulta costosa, dado el salario promedio de la enfermera ecuatoriana. La mayoría de los posgrados se han desarrollado con aportes de las universidades, matrícula de estudiantes y pequeñas contribuciones de organismos diversos. Para superar las limitaciones de este orden y del tecnológico en el contexto ecuatoriano se requiere un apoyo sistemático de los organismos nacionales e internacionales en el ámbito de la salud, la educación y la ciencia y la tecnología.

Ninguno de los posgrados explicó su contribución al desarrollo de la ciencia y la tecnología de la salud en el Ecuador.

Otro punto débil es que, siendo el Ecuador un país pequeño, se concentraron en una misma ciudad dos especializaciones en la misma esfera, la de cuidado crítico, que fueron ofrecidas por una universidad privada y una pública. No existen redes nacionales o regionales al interior del país para desarrollar los cursos de posgrado en sus dos modalidades (especialización y maestría).

Bibliografía

ASEDEFE. (1991). *Política de investigación de enfermería en el Ecuador 1991–2000*. Quito, Ecuador: Autor.

Facultad de Enfermería, Pontificia Universidad Católica del Ecuador. (1983). *Plan decenal de desarrollo 1983–1993*. Quito, Ecuador: Autor.

ILDIS/Fundación Friedrich Ebert. (1993). *Informe social*. Quito, Ecuador: Autor.

Ministerio de Salud Pública. (1992). *Proyecto Fortalecimiento y Ampliación de los Servicios Básicos de Salud en el Ecuador (FASBASE), 1992–1998*. Quito, Ecuador: Autor.

__(1993). *Recursos humanos de salud en el Ecuador*. Quito, Ecuador: Autor.

__(1994). *Reforma del sector salud*. Quito, Ecuador: Autor.

Organización Mundial de la Salud. (1993). *Una formación profesional más adecuada del personal sanitario*. Serie de informes técnicos, No. 838. Ginebra, Suiza: Autor.

Este análisis se fundamenta en la Base de datos del posgrado en enfermería/Ecuador, 1994, elaborada por la Comisión de Posgrado y Educación Continua de la ASEDEFE, integrada por las licenciadas Lía Pesántez, Libia Soto y la autora del presente trabajo.

5 Situación del posgrado en México

Rosa María Nájera
Leticia Moriel

La función formal del posgrado en México ha sido de corte académico, es decir, ha sido básicamente para preparar recursos humanos de alto nivel para las mismas instituciones de enseñanza superior. Como función colateral se ha atendido a formar cuadros para el sector de la producción y de los servicios.

Las necesidades del aparato productivo y los desafíos tecnológicos planteados por la apertura comercial y económica del país apuntan a una mayor vinculación del posgrado con los sectores de la producción y de los servicios. En el momento actual, el posgrado debe responder a las demandas y necesidades de los sectores académico, de ciencia y tecnología y productores de bienes y servicios.

Evolución del posgrado

En 1924, se estableció el bachillerato como antecedente para la maestría y el doctorado en la Escuela de Altos Estudios, que se convirtió luego en Facultad de Filosofía y Ciencias de la Universidad Nacional Autónoma de México (UNAM). Su objetivo fundamental era el de formar profesores para las escuelas normales y de enseñanza media, así como para la investigación y la alta docencia.

En 1945, el concepto de posgrado, como sinónimo de poslicenciatura se registró en la Ley Orgánica de la UNAM. En 1946 se creó en esa institución la Escuela de Graduados, con el fin de coordinar los estudios posteriores a la obtención de un título profesional en algunas de las facultades y escuelas de dicha universidad. Sin embargo, no fue sino en el decenio de 1960 que se inició la instrucción formal a nivel de posgrado, de ahí la relativa juventud de la enseñanza a ese nivel en México.

Expansión

Hasta finales del decenio de 1970, el país experimentó una gran dependencia de las universidades extranjeras para la formación de científicos y profesionales de alto nivel, siendo los posgrados nacionales escasos y poco significativos.

Análogamente a lo sucedido en el nivel de licenciatura, la década de 1970 marca el inicio de una expansión acelerada de los estudios de posgrado que se caracterizó por una proliferación de los mismos. Aumentó tanto el número de posgrados como la matrícula, pasándose de un total de 226 programas en 1970 a 1.232 en 1980, mientras que el número de instituciones que ofrecían educación de posgrado pasó de 13 en 1970 a 98 en 1980[1]. La matrícula aumentó de 5.763 alumnos en 1970 a 16.459 en 1979.

En 1992, 173 instituciones de educación superior (106 públicas y 67 privadas) participaron en la formación de posgrado con una matrícula de 51.464 alumnos. En 1994 los programas de posgrado en marcha sumaron 868, de los cuales 265 (30,5%) fueron de especialidad, 488 (56,2%)

de maestría y 115 (13,3%) de doctorado. La matrícula de posgrado muestra que el 36,9% de los alumnos cursó estudios de especialidad, el 59,6% de maestría y solo el 3,5% de doctorado. Se infiere que los programas de posgrado más solicitados son los de maestría, siguiéndoles los de especialidad y, muy por debajo de ellos, los de doctorado[2].

La matrícula de posgrado (51.466 alumnos) representó en 1992 el 4% del total de la enseñanza superior (1,306.621 alumnos). La tasa es significativamente menor que la de Alemania y el Canadá (16%), los Estados Unidos (30%), el Reino Unido (46%) y Francia (50%). Estos datos muestran la necesidad de atender y planear el nivel de posgrado para consolidarlo eficientemente[3].

Por esferas del conocimiento, la matrícula de posgrado se concentró principalmente en la de ciencias sociales y administrativas (38,1%) y en las ciencias de la salud (27,6%), siendo los estudios agropecuarios los de menor matrícula (22,7%)[4]. Estos datos denotan un desarrollo apenas incipiente del posgrado en México, igual que su concentración en ciertas esferas específicas del conocimiento.

Menos evidentes y más complejos son los aspectos cualitativos. Un problema básico que no acaba de resolverse por completo es la falta de criterios para juzgar los programas de posgrado. Sin embargo, con el establecimiento del proceso de evaluación cualitativa a cargo del Consejo Nacional de Ciencia y Tecnología (CONACYT) se cuenta ya con un padrón de posgrados de excelencia.

El posgrado en la esfera de la salud y, en especial, la médica, se ha desarrollado, a diferencia de otros, en estrecha coordinación con las instituciones empleadoras, es decir con las instituciones del sector de la salud. Este aspecto ha influido en la organización de las especialidades de enfermería.

Los siguientes factores han contribuido, entre otros, a la expansión del posgrado en general y son aplicables, en su mayoría, al posgrado en enfermería: crecimiento en la pirámide escolar; elevación de las demandas del mercado laboral, ante una progresiva devaluación de los títulos de licenciatura; necesidades de las instituciones de educación superior de contar con personal académico de mejor preparación; creación del CONACYT en 1970; y presiones internas de los profesores y funcionarios, así como de los gremios profesionales.

Otros factores han sido: el Programa Nacional de Salud, producto del Plan Nacional de Desarrollo propuesto por el gobierno; el establecimiento de una serie de políticas gubernamentales en materia de posgrado; y la creación de la Comisión Nacional de Evaluación (CONAEVA), la Comisión Nacional de Posgrado y el Sistema Nacional de Investigadores (SNI).

El posgrado en enfermería

La formación de posgrado en la profesión de enfermería en México ha seguido una dinámica diferente a otras profesiones. A partir del decenio de 1970 y como consecuencia lógica de la inexistencia de posgrados específicos en esta profesión, un gran porcentaje de los egresados de licenciatura en enfermería optó por seguir maestrías en áreas colaterales. Esto continúa hasta nuestros días, aunque en menor grado. Si bien es cierto que esa tendencia apoya el desarrollo científico de la profesión, su impacto se diluye al no afectar directamente la práctica y el saber en la enfermería.

En 1979 se inician los estudios de posgrado en enfermería en México. La Facultad de Enfermería de la Universidad Autónoma de Nuevo León es la pionera, generando en un principio especialidades, que posteriormente fueron sustituidas por la maestría en enfermería con cuatro opciones de especialidad, también en enfermería.

Desde entonces hasta los primeros años del decenio de 1990, sólo dos de las 45 escuelas de enfermería que ofrecen licenciatura abrieron posgrados específicos de la profesión. Otras tres facultades de enfermería optaron por crear maestrías de carácter multidisciplinario. No es que dichos programas no tengan importancia, ni que no estén contribuyendo a enriquecer el patrimonio profesional, pero lo cierto es que con ellos se le ha restado oportunidad al estudio de la esencia de la profesión, al menos por el momento.

La investigación y el posgrado han conocido en México un desarrollo dinámico en los últimos años. Los apoyos en favor de esa actividad han sido significativos. Ello no ha ocurrido en la enfermería, donde la escasez de ambos es un factor determinante en el pobre desarrollo académico de la disciplina y, donde la investigación y la producción del conocimiento no han logrado un desarrollo cualitativo y cuantitativo. Un síntoma de esto es que el número de profesionales de la enfermería que han optado por maestrías interdisciplinarias ha aumentado mucho en los últimos años y algunos han iniciado estudios de doctorado.

Existen en el país varias universidades que están ofreciendo posgrados con modalidades o alternativas innovadoras. Aunque dichos programas no son de enfermería, algunos profesionales de enfermería se han integrado a ellos. Esta cuestión debería estudiarse con mayor profundidad.

El análisis que se ofrece a continuación se basa en datos de la encuesta realizada en 1993 como parte del *Estudio de los programas de especialización y maestría en enfermería en América Latina* (véanse págs. 21 a 52).

Información general

En México existen 340 escuelas de enfermería, de las cuales sólo 45 ofrecen el nivel de licenciatura. Tres de éstas cuentan con posgrado en enfermería y tres más ofrecen programas de carácter multidisciplinario. Los siguientes datos se obtuvieron de las cinco facultades que contestaron la encuesta; todas ellas se ubican en universidades públicas y estatales, cuatro autónomas y una con otro tipo de dependencia admistrativa. La estructura administrativa para las direcciones de los estudios de posgrado en las universidades es variada.

Prioridades

Cuatro universidades otorgan prioridad 1 a la docencia de pregrado y sólo una a la de posgrado; dos señalan la investigación básica como prioridad 1; y una sola mencionó que la investigación aplicada tiene prioridad 1, mientras que tres de las universidades encuestadas le atribuyen prioridad regular.

De estos datos se desprende que la función sustantiva de las universidades sigue siendo la enseñanza de pregrado y que la investigación básica continúa ocupando un lugar especial en relación con la investigación aplicada.

Este hecho puede explicarse en parte debido a que en un país de economía débil, como México, se requiere fortalecer la enseñanza superior como una opción para que la juventud esté mejor instrumentada para enfrentarse a un mercado de trabajo que, por ser escaso, es más exigente; y porque la creación y sostenimiento del posgrado incluye mayor presupuesto, principalmente cuando se trata de la esfera básica o clínica.

Al igual que las universidades, las escuelas de enfermería favorecen a la docencia de pregrado sobre la de posgrado. Sin embargo, las facultades no le otorgan prioridad 1 a la investigación en ninguna de sus modalidades. Esto llama la atención, puesto que la investigación debe considerarse el eje de los posgrados. Vale preguntarse de qué manera se produce el conocimiento en un posgrado de maestría cuando la investigación no es considerada prioritaria.

Misión y marco legal

Por las respuestas vertidas en este rubro, parece que el concepto de misión no fué interiorizado por las facultades que respondieron el cuestionario: cada una menciona atributos diferentes sin encontrar una sola coincidencia entre ellas.

En relación al marco legal de los posgrados de enfermería, todos se rigen por las normas de la institución de enseñanza superior donde se ubican, es decir en ninguna escuela se establece una normatividad propia o exclusiva de enfermería de posgrado.

Financiamiento

La mayoría (3) de las facultades encuestadas no contestaron de dónde provenían sus fondos de financiamiento para el posgrado en enfermería. De esto se puede deducir que quizás estén utilizando el mismo presupuesto que se otorga al pregrado, o que su presupuesto sea absorbido por la universidad. También puede ser que lo desconozcan.

Una de las universidades que contestaron el cuestionario destacó que sólo la nutrición recibía menos fondos que la enfermería, mientras que la medicina obtenía cinco veces más. El financiamiento es insuficiente y limitado para la investigación y, por lo tanto, para el posgrado en enfermería.

Por otra parte, la ayuda financiera gubernamental a los alumnos de posgrado acusa una ligera inclinación favorable, especialmente para los de maestría. Sin embargo, las becas son poco atractivas y se carece de recursos financieros para apoyar las investigaciones de los estudiantes.

Selección de personal docente

Las escuelas informaron que en su mayoría (3), los docentes de posgrado son evaluados y que existen políticas en casi todos (4) para su capacitación. El 100% del personal de enfermería que funge de docente en los posgrados se rige por los mismos estatutos y normas aplicables al resto del personal académico. Los requisitos de selección son los mismos: poseer un grado o diploma en una esfera afín a la de los estudios correspondientes; tener cuando menos un año como catedrático dentro de la institución; haberse distinguido en la labor docente y de investigación.

Diferencias entre especialización y maestría

Las facultades que ofrecen maestría no ofrecen especialidades y viceversa. El posgrado orientado hacia la administración (más del 50%) es un elemento común entre ellas. Cuatro de ellas definen sus especialidades en términos médicos: pediatría, siquiatría, cuidados intensivos, etc. En algunos casos habría poca diferencia entre los objetivos que persigue el programa de especialización y el de maestría. Es necesario que los mismos se diferencien.

Representación

A pesar del escaso número de programas de posgrado en enfermería en el país, existe representación de ellos a nivel de maestría tanto en comisiones nacionales como internacionales. Dos posgrados forman parte de la Asociación México-Estadounidense de Salud Pública y otros dos del Consejo de Asesoría del Posgrado a Distancia, y del Consejo Académico de Posgrado, ambos nacionales. Esta situación es un punto fuerte del posgrado en México.

Investigación

La investigación debe constituir el eje central de la enseñanza de posgrado, sobre todo en la maestría y el doctorado. La capacidad de realizar investigación debe ser el antecedente necesario para la aceptación de estudios de posgrado.

En México las esferas temáticas y las líneas de investigación de la maestría de enfermería corresponden, en general, con el nombre y los objetivos de la maestría, a excepción de una relacionada con la docencia de enfermería, cuyas líneas de investigación son poco explícitas.

Aunque se reconocen algunos logros importantes, persisten serias deficiencias en materia de investigación en los programas de posgrado. Son pocas (15) las enfermeras investigadoras de las escuelas de enfermería que participan en los programas de posgrado. Sin embargo, el 100% tiene grado de maestría y todas están desarrollando una línea de investigación. Más del 50% participa en la docencia de posgrado y le dedican 20 o más horas por semana a la investigación.

Desde 1988 la producción científica se ha incrementado en forma significativa en relación a los seis años anteriores, principalmente en disertaciones de maestría y monografías. Sin embargo, es aún débil en libros y artículos publicados.

El total de la producción científica de las facultades de enfermería de 1982 a 1992 fue de 55 obras. Ninguna fue libro o artículo. Se elaboraron 11 informes técnicos de investigación (uno cada año). Tres monografías se concluyeron y 17 permanecían en examen (13 de ellas desde 1989). De las 24 disertaciones de maestría, 23 fueron posteriores a 1988. La producción anual pasó de 2 obras en 1982 a 13 en 1992.

Ninguno de los alumnos de especialización egresados recibió apoyo financiero para la elaboración de sus monografías. La mayoría de dichas monografías se inscribieron en las líneas de investigación sobre atención integral al adulto y atención integral al paciente geriátrico.

La deficiencia en materia de investigación merece ser estudiada con mayor profundidad y de manera prioritaria. Es un problema que está afectando al posgrado y, lo que es más, está impidiendo el crecimiento y la difusión profesional de la enfermería.

Programas de especialización

Los cuatro programas de especialización siguen la nomenclatura de las especialidades médicas y duran todos un año, con un total de 1.140 a 1.329 horas. Todos otorgan diploma de especialista. La orientación que se pretende dar, según lo dicen en sus programas, es hacia "el liderazgo" y "la investigación".

Los programas de especialización en enfermería son insuficientes para atender la demanda prevaleciente de este tipo de profesional. Esto se explica, en parte, por la inexistencia de un marco conceptual y de planeación de carácter nacional que guíe el desarrollo de dichos programas, así como por la ausencia de una organización moderna de los posgrados y la falta de vinculación entre las diversas instituciones de enseñanza superior, que les impide generar y apoyar programas de posgrado. No se concibe que un país con la magnitud poblacional de México carezca de un programa nacional de especialización.

Otro problema que se enfrenta es el número insuficiente de docentes y grupos de investigadores consolidados, y su falta de experiencia y tradición en cuanto a apoyar los estudios de posgrado.

Se carece también de mecanismos para el intercambio académico de profesores e investigadores, así como de estudiantes de posgrado.

Infraestructura

El 100% de las escuelas poseen instalaciones físicas propias con lo mínimo indispensable para el desarrollo de sus actividades. No está muy claro si esas instalaciones se comparten con los estudiantes de pregrado.

Los programas de especialización que se ofrecen en el país utilizan como campos de práctica una amplia variedad de instituciones del sector de la salud, mayormente públicas. No está claro qué criterios de inclusión y exclusión se utilizan para seleccionarlos.

Aspectos curriculares

No se percibe una línea de conducta general en el enfoque del currículo; cada institución educativa le da un enfoque y una dirección particular.

El 60% de las instituciones mencionó, tanto en el marco conceptual como en el referencial, que tomaba en cuenta las necesidades de la población y las realidades económica y sociopolítica regionales

y nacionales. El restante 40% se fundamentaba en otros aspectos.

El perfil del alumno da la impresión de consolidar como base la teoría conductista del aprendizaje, pues es un listado de tareas más que una conceptualización de lo que el egresado debiera hacer en la práctica profesional y de las competencias que debiera demostrar.

Se pone énfasis en acciones de enfermería en los tres niveles de atención, en diversos grupos de población y a nivel extra e intrahospitalario; sin embargo no se especifica el uso del método científico como herramienta para abordar la realidad. Se utilizan métodos y estrategias de enseñanza convencionales. El método de solución de problemas en la práctica clínica se utiliza en una sola de las escuelas encuestadas.

Alumnos y docentes

Los requisitos para ingresar a las especialidades de enfermería son similares a los que se exigen para cualquier otra especialidad: la comprobación de estudios previos de licenciatura y experiencia profesional de 2 a 5 años, así como aprobación de un examen de admisión.

La planta de profesores en la especialización está integrada mayoritariamente por enfermeras y médicos de especialidades afines al programa. Un alto porcentaje de las enfermeras docentes son de tiempo completo. Sin embargo, la proporción de los docentes con formación en otras esferas—tanto de la salud como de las ciencias socioeconómicas y administrativas—es de casi un 50%. La mayoría son docentes de dedicación parcial, con nivel de licenciatura.

Articulación

Para cumplir cabalmente su cometido, el posgrado debe conectarse con la licenciatura. En México hay que buscar fórmulas que permitan esa relación. La principal estrategia que las escuelas respondientes señalan al respecto es la participación de los alumnos de posgrado en la supervisión de las prácticas de los de pregrado y la participación de los docentes en ambos niveles de escolaridad. En menor proporción, se señaló la participación de personal de servicio en la docencia.

Evaluación e impacto

La gran mayoría de los programas de especialización en México no cuentan con un proceso de evaluación global, periódico y sistematizado. Sólo dos instituciones educativas mencionan que sus programas son sometidos a procesos de evaluación periódica y señalan cambios implantados como resultado de ello.

El 60% de las escuelas que ofrecen especialización afirmó que realizan una evaluación formativa, el 20% evalúa la acreditación de asignaturas y el 20% restante, el desempeño académico. Dos escuelas exigen un trabajo de investigación como requisito para la presentación del examen recepcional.

Ya que no fueron contestadas la mayoría de las preguntas para medir el impacto de los programas de especialización en los servicios y en la profesión en general, se deduce que este aspecto no ha sido ampliamente considerado.

El intercambio e interacción de personal académico e información están poco desarrollados en las especialidades: sólo una institución ha participado en tres eventos de carácter local.

Programas de maestría

Se analizará solo la maestría de enfermería de la Universidad Autónoma de Nuevo León, ya que las demás son de carácter multidisciplinario. Aún reconociendo limitaciones en este programa, el único de maestría en enfermería que existe en México, se aprecian aspectos positivos, como es el de crear un modelo de atención de enfermería en la comunidad.

Las esferas de concentración de esta maestría en enfermería, iniciada en 1981, son administración de servicios de enfermería, salud mental, siquiatría, atención maternoinfantil y pediatría. Se orienta al desarrollo de la capacidad dirigente, los servicios de enfermería, la práctica especializada, la investigación y la docencia. Dura tres semestres y tiene 20 estudiantes. Su modalidad es presencial, pudiendo realizarse en tiempo de dedicación parcial o completo.

En cuanto al marco de referencia y conceptual, el programa considera los criterios demográficos, la tendencia de las políticas de salud y los conceptos de enfermería. El perfil del alumno enfatiza la autocapacitación. La competencia acentúa la capacidad dirigente. Los métodos de enseñanza fomentan la actitud cuestionadora del estudiante, así como la utilización del proceso de atención de enfermería en toda actividad profesional.

Alumnos y docentes

Los requisitos de ingreso de los alumnos a esta maestría son los mismos que exige su universidad para otros programas del mismo nivel. La eficiencia terminal de la relación entre los alumnos que ingresan y los que se gradúan es muy débil: de 1.572 alumnos matriculados desde el origen de la maestría, en 1984, hasta 1992, sólo 24 se han graduado.

Esto exige un examen profundo de los factores, desde el diseño de los programas hasta la forma en que funcionan, incluyendo todo el proceso de acreditación. Es inconcebible que, siendo ésta la única maestría en enfermería en el país—respaldada por el CONACYT y apoyada por organizaciones extranjeras—tenga tan baja eficiencia terminal. Puede influir en ello la formación que la enfermera trae del pregrado, del que también debiera hacerse un estudio serio.

Los criterios y sistemas de evaluación que utiliza el programa para evaluar el desempeño académico del alumno y para su graduación han consistido en verificar el nivel de logro de los objetivos trazados.

La maestría cuenta con un total de 13 docentes: 11 enfermeras y dos médicos. Las enfermeras tienen nivel de maestría y los médicos cuentan con alguna especialidad. Nueve de los docentes son de tiempo completo y exclusivo en la facultad, dedicando cuatro de ellos tiempo completo al posgrado. Los demás son de tiempo parcial.

No se aportaron datos sobre los trabajos de investigación de alumnos y egresados. Esto podría explicarse por dos vías: una, que efectivamente no se tienen los datos; otra, que se negaron a contestar. En ambas situaciones, el caso es grave, ya que la información y posesión de un banco de datos son elementos indispensables en el mundo académico de hoy.

Financiamiento e infraestructura

Las fuentes de financiamiento del programa son la propia universidad y las cuotas de alumnos, así como las becas otorgadas por el CONACYT, que señala que esta maestría es uno de los pocos posgrados del país que ha logrado el "nivel de excelencia". La infraestructura consiste en instalaciones físicas propias, una biblioteca con acceso a bases de datos y recursos audiovisuales para la docencia. Las fuentes bibliográficas con que cuenta son 18 suscripciones a revistas de enfermería y de la salud, de las cuales el 50% son en inglés y el resto en español.

El programa utiliza el Hospital Universitario, así como las unidades docente-asistenciales que, en conjunto con la Secretaría de Salud, opera en varias comunidades de la ciudad.

Articulación y evaluación

Esta maestría afirma que sus formas de articularse con el pregrado han sido las siguientes: establecimiento de la diferenciación de niveles y funciones en el campo clínico; planeación conjunta del trabajo comunitario, tomando en cuenta dicha diferenciación; y utilización de la investigación como método de enseñanza.

La maestría ha sido evaluada en dos ocasiones por el Consejo Académico de la propia universidad. No se conocen las calificaciones obtenidas. Los cambios operados después de las evaluaciones han consistido básicamente en clarificar que el foco central del currículo lo constituye la enfermería y reorientar el sustento teórico de la práctica de enfermería.

Impacto

Ninguna de las prioridades relacionadas con los campos de impacto en el cuestionario aparece como prioridad 1 en este programa, que las ubica a todas en prioridad media. Sin embargo, sí ubica en prioridad 1 el impacto en la satisfacción de los pacientes por la eficacia de la atención y la participación comunitaria. También da prioridad 1 a la participación en eventos científicos.

En cuanto al impacto en las políticas de salud, así como en la investigación y desarrollo científico de la enfermería, la facultad señala la participación de los egresados en la dirección de los programas de salud y en la clarificación y desarrollo de la investigación en el proceso de enfermería. Nunca se han realizado encuestas de opinión sobre la maestría.

A diferencia de los programas de especialización, esta maestría tiene convenios de colaboración técnica con tres universidades extranjeras, así como con el CONACYT, con el fin de obtener asesorías, evaluación curricular, investigación cuantitativa y desarrollo de proyectos de investigación.

Conclusiones

La falta de personal calificado para impulsar el desarrollo tecnológico y productivo del país es un problema a nivel nacional. Se requiere de inmediato un gran número de personas formadas con un alto nivel de calidad. Dada la crisis que enfrenta el país, éste no puede esperar tiempos prolongados para preparar al personal requerido.

Si bien los estudios de posgrado son el medio privilegiado para formar personal de alto nivel, su concepción y su organización actual deben ser revisadas si se quiere que este nivel educativo responda realmente a la expectativa.

Tradicionalmente, el posgrado se ha concebido, y por tanto organizado, como una secuencia. Esto hace que la formación de investigadores requiera de un largo proceso escolar, que no asegura que se formen como tales y retrasa su inserción laboral.

Las tres funciones sustantivas de la enseñanza superior—el pregrado, el posgrado y la investigación deberán articularse entre sí, y con la actividad de servicio, con el fin de crear y consolidar una cultura global científica y de servicio en la sociedad y la profesión.

Las condiciones mínimas para que un posgrado funcione en forma adecuada dependen de que exista congruencia entre la capacidad formativa y el número de alumnos inscritos, así como una eficiencia terminal y una duración apropiada de los estudios.

La formación en el posgrado es científica y por tanto objetiva, racional, crítica y de la más alta calidad. Debe desenvolverse en un ambiente académico riguroso y adecuado, en el que el conocimiento y sus aplicaciones se persigan como elementos indispensables para contribuir al desarrollo pleno del país y de la profesión.

Recomendaciones

Crear un Comité Nacional de Posgrado para:

* Impulsar el desarrollo del posgrado, fortaleciendo los programas existentes y mejorando sus niveles de calidad.

* Promover el crecimiento racional del posgrado con fundamento en una planeación participativa y rigurosa, que considere criterios de impacto social y excelencia académica, al igual que en su articulación orgánica y con la investigación científica, humanista y tecnológica.

* Acordar esferas prioritarias para la creación y consolidación de programas de posgrado y para la canalización de recursos extraordinarios.

* Crear un fondo nacional de apoyo al posgrado con la participación pública y privada.

* Señalar el perfil de los estudios de posgrado, la normatividad para su funcionamiento y organización y los criterios y mecanismos para su evaluación y coordinación; establecer directrices para reordenar la oferta actual del posgrado.

* Proponer proyectos concretos que aumenten las oportunidades para que profesores de otros niveles realicen estudios de posgrado.

* Fijar mecanismos tales como becas, apoyos económicos y otros, que estimulen la permanencia de los profesores y el crecimiento de la matrícula.

* Elaborar criterios y crear mecanismos para reconocer las equivalencias entre programas afines, con vistas a la acreditación de competencias y conocimientos.

Referencias

1. Secretaría de Educación Pública. (1995) Programa Nacional de Posgrado. *Modernización Educativa 1986–1994*. Vol. 6. México, D.F.: Autor.
2. ANUIES. (1994). *Anuario estadístico de posgrado*. México, D.F.: Autor.
3. *Programa Nacional de Posgrado*, pág. 31.
4. *Anuario estadístico de posgrado*, págs. 27-28.

Bibliografía

ANUIES. (1994). *Anuario estadístico de posgrado, 1991*. México, D.F.: Autor.

___(1994). *La educación superior en México*. Colección Temas de Hoy en la Educación. No. 1. México, D.F.: Lito Enfoque.

Arredondo Galván, Martiniano. (1992). *La educación superior y su relación con el sector productivo*. México, D.F.: ANUIES.

Banco Nacional de Comercio Exterior S.N.C. *La educación ante los desafíos de una economía abierta*. Vol. 44, No. 33. México, D.F.

Cano Valle, Fernando et al. (1986). Relación de las instituciones de salud con los estudios de especialidades en las universidades. Conferencia presentada en el Congreso Nacional de Programas en el Área de la Salud UNAM-UAEM. México, D.F.

Casillas García de León, Juan. (1987). Desarrollo nacional del posgrado en el área de la salud. Conferencia presentada en el Congreso Nacional de Programas en el Área de la Salud, UNAM-UAEM. México, D.F.

Gago Hughet, Antonio. (1994). La política del desarrollo del posgrado. En: *Revista Comercio Exterior*.

Martushcelli, Jaime. (1994). *Las políticas del sector de salud, referidas a los estudios de posgrado y sus perspectivas*. México, D.F.

Muñoz Izquierdo, Carlos. (1993). Tendencias recientes sobre la distribución potencial al desarrollo y alternativas para su planeación. Conferencia inédita preparada para la Universidad Autónoma de Chihuahua. Chihuahua, México.

Poder Ejecutivo Federal. (1994). Educación superior y de posgrado e investigación científica, humanista y tecnológica, cap.7. En: *Programa para la Modernización Educativa 1989–1994*. México, D.F.: Autor.

Secretaría de Educación Pública. (1995). Programa Nacional de Posgrado 1989–1994. *Modernización Educativa*. Vol. 6. México, D.F.: Autor.

Villalobos, María Mercedes. (1986). Educación del posgrado en enfermería. *Educación Médica y Salud*. Vol. 3, No. 2. Washington, D.C.

6 Evolución, situación actual y perspectivas del posgrado en enfermería en Panamá

Mayra E. Lee

La Universidad de Panamá reconoce el insuficiente desarrollo del posgrado en su estructura docente. Esta situación ha contribuido, en cierta medida, a crear en la institución un patrón de escasas realizaciones en la esfera de la investigación y el servicio docente capacitado.

La Universidad ha intensificado la creación de posgrados, no sólo para satisfacer la demanda y superar el empobrecimiento de la investigación científica, sino para superar el elitismo y la alienación de la realidad nacional que a menudo conlleva la costosa formación académica en el extranjero. La mayoría de las universidades privadas que funcionan en el país también están formalizando ofertas de posgrados en diversas especialidades.

Actualmente, la Universidad está comprometida en la tarea de transformar los estudios de posgrado, tanto en su organización como en su estructuración. Se están creando órganos coordinados y de control en las facultades y centros regionales, con cierto grado de independencia y flexibilidad pero bajo la tutoría de la Vicerrectoría de Investigación y Posgrado de la Universidad.

Información general

Las modalidades del posgrado que existen en el país son las siguientes: doctorado, maestrías, cursos de posgrado y de especialización de posgrado.

La formación de posgrado en Panamá depende legal y administrativamente del sistema de enseñanza superior del país, representado por la Universidad de Panamá, organismo autónomo que es responsable, conforme a la Constitución, de la aprobación, asesoría, fiscalización y evaluación de los programas de posgrado.

El costo anual del programa de posgrado varía según el estudiante y el programa. Generalmente, los estudiantes sufragan sus estudios. Ocasionalmente, los programas cuentan con alguna ayuda financiera de organismos internacionales tales como la Agencia Internacional para el Desarrollo de los EE.UU. (U.S. AID), la Fundación Kellogg, la Oficina Sanitaria Panamericana, la Confederación de Universidades Centroamericanas, la Organización de Estados Americanos (OEA), la Agencia Española de Cooperación Internacional (A.E.C.I.), y las Becas Fullbright de los EE.UU. La tendencia en los últimos años es al aumento de estas ayudas.

El ingreso de los docentes a los programas de posgrado se hace mediante el concurso interno establecido para la selección de docentes en la Universidad. Los aspirantes deben cumplir con requisitos de ingreso, tales como preparación académica—con énfasis en los estudios de posgrado—realización de investigaciones y publicaciones y experiencia profesional en la esfera de especialidad. Los docentes de los programas de posgrado son evaluados cada semestre, así como al finalizar los cursos. Participan en esa evaluación estudiantes, coordinadores y la comisión asesora del posgrado. El logro de objetivos, el contenido del curso y la calidad de la docencia se cuentan entre los criterios de evaluación.

El posgrado en enfermería

Los programas de enfermería están sujetos, al igual que los demás, a las normas de posgrado establecidas por la Universidad de Panamá.

Actualmente existen proyectos para el desarrollo de programas de posgrado innovadores en enfermería, tales como uno de formación a distancia y una propuesta de promover el desarrollo del posgrado en todas las esferas de especialidad, según las necesidades del país y las solicitudes de las instituciones prestadoras de atención.

Otra opción para las enfermeras son las maestrías en la esfera de la salud. La principal es la maestría en salud pública, iniciada en 1986 en la Facultad de Medicina de la Universidad de Panamá. Este programa multidisciplinario tiene una duración de tres semestres académicos.

En el período 1992–1993 se realizaron diversos eventos científicos nacionales e internacionales en la esfera de la salud. Fueron organizados por la Vicerrectoría de Investigación y Posgrado, la Facultad de Enfermería, el Ministerio de Salud, la Caja de Seguro Social y la Asociación Nacional de Enfermeras de Panamá. Esos eventos enfocaron el desarrollo de actividades de investigación y la reestructuración académica y administrativa de la Facultad de Enfermería.

La misión de la Facultad de Enfermería de la Universidad de Panamá es el desarrollo de una formación de posgrado en enfermería del más alto nivel. Pone énfasis en el desarrollo de la capacidad investigativa de los estudiantes y en la adquisición de mayores conocimientos humanistas que permitan elevar su nivel cultural. El desarrollo de la capacidad crítica se refleja en la toma de decisiones en el marco de un trabajo multidisciplinario.

Su cuerpo docente cuenta con tres profesores con título de doctorado (Ph.D). La investigación es una de las funciones de los docentes de la Universidad de Panamá en todos los niveles, principalmente en los de especialización y maestría. La Facultad de Enfermería ha presentado siete informes técnicos de investigación y un total de 20 disertaciones de estudiantes que han concluido sus estudios de maestría.

El posgrado en enfermería está representado en diferentes comisiones a nivel nacional, en las cuales se abordan temáticas referentes a salud, enseñanza, investigación y publicaciones. Su función en esas comisiones es la de participar en el establecimiento de políticas para la formación del recurso humano así como en la supervisión y evaluación de su desarrollo.

Actualmente la Facultad de Enfermería de la Universidad de Panamá desarrolla seis programas de especialización y dos de maestría.

Especialización en enfermería

Los seis programas de especialización ofrecidos por la Facultad de Enfermería son: administración de servicio de enfermería y enfermería en salud de la comunidad, pediátrica, obstétrica, en salud mental y siquiatría, y en el cuidado del paciente en estado crítico.

Cada uno está dirigido a la formación de especialistas en esferas específicas, poniendo énfasis en el desarrollo de la capacidad dirigente institucional, la práctica, la docencia y la investigación.

Esos programas de especialización exigen entre 27 y 35 créditos y tienen una duración de 880 horas. Al finalizar, la Universidad otorga al egresado un certificado de especialista en la esfera correspondiente.

De 1982 a 1992, la Facultad de Enfermería concedió un total de 575 cupos para realizar estudios de especialización en enfermería. Se matricularon 556 alumnos, de los cuales 495 se graduaron.

En la formación de los especialistas participan docentes con preparación académica que va de la licenciatura en ciencias de enfermería hasta el doctorado. Actualmente la Facultad cuenta con tres profesoras con grado de doctorado; 38 con título de maestría y 45 con título de posgrado.

Para ingresar a los programas de especialización en enfermería, el aspirante debe tener un índice de 1,3 en la carrera de enfermería o la licenciatura en ciencias de enfermería, además de un mínimo de dos años de ejercicio profesional. Debe también ser postulado y cumplir con los requisitos de la institución postulante.

Financiamiento e infraestructura

Financieramente, los programas de especialización en enfermería dependen de los fondos de la Universidad de Panamá, que son aportados por el Estado o generados por la propia Universidad mediante la matrícula, entre otras cosas. Ocasionalmente, se cuenta con financiamiento internacional de entidades tales como el Fondo de Población de las Naciones Unidas.

Los programas de especialización en enfermería poseen sus propias instalaciones físicas, con laboratorio de simulación, centro de computación y medios y equipos audiovisuales. Además de contar con la Biblioteca Central de la Universidad, tienen acceso a bases de datos, lo que les permite la actualización e intercambios de conocimientos a nivel internacional. La Facultad de Enfermería está suscrita a casi medio centenar de revistas de enfermería nacionales e internacionales.

La Facultad de Enfermería utiliza como áreas clínicas a 16 instituciones públicas y privadas localizadas tanto en zonas urbanas como rurales, de modo que se logre la formación integral perseguida.

Base del currículo

El enfoque curricular de los programas de especialización en enfermería orienta la formación de la especialista de manera tal que su capacidad dirigente y su actuación como agente de cambio se refleje en su práctica profesional. También pone énfasis en el enfoque epidemiológico, humanista y sistémico.

El marco conceptual se fundamenta, entre otras cosas, en la teoría de sistemas, la teoría de la motivación, la teoría del hombre holístico, la familia como sistema abierto, la comunidad como sujeto de acción primaria y la atención primaria.

Los programas de especialización en enfermería conciben un alumno que sea capaz de utilizar conceptos y teorías en la atención y administración de enfermería; desempeñarse profesionalmente con un espíritu crítico humanista; desarrollar investigaciones; desempeñar un papel dirigente en el fomento de cambios sustanciales en la calidad de la atención que brinda; y brindar esa atención de acuerdo a los avances científicos y tecnológicos, utilizando el pensamiento estratégico.

Para lograr esas competencias se utilizan estrategias de enseñanza tales como experiencias en comunidades, prácticas en instituciones, películas, métodos combinados de enseñanza que ponen énfasis en la participación activa del estudiante, medios audiovisuales, etc.

Articulación

La Facultad de Enfermería utiliza la transferencia y convalidación de créditos para articular los programas de especialización. Con el mismo objetivo, las enfermeras de los diferentes servicios de salud participan en el planeamiento de los programas de especialización; a nivel práctico, seleccionan los campos clínicos, conjuntamente con los docentes universitarios. Otra estrategia de articulación utilizada es el desarrollo de investigaciones sobre situaciones concretas determinadas por el estudiante, ya sea a nivel de la comunidad o de centros de práctica clínica intramuros. Esas investigaciones responden en su mayoría al interés manifiesto de las instituciones de atención de la salud.

Evaluación

Los programas de especialización son evaluados periódicamente por la comisión curricular de la escuela, con participación en igual forma de gremio, servicio y docencia. A raíz de esas evaluaciones se han efectuado cambios en la metodología de enseñanza de acuerdo a las nuevas tecnologías, equipo audiovisual y computarizado que la Facultad ha adquirido durante los últimos años.

También se ha modificado el contenido de los programas de acuerdo a los cambios socioeconómicos y políticos que han ocurrido en el país. Se contempla la participación de personal de servicio especializado a tiempo completo, para participar junto a los profesores regulares en el desarrollo de los programas educativos de la Facultad. Se considera la participación activa del personal de servicio, estudiantes y personal administrativo en la programación. Existe interés creciente del personal de enfermería a nivel nacional por efectuar estudios en los programas educativos que brinda la Facultad de Enfermería (educación a distancia y posbásicos).

A consecuencia de las evaluaciones, la Asociación Nacional de Enfermeras de Panamá ha solicitado planear un programa de doctorado que debe ser desarrollado por la Facultad de Enfermería.

Impacto

El mayor impacto de los programas de especialización en enfermería se observa en la coordinación docente asistencial, que permite fortalecer las estrategias y el grado de compromiso entre el sector formador y el de servicio. Este impacto también se refleja en la selección de los contenidos de enseñanza. En el ámbito profesional, es en la participación en eventos científicos que se ha registrado uno de los mayores impactos.

A nivel nacional, se ha incrementado la participación de la enfermería en las diversas comisiones de trabajo sobre aspectos fundamentales de la política de salud del país.

Es creciente la motivación del personal de enfermería por adquirir nuevos conocimientos e incursionar en otras esferas, como la legislativa, de la que tradicionalmente se ha mantenido alejado.

Se registra una mayor participación individual y colectiva en actividades de investigación. Cada estudiante del programa de especialización debe presentar, como requisito para egresar, un estudio sobre una problemática encontrada en la esfera asignada. Su intervención debe incluir la participación activa y responsable de la comunidad y la ejecución de un plan que dé respuesta a la problemática identificada.

En 1994, los programas de especialización en enfermería contaban con cuatro proyectos de cooperación: capacitación práctica de estudiantes de enfermería en la esfera de salud maternoinfantil y planificación familiar; educación alimentaria nutricional en comunidades rurales; programa de educación nutricional para madres de niños menores de 5 años; y capacitación en salud reproductiva para enfermeras de la Universidad de Panamá. Al concluir, esos proyectos fueron evaluados como "excelentes".

Maestría en enfermería

Los programas de maestría en campos específicos del conocimiento constituyen una prioridad de la Vicerrectoría de Investigación y Posgrado de la Universidad de Panamá. La Facultad de Enfermería desarrolla dos programas de maestría: el de enfermería en cuidado crítico del adulto y el de enfermería maternoinfantil.

La maestría en enfermería en cuidado crítico del adulto dura dos años, con 937 horas académicas y 38 créditos. Está dirigida a profesionales de enfermería. La maestría en enfermería maternoinfantil ofrece dos esferas de concentración: administración y docencia. Se desarrolla en 3 semestres académicos, con 880 horas y 38 créditos.

Los programas de maestría en enfermería se iniciaron en 1985, con 15 cupos por programa. Hasta 1992, se había registrado una matrícula total de 27 alumnos y 23 graduados en los dos programas.

Los programas de maestría se subvencionan con fondos de la Universidad, incluido el pago de matrícula. La infraestructura y suscripciones a revistas científicas nacionales e internacionales se comparten con la especialización.

Los campos de práctica clínica utilizados en los programas de maestría están ubicados, en su mayoría, en las instituciones públicas (71%). Todos están en zonas urbanas. Las instituciones privadas solamente son utilizadas como campo clínico en el programa de maestría en cuidado crítico del adulto.

Los programas de enfermería maternoinfantil han producido 16 trabajos de investigación con enfoques docentes, administrativos y de atención.

Docentes y alumnos

Los docentes que laboran en los programas de maestría en enfermería tienen, como mínimo, estudios de maestría y gran experiencia en el campo docente.

Los requisitos para el ingreso a los programas de maestría son los siguientes: índice académico no menor de 1,5 (la escala de la universidad es de 3) y mantenimiento, luego de la admisión, de un índice semestral no inferior a 1,75; título universitario de licenciatura en enfermería; certificación profesional con dos años de experiencia mínima; evaluaciones de ejercicio profesional de los dos últimos períodos de trabajo; aprobación de prueba de conocimientos básicos de enfermería.

Para valorar el desempeño académico del alumno y por consiguiente su promoción del programa, se utilizan las evaluaciones diagnósticas, sumativas y formativas.

Los estudiantes de maestría han participado en el planeamiento, organización, ejecución y evaluación de eventos nacionales e internacionales, como el Tercer Coloquio Panamericano de Investigación en Enfermería y el Foro Nacional de Enfermería Maternoinfantil.

Base del currículo

Los programas de maestría en enfermería concentran su currículo en el cuidado del paciente adulto con enfermedades agudas de compromiso vital y en la situación maternoinfantil. El enfoque curricular está orientado a formar un profesional que sea capaz de generar cambios en la práctica de enfermería.

Los programas de maestría en enfermería tienen un claro perfil del estudiante que egresa de ellos. Debe ser un especialista capaz de lo siguiente: brindar atención de enfermería de alta calidad al paciente en estado crítico o catastrófico; educar al paciente y sus familiares en relación a la reestructuración de la salud y ajustes en los estilos de vida de aquél; y desarrollar políticas y programas, así como utilizar tecnologías aplicada a personal de cuidado crítico. El graduado será capaz de utilizar conceptos y teorías para determinar las estrategias de intervención cuando brinda atención de enfermería en la esfera de salud maternoinfantil.

Se espera que el estudiante sea capaz de aplicar conocimientos avanzados sobre la interrelación de los sistemas corporales y la naturaleza dinámica de la vida y de los componentes sicosociales, fisiológicos y terapéuticos relacionados con el cuidado de enfermería al paciente crítico. Debe demostrar capacidad directiva en la administración o docencia en materia de salud maternoinfantil y utilizar estrategias para promover cambios en esa esfera.

Las conferencias magistrales, seminarios de investigación, laboratorio en salas de cuidado crítico y práctica clínica, estudios dirigidos y lecturas complementarias son las estrategias y métodos de enseñanza utilizados en el desarrollo de los programas de maestría.

Articulación e impacto

Las estrategias utilizadas para articular los programas de maestría en enfermería con otras actividades y programas de la escuela y servicio en Panamá, han sido diversas.

Entre ellas se señalan las siguientes: articulación con el programa de pregrado; asistencia en los servicios de salud y enfermería; y respuestas a la problemática de salud del país (participación en el proceso de atención de enfermería, investigaciones que responden a la realidad actual y se utilizan para promover cambios en servicio y docencia, y otras).

El impacto de los programas de maestría en la enseñanza de pregrado se ha reflejado en una mejor preparación de los docentes, en la coordinación docente-asistencial y en la introducción de nuevas metodologías de enseñanza. También ha logrado una mayor participación en eventos científicos y la promoción de éstos.

Conclusiones

Los programas de estudios avanzados en enfermería a nivel de especialización y maestría responden a las necesidades crecientes de la sociedad de preparar un profesional que pueda, con mayor capacidad crítica, enfrentar los nuevos retos en su quehacer profesional.

A pesar de la gran demanda que tienen los programas de especialización y maestría, el costo de los mismos limita la participación, debido al poco apoyo que reciben los estudiantes para financiar sus estudios.

La corta experiencia con programas de este tipo en Panamá revela que han tenido algún impacto en el quehacer profesional de enfermería; sin embargo, el mismo se diluye y en ocasiones pasa inadvertido.

Una de las áreas de mayor impacto de los programas de especialización y maestría es la de la coordinación docencia-asistencial y el abordaje de situaciones concretas mediante el desarrollo de investigaciones. Sin embargo, es preciso que se ponga énfasis en las investigaciones de tipo cualitativo.

7 Análisis del desarrollo histórico del posgrado en enfermería en Venezuela

Idelma Villalobos

Los programas de posgrado en Venezuela son recientes. Los primeros cursos para graduados datan de hace poco más de medio siglo.

En 1937, el Ministerio de Sanidad y Asistencia Social creó cursos cortos de tisiología e higiene pública, en respuesta a problemas que azotaban al país en esa época, tales como la malaria y la tuberculosis.

En 1941, la Universidad Central de Venezuela los adscribe, dándoles no sólo rango académico universitario, sino también iniciando así formalmente los estudios para graduados. Éstos se han fortalecido desde la instauración del sistema democrático venezolano, en 1958.

Evolución de los posgrados

La evolución de los posgrados en Venezuela ha sido lenta y concentrada prácticamente en la esfera médica. Las primeras experiencias a nivel de posgrado se realizaron como producto de iniciativas particulares o de grupo, más que de una política universitaria.

Paralelamente a los estudios en las universidades, las actividades de posgrado fueron llevadas a cabo por una serie de instituciones de prestigio científico tales como la Asociación Venezolana para el Avance de la Ciencia (ASOVAC 1950), el Instituto Venezolano de Investigaciones Científicas (IVIC 1958), el Consejo Nacional de Investi-

gaciones Científicas y Tecnológicas (CONICIT 1967) y la Fundación Gran Mariscal de Ayacucho (FUNDAYACUCHO 1974)[1].

El desarrollo de los posgrados ha sido insidioso. Muchos de los programas han sido cuestionados por su poco volumen, pertinencia e impacto social. Algunos de ellos estaban fundamentados en una realidad social; otros se desarrollaron fuera de su contexto, contribuyendo poco al desarrollo de la ciencia, la tecnología, la cultura y la calidad de vida de los venezolanos.

En la actualidad, el posgrado ofrece oportunidades para el desarrollo profesional y personal a una proporción muy pequeña de la población. Su distribución está distorsionada tanto desde el punto de vista geográfico y disciplinario, como de los sectores sociales que atiende. Sólo el 3% de los estudiantes de nivel superior son de posgrado y menos del 1% del total de los profesionales disfruta o ha disfrutado alguna vez de los beneficios de ese nivel de formación.

La estructura del posgrado es poco operativa, es heterogénea y tiene lazos muy débiles con los sectores educativo, productivo y de servicios, científico-tecnológico, político y cultural. Todo esto impide aumentar los recursos para su desarrollo, pertinencia y calidad[2].

Los estudios de posgrado se han caracterizado por utilizar una pedagogía tradicional, de bajo rendimiento, centrada en el escolarismo, en la clase teórica y en las relaciones verticales profesor-alumno.

Crecimiento

El crecimiento de la actividad de posgrado se evidencia desde el año 1973, en cuanto a número de cursos, especialidades y niveles. A partir de esa fecha, se ha acelerado su crecimiento y se ha consolidado el interés por desarrollarlo y regularlo. Alvaray[3] establece tres períodos que caracterizan este crecimiento.

El primer quinquenio de fuerte crecimiento 1973–1978 corresponde a la creación de posgrados en las universidades. Para el año 1978 el número de cursos aumentó en un 243% (pasando de 135 a 329), con una tasa interanual promedio de 28,7%. Este fenómeno se explica por la asignación presupuestaria, como consecuencia del aumento del precio del petróleo. Paralelamente ocurría la salida al exterior de un volumen considerable de profesionales para realizar estudios avanzados en diferentes disciplinas.

En el segundo período (1978–1985), los cursos de posgrado aumentaron en un 28% (329 a 423). Posteriormente ocurre una disminución notable en los mismos, con una tasa interanual del 4%. En este período de estancamiento continúan, sin embargo, las salidas de estudiantes al exterior.

En el tercer período, de 1985 a la actualidad, se observa un nuevo ascenso en la curva de crecimiento de los posgrados, que aumentan en un 184,86% (423 a 782), elevándose a 14,1% la tasa de crecimiento interanual. Este período corresponde al "viernes negro" (el 28 de febrero de 1983), fecha en que se devaluó la moneda venezolana. Este factor económico, que imposibilita mantener las oportunidades de formación de graduados en el exterior, ha fomentado el desarrollo interno de nuevos cursos y programas en instituciones de enseñanza superior.

Definición

La formación de posgrado en Venezuela no constituía un sistema bien definido. En 1983, el Consejo Nacional de Universidades aprobó las *Normas de acreditación de los estudios para gradua-*

dos, un conjunto de criterios que subsanó en parte la ausencia de los mismos en la Ley de Universidades vigente. En 1984, se constituyó el Consejo Consultivo Nacional de Estudios para Graduados, que delineó políticas sobre el posgrado como instrumento para el desarrollo. Éstas son la base de los criterios a seguir por todo programa universitario que quiera ser acreditado por el Consejo Nacional de Universidades.

Las disposiciones de este Consejo, que depende del Ministerio de Educación y regula y aprueba todos los programas docentes de nivel superior, son de cumplimiento obligatorio por las universidades.

El posgrado incluye cursos de ampliación, actualización y extensión; especialización; maestría; y doctorado. La especialización y la maestría tienen un mismo rango académico, pero objetivos diferentes.

Situación actual

En 1991 existía en el país un total de 350 especializaciones (45%), 358 maestrías (46%) y 74 doctorados (9%), para un total general de 782 cursos de posgrados. Predominaban los posgrados en medicina, con una tasa de crecimiento del 11,3%, ciencias exactas y naturales, 14,3% y educación y humanidades, 26,2%.

Los posgrados se concentraban en las ciudades y regiones con mayor población y más instituciones de enseñanza superior. Como consecuencia de una mayor extensión de este tipo de institución a todo el país y una reducción de la tasa de crecimiento de los cursos en la ciudad capital, se observa su desarrollo en ciudades como Maracaibo, Valencia y otras del interior.

La Universidad del Zulia, en Maracaibo, sin embargo, inició sus actividades de posgrado ya en el año 1961, con la especialidad de siquiatría[4]. Se pasó luego a la creación de una división de estudios para graduados en la propia Facultad de Medicina, seguida de esfuerzos en otras facultades. Esa infraestructura organizativa culminó en 1983 en la Coordinación Central de Estudios para Graduados adscrita al Vicerrectorado Académico de dicha universidad.

Contexto sociopolítico

En la actualidad existe conciencia política de que es imposible mantener el paternalismo tradicional y el gasto excesivo de los recursos del estado. Los hechos sociopolíticos ocurridos en el país han obligado a reflexionar y planificar mejor y con más austeridad.

La carga financiera por endeudamiento externo del país, la caída del precio del petróleo, la crisis financiera, la crisis bancaria y la recesión económica, han traído como resultado la reducción del presupuesto asignado al sistema de enseñanza superior.

Los cambios sociales y el deterioro de las condiciones de vida del venezolano han influido en el sector educativo: aumento de la deserción escolar a nivel elemental y secundario, disminución de la matrícula en las universidades en las carreras no tradicionales y abandono de los estudios a nivel universitario al tener los estudiantes que trabajar para autofinanciarse.

Las universidades han reducido el número de profesores que se forman a un cuarto y quinto nivel en el exterior y se han visto agobiadas en sus presupuestos para mantener actualizado a todo el personal docente en ejercicio.

El déficit de los recursos económicos en el sistema educativo a nivel superior ha generado conflictos internos, dado los hábitos "facilistas" que alimentó el estado y que han sido un nudo crítico para el completo entendimiento del problema.

Desde el punto de vista social, los bajos niveles de productividad y la indefinición de la política económica le restan credibilidad al país, tanto interna como externa; esto se ha reflejado en la disminución de las inversiones de capital extranjero y la fuga de capital.

Los planes de desarrollo del país exigen profesionales altamente calificados que respondan a las necesidades. La formación académica tradicional ha sido indiscriminada, sin haberse hecho estudios de oferta y demanda en el mercado de trabajo. Es necesario crear exigencias de cantidad y calidad en este campo para frenar la masificación improductiva, cuyo resultado más evidente ha sido la presencia de aproximadamente 50.000 profesionales sin ocupación.

En enfermería, la apertura de las universidades a los programas de enseñanza a distancia ha aumentado la matrícula y el número de egresados. Ello está ejerciendo una fuerte presión sobre las escuelas para que aumenten las oportunidades de estudio de posgrado en el país.

Posgrado en enfermería

Los programas de posgrado en enfermería apenas están surgiendo en Venezuela. Al igual que para los posgrados en medicina, fue el Ministerio de Sanidad y Asistencia Social el que inició los cursos posbásicos en enfermería en 1966. Eran cursos de especialidad en hemoterapia, técnicas quirúrgicas y médico-quirúrgicas, administración de los servicios de enfermería, etc., posteriores a los tres o cuatro años de estudios básicos de enfermería.

Los estudios de enfermería a nivel universitario fueron iniciados en 1967 en la escuela de enfermería de la Facultad de Medicina de la Universidad del Zulia por las Hermanas Misioneras Médicas del Hospital Coromoto de Maracaibo.

En ese mismo año se creó la carrera de enfermería en la Universidad de los Andes (Estado Mérida) y, en 1972, en la Universidad de Carabobo, en el estado del mismo nombre. Desde esa fecha se han creado cinco escuelas de enfermería en el país, en universidades autónomas y experimentales. En 1985, los recursos humanos en enfermería formados a nivel de posgrado en el país (especialidades y maestrías) no llegaban a 20, en su mayoría formados en el exterior. Esa cantidad no satisfacía las necesidades de personal de enfermería calificado para la enseñanza y el servicio.

Se creó una comisión interinstitucional para resolver el problema. La misma planteó como estrategia la creación de programas de posgrado en enfermería a nivel de especialistas para satisfacer las demandas del sector de la salud y de maestrías para satisfacer las del sector educativo[5].

La política de formación superior en enfermería implantada en 1985 estructura la carrera en dos ciclos: del primer ciclo egresa un técnico en enfermería a nivel superior que cumplirá funciones de enfermería general, con opción de continuar el segundo ciclo de la carrera y obtener el título de licenciado en enfermería.

A diferencia del nacimiento de los posgrados en medicina, los de enfermería surgieron previo estudio de la demanda, de tal manera que su pertinencia social, dentro de una actividad formativa de alta calidad, estuviera vinculada con el desarrollo de la comunidad que habría de servir.

Distribución geográfica

En 1989, la Universidad del Zulia, en la ciudad de Maracaibo, comenzó sus actividades de posgrado con la especialidad de enfermería en cuidados críticos. En 1990, la Universidad de Carabobo, en la ciudad de Valencia, inició programas de maestría en ciencias de la enfermería, en las menciones de administración de servicios de enfermería y enfermería perinatal. En 1992, la misma universidad inició la mención de enfermería médico-quirúrgica y en 1994, la de enfermería geriátrica y gerontológica.

Los cursos de posgrado en enfermería tienen lugar en las ciudades cuyas universidades incluyen la carrera de enfermería: Maracaibo y Valencia, segunda y tercera ciudades en importancia del país. La ausencia de la carrera de enfermería en las universidades en la capital de la República ha contribuido al lento desarrollo de los posgrados en esa disciplina, por las características del poder centralizado en la capital.

Organización curricular

Los estudios de especialización en enfermería tienen una duración mínima de un año académico, con dedicación exclusiva. Exigen la elaboración de un trabajo especial de grado y la aprobación de un mínimo de 30 créditos.

Tanto la especialización como la maestría exigen un 40% del tiempo dedicado a asignaturas u otras actividades de la esfera de formación específica. La especialización exige un 20% del tiempo dedicado a actividades de investigación y un 40% a prácticas profesionales; la maestría exige un 40% del total de la intensidad destinada a la investigación y el otro 20% a las prácticas profesionales.

Los estudios doctorales exigen un mínimo de unidades crédito y la aprobación de una presentación y tesis de doctorado ante un jurado de doctores o autoridades reconocidas en la materia sobre la que verse la tesis doctoral. Por lo menos

uno de los miembros del jurado deberá pertenecer a una institución distinta a la universidad otorgante del título.

Docentes

El ingreso de los docentes de pregrado a las universidades se hace por concurso. De acuerdo a las necesidades institucionales, esos mismos docentes comparten su tiempo en actividades de posgrado. En su mayoría, los profesores tienen formación de cuarto y quinto nivel académico. Sin embargo hay esferas que se han debilitado por el retroceso de los programas de formación académica de docentes, debido al escaso presupuesto asignado a las universidades.

Por otro lado, los profesores de posgrado no reciben ningún beneficio especial por participar en esas actividades. Ha aumentado su número, sin haberse preparado los profesores de relevo. Es por eso que algunos profesores jubilados se dedican exclusivamente al posgrado como actividad principal luego de su retiro (sin ningún tipo de compensación salarial), mientras que otros se han desvinculado completamente de la docencia.

Como consecuencia de la escasez docente en el posgrado, se contratan profesores interinos, seleccionados por concurso de oposición. Su ingreso como personal de planta está limitado por el presupuesto asignado. Todos los profesores cumplen con los requisitos exigidos de posgrado en enfermería.

Alumnos

Los requisitos para el ingreso a las especializaciones en enfermería de la Universidad del Zulia son, entre otros, una licenciatura en enfermería con un promedio de calificaciones mayor de 12 puntos en una escala de 20 y, por lo menos, dos años de experiencia en cuidado directo del paciente.

Los requisitos para el ingreso a los programas de maestría de la Escuela de Enfermería de la Universidad de Carabobo son licenciatura con calificaciones de pregrado con un promedio mayor de 13 puntos (14 puntos en las asignaturas relacionadas con la mención a estudiar).

También se exige una experiencia mayor de dos años en cargo administrativo en enfermería o una experiencia de tres años si la maestría seleccionada corresponde a las esferas maternoinfantil o médico-quirúrgica. Otros requisitos exigidos a los candidatos son apoyo institucional o capacidad de autofinanciamiento y aprobación de cursos de inglés instrumental[6].

En 1994 hubo ocho egresos de la especialidad de cuidado crítico de la Universidad del Zulia y 23 de la maestría de la Universidad de Carabobo: 14 en administración de servicios de enfermería y nueve en enfermería perinatal. En la actualidad están elaborando su tesis 19 estudiantes.

Producción científica

Ha habido poca producción científica de enfermería en Venezuela, aunque la misma ha ido creciendo a medida que se ha dado apertura a las menciones en los programas de maestrías y a las especializaciones. Sin embargo, esta producción ha sido más para consumo interno y ha habido poca difusión de las experiencias de investigación.

Las investigaciones han sido aisladas, más para llenar un requisito de grado que para generar nuevos conocimientos para la práctica de enfermería. Sin embargo, el crecimiento de los posgrados en enfermería en el país ha permitido comenzar a desarrollar líneas de investigación, aunque éstas aún no se desarrollan dentro de proyectos multidisciplinarios.

Financiamiento

El Consejo Nacional de Universidades recibe una asignación del Ministerio de Educación, que distribuye a las diferentes universidades autónomas y experimentales, conforme a criterios de matrícula, producción de investigación, número de ingresos y número de participantes en los programas de fomento de la investigación. El 1,5% de la asignación a las universidades se destina a los programas de posgrado.

El costo anual de los programas de posgrado para el alumno varía de acuerdo al nivel académico y número de unidades créditos. El costo de las especializaciones, específicamente las de las facultades de medicina, es menor comparado con el de otras facultades, por prestarse un servicio: aproximadamente un 80% de la asistencia médica que se brinda la dan los residentes de las distintas especialidades.

El financiamiento de los estudiantes de posgrado a nivel de especialización proviene de instituciones del estado interesadas en mantener un servicio determinado (ministerios de sanidad y educación, universidades). A nivel de maestría proviene de universidades, ministerios de sanidad y educación y empresas privadas. No existen programas de becas de enfermería. El Reglamento de Posgrado vigente exige una dedicación exclusiva, no pudiendo los estudiantes desempeñar ningún cargo oficial o privado, remunerado o no.

Infraestructura

La infraestructura física es propia tanto en las especializaciones como en las maestrías. Algunas actividades teóricas se desarrollan en salones de clase de las escuelas de enfermería, otras, en salones de clases cercanos de los hospitales seleccionados para el desarrollo de las prácticas clínicas.

Se cuenta con una biblioteca central, con acceso a base de datos y sistematización en proceso. Existen bibliotecas a nivel de las unidades clínicas en las áreas de las prácticas profesionales, que permiten realizar consultas rápidas.

Es insuficiente el número de publicaciones periódicas que adquieren las universidades. Los costos de acceso a la base de datos son muy altos para el poder adquisitivo de los estudiantes. En cuanto a los textos, muchos de ellos son ediciones antiguas, limitando el aumento de los precios la adquisición de textos nuevos por parte de las bibliotecas. El programa de textos de la Organización Panamericana de la Salud (OPS) envía cantidades limitadas, que no satisfacen las necesidades de los usuarios.

La infraestructura para la investigación en enfermería de la Universidad del Zulia tiene como objetivo prioritario la producción de soluciones alternativas a problemas regionales y nacionales. En materia de infraestructura para la investigación científica, existe una situación indeseable: insuficiente equipamiento básico e información bibliográfica. Las necesidades de espacio físico crean dificultades, tanto para el trabajo de investigación como para el buen rendimiento de los investigadores.

Puntos fuertes y débiles

Los cambios sociales que se están produciendo en el país han tenido impacto en todos los ámbitos de la sociedad, especialmente en la naturaleza y estructura de los servicios de salud, los cuales han hecho crisis tanto en calidad como en cobertura. En la actualidad, esos servicios no están dando una respuesta adecuada a los problemas de salud existentes.

Un punto fuerte para la investigación lo constituye el crecimiento de las comunidades organizadas, que sirven como laboratorio de práctica profesional. Esas comunidades están conscientes de sus derechos y desean participar activamente en la solución de sus problemas de salud.

Otro punto fuerte es que se dispone de recursos humanos formados en el área servicio, universidad y comunidad que han "descubierto" la necesidad de trabajar en equipo y que la crisis ha propiciado que los problemas de salud, como son multifactoriales, sean abordados multidisciplinariamente.

Un punto débil en el desarrollo del posgrado en enfermería es la jubilación de profesores formados, quedando áreas desprovistas tales como la de asignación de profesores para la tesis de grado. Esto constituye una crisis a nivel nacional: el estudiante culmina su escolaridad sin obtener título, por no haber concluido su trabajo de investigación y su tesis.

La desvinculación entre las áreas docencia-servicio-investigación y entre las actividades de pregrado y posgrado que, en forma general, padecen todas las universidades en el campo de la salud, ha sido un factor que poco ha retroalimentado el sistema. Ello se traduce en esfuerzos aislados, baja productividad y poco impacto social.

En un futuro inmediato se desea hacer realidad la integración docencia-servicio-investigación. Para ello, se ha buscado el asesoramiento y ayuda necesaria de la OPS y la Organización Mundial de la Salud (OMS).

La Asociación Venezolana de Educación Superior en Enfermería (ASOVESE) ha tomado la iniciativa y está desarrollando modelos con participación de las enfermeras de los distintos sectores de la salud para su propuesta al Ministerio de Sanidad y la universidad. El objetivo es establecer los convenios necesarios y reunir esfuerzos para asegurar una infraestructura, especialmente de recursos humanos, que haga efectivos los programas de posgrado.

Los cursos de ampliación y actualización se han reorientado hacia las necesidades del país y la región. Se espera que los programas iniciados para atacar los problemas de la colectividad conduzcan a la apertura de otros cursos a nivel de especialidad y maestría.

Conclusiones y recomendaciones

- La política económica y social del país requiere reformas en cuanto a la creación de posgrados, los cuales deben responder a una necesidad de oferta y demanda.

- La creación de nuevos posgrados en general, y en enfermería en particular, debe surgir como proyecto de desarrollo del estado, para satisfacer las necesidades de salud de la población, de allí que se requieran políticas de salud claras, definidas y concretas.

- La formación de posgrado debe estar apoyada en la investigación desarrollada en proyectos y líneas de investigación cuyos aportes sean significativos a la producción institucional.

- El verdadero desarrollo de la integración docencia-servicio-investigación será a través de un equipo multidisciplinario cuya producción de trabajo sea capaz de dar soluciones a la problemática de salud del país.

- Las investigaciones en proyectos de larga duración deben extenderse hacia la actividad de las cátedras afines a pregrado para retroalimentarse y estimular en los estudiantes la necesidad de una actitud crítica frente a la producción científica y para fomentar el interés por la investigación desde el pregrado.

- Es necesario fortalecer los cursos de posgrado existentes e incrementar las opciones de estudio de cuarto nivel en enfermería, de acuerdo a las necesidades.

- Es necesaria la formación de recursos humanos en enfermería en la esfera de la investigación y su incorporación a los grupos colaborativos de investigación.

Referencias

1. Bracho Díaz, Domingo. (1989). Informe preparado para la Coordinación Central de Estudios para Graduados. Universidad del Zulia, Maracaibo, Venezuela.

2. Morles, Victor. *Plan para un diagnóstico de la situación actual de la educación de postgrado en Venezuela.*

3. Alvaray, Gisela. (1993). Análisis y crecimiento del postgrado 1973–1991. *Postgrado,* Vol. 1, Caracas, Venezuela.

4. Avila Girón, Ramón. (1961). Curso de posgrado de psiquiatría. *Revista de la Universidad del Zulia,* julio-septiembre-octubre-diciembre, pág. 41, Maracaibo, Venezuela.

5. Consejo Nacional de Universidades. (1993). *Documento sobre políticas de educación de postgrado.* Secretariado Permanente No. 16. Caracas, Venezuela: Autor.

6. Universidad de Carabobo. (1990). *Documentos sobre políticas de postgrado en enfermería.* Valencia, Venezuela: Autor.

Parte cuatro

Los programas de posgrado
en América del Norte y el Caribe

8 Situación actual y tendencias del posgrado en enfermería en el Canadá

Wendy McBride

El Canadá disfruta de uno de los sistemas de salud más desarrollados y accesibles del mundo. Conforme a la Ley de Salud del Canadá, todos los ciudadanos e inmigrantes legales tienen acceso a los servicios de salud en hospitales o clínicas de salud comunitarias, independientemente de sus ingresos. Los costos de los servicios de atención de la salud se han cubierto con una combinación de transferencias de fondos federales a las provincias, programas provinciales de seguros de la salud pagados por los patronos, empleados y particulares, e impuestos generales. La Ley de Salud del Canadá se basa en el principio de que los servicios de atención de la salud son universales, accesibles, equitativos, costeables y administrados por el sector público.

La enfermería se regula a nivel provincial a través de las asociaciones profesionales de enfermeras certificadas y, en algunos casos, de las escuelas de enfermería. Las enfermeras trabajan en todas las esferas de la salud pública, las instituciones de atención crítica y clínicas basadas en los centros de trabajo y en las comunidades. En 1994 había 264.932 enfermeras certificadas en el Canadá y una en ejercicio por cada 125 canadienses.

Se le exige a todas las enfermeras certificadas el haber cursado estudios posteriores al nivel secundario. Los más altos niveles de educación reportados por las enfermeras empleadas en la enfermería durante 1994 fueron: 81,9%, diploma (escuela secundaria con 2 a 3 años de estudio en un colegio comunitario u hospital-escuela); 16,7%, licenciatura (escuela secundaria más 4 años en la universidad, o diploma más 2 a 3 años en la universidad); 1,3%, maestría (licenciatura más dos años en la universidad a nivel de posgrado); 0,1%, doctorado (maestría más 2 a 4 años en la universidad con presentación de tesis doctoral).

En respuesta a las necesidades de la sociedad, los programas de posgrado en enfermería en el Canadá se concentraron inicialmente en la docencia y en la administración; sin embargo, en años recientes ha predominado la especialización clínica. En enfermería, al igual que en la mayoría de las demás disciplinas, la enseñanza de posgrado requiere una base a nivel de licenciatura. La única excepción a esta regla en el Canadá es el programa de posgrado de admisión directa de la Universidad de McGill en Montreal.

El posgrado en enfermería

En la actualidad, hay en el Canadá 18 escuelas que ofrecen programas de maestría y 6 que ofrecen programas de doctorado. Muchas otras escuelas están en proceso de desarrollar sus programas. En algunos casos, una escuela o facultad ofrece más de un programa de maestría. Hay tres tipos de maestría según el título que ofrecen: la de ciencias de enfermería, la de enfermería y la de ciencias de la salud (enfermería).

Se ofrece una amplia gama de programas y hay gran flexibilidad para que el alumno de posgrado combine menciones principales, secundarias y enfocadas o de especialidad. Por ejemplo, las maestrías en enfermería pueden incluir un certificado de partera o de enfermería neonatal, una mención secundaria en administración o en docencia de enfermería, una especialidad en enfermería clínica y una mención principal en salud comunitaria, rehabilitación, respuesta humana a las enfermedades, enfermería perinatal o enfermería geriátrica.

Los títulos de maestría en ciencias de enfermería permiten que el estudiante se concentre en esferas tales como las de fomento de la salud, adaptación a la enfermedad, salud de mujeres y niños, dolencias crónicas y la salud, atención primaria o terciaria, y administración o docencia en enfermería. También hay títulos de maestría en ciencias de la administración en la esfera de la salud, en ciencias clínicas de la salud (enfermería) y en ciencias (enfermería).

Aunque se alienta a los candidatos a que obtengan doctorados en enfermería, hay quienes optan por obtenerlos en programas interdisciplinarios—tales como los de trabajador social, atención de la niñez y la juventud, y desarrollo y análisis de políticas—o en ciencias clínicas de la salud con concentración en enfermería.

En 1993, el número total de estudiantes matriculados en las escuelas universitarias de enfermería canadienses era de 12.368. De éstos, 784 estaban matriculados en programas de maestría y 35 en programas de doctorado en enfermería. La maestría es el requisito mínimo para ser docente universitario, aunque se prefiere decididamente el doctorado. Debido a que la licenciatura se necesita para la práctica profesional y a que ha aumentado el número de programas de posgrado, muchos profesores se están esforzando por elevar su nivel académico. En 1993, estaban estudiando para obtener la maestría y el doctorado 179 profesores titulares y no titulares.

Infraestructura y requisitos

Las escuelas universitarias de enfermería en el Canadá están bien equipadas generalmente,

aunque en la actualidad están bajo presión financiera debido a los recortes presupuestarios y la disminución en la transferencia de fondos de los gobiernos federal y provinciales.

Cada escuela o facultad establece sus propios requisitos de admisión a sus programas de posgrado. En general, para ser admitido a un programa de maestría el estudiante debe haber completado exitosamente sus estudios de pregrado (en enfermería) y tener por lo menos un año de práctica clínica.

Se exige el título de maestría para la admisión a los programas doctorales. Posteriormente, el alumno debe tomar ciertos cursos antes de que se le permita escribir la tesis. En los programas doctorales que se concentran en especialidades clínicas, también se le exige al alumno una cantidad determinada de horas de práctica clínica.

En el Canadá, las enfermeras que tienen formación a nivel de posgrado, al igual que todas las demás, tienen que aprobar un examen de certificación para poder ejercer.

Currículo

Hay dos tipos de programas de maestría: los que exigen tesis y los que exigen un proyecto clínico. La investigación es un componente más importante en este último tipo de programa.

La concentración del currículo y su marco contextual o conceptual varían de un programa o institución a otro. Un programa de maestría que se concentre en la docencia en enfermería exigirá que se practique la enseñanza, mientras que uno que se concentre en una especialidad clínica exigirá la práctica o servicio clínicos.

Acreditación y evaluación

La mayoría de los programas a nivel de posgrado son ofrecidos solamente en escuelas que han alcanzado gran prestigio debido a la alta calidad de sus programas de pregrado. Éstos son acreditados por la Asociación Canadiense de Escuelas Universitarias de Enfermería, de la cual soy directora ejecutiva, y deben someterse a un examen que consiste en un autoestudio y un examen a fondo de su infraestructura, currículo, recursos financieros y clínicos, investigación y muchos otros aspectos. Todos los programas de posgrado a nivel universitario deben ser aprobados por el comité de estudios de posgrado y por el senado de la universidad correspondiente. Los gobiernos provinciales también establecen normas de enseñanza. En materia de formación de profesionales, tales como los de enfermería, corresponde a la asociación profesional del ramo, a nivel provincial, el aprobar y supervisar las normas de enseñanza a nivel de licenciatura. El programa también puede hacerse acreditar voluntariamente por la Asociación Canadiense de Escuelas Universitarias de Enfermería.

En 1994, la Asociación dio a conocer su definición oficial de lo que constituía la enseñanza a nivel de maestría y de doctorado en enfermería, luego de años de extensas deliberaciones en el seno de la profesión. La definición de la maestría afirmaba que su objetivo principal era la preparación de enfermeras con capacidades avanzadas para la práctica de enfermería. El currículo debía también incluir un componente de investigación. La definición del doctorado decía que éste debía poner énfasis en el fomento de la teoría y el adelanto del conocimiento en materia de enfermería.

Resumen

Las enfermeras canadienses con títulos de maestría y doctorado trabajan como consultoras de gobiernos, asociaciones de enfermería y otras organizaciones en muchos países.

Las principales cuestiones que debate actualmente la Asociación Canadiense de Escuelas Universitarias de Enfermería tienen que ver con la práctica avanzada de enfermería, incluso cómo definirla y cómo prepararse para ella. Reconocemos que nuestros títulos universitarios no están claros y que actualmente tenemos títulos múltiples para profesionales del mismo nivel y función (por ejemplo, los títulos de especialista en enfermería clínica, enfermería de función amplia, enfermería de atención primaria y enfermera docente).

Nos estamos esforzando por enfrentar esos desafíos y por vencer los muchos obstáculos que nos impiden mejorar el nivel y la calidad de la formación de las enfermeras, en particular al nivel de posgrado. La Reunión Panamericana de Estudios de Posgrado en Enfermería ha sido una oportunidad para colaborar con otras enfermeras del continente en pos de esas metas.

9 Formación posbásica en los países de habla inglesa del Caribe

Mary Grant

Introducción

En las últimas tres décadas ha habido un aumento progresivo en la incidencia de enfermedades crónicas no transmisibles en los países de habla inglesa del Caribe. Éstas han remplazado a las enfermedades transmisibles agudas como las principales causas de defunción[1].

Las causas más comunes de incapacidad, morbilidad y mortalidad, no sólamente en el primer mundo, sino también en el Caribe son: hipertensión, cardiopatías, diabetes, obesidad, accidentes, enfermedades de transmisión sexual (SIDA), embarazos no deseados, uso y abuso de sustancias tóxicas, enfermedades malignas (cáncer) y trastornos relacionados con el estrés[2]. Al parecer, en el Caribe nos estamos volviendo víctimas de nuestro propio modo de vida, dado el ritmo alarmante al cual están ocurriendo las enfermedades y los trastornos antedichos.

En nuestros países la enfermería se enfrenta a crecientes expectativas y exigencias de la sociedad, así como a una mayor complejidad en el ejercicio de la profesión. Además, todavía está luchando con el problema de los recursos limitados, tanto humanos como materiales, lo cual ha afectado seriamente el ejercicio profesional. Pese a ello, la profesión sigue firmemente comprometida con el desarrollo y mantenimiento de las normas de la enfermería, como puede verse en lo siguiente:

- En toda la región de habla inglesa se ha adoptado un programa estandarizado de estudios de enfermería, que ha facilitado el establecimiento de un examen regional de enfermería: el primero tuvo lugar del 6 al 7 de octubre de 1993. También se han instituido en toda la región programas de garantía de la calidad.

- Por medio de esfuerzos colaborativos, se han establecido políticas y procedimientos para la evaluación y aprobación de escuelas de enfermería y programas de enseñanza de enfermería en el Commonwealth del Caribe.

- También se han elaborado normas para la docencia y el servicio en enfermería, así como una política regional de enfermería que se utilizará para el ulterior desarrollo y fortalecimiento de la profesión. (Un esfuerzo pionero en ese sentido fue la publicación, en 1972, de *La enfermería en Jamaica: plan maestro para el progreso*, de la Asociación de Enfermeras de Jamaica).

- Se han promulgado leyes que rigen el ejercicio de la profesión de enfermería. Por ejemplo, en Jamaica, la Ley de Enfermeras y Parteras de 1964 y la Reglamentación de 1966 puso bajo la supervisión del Consejo de Enfermería la preparación y la práctica de enfermeras, parteras y asistentes de enfermería.

- En cada territorio existe una organización profesional de enfermería. La mayoría son miembros del Consejo Internacional de Enfermería (CIE).

- Todas las asociaciones nacionales de enfermería son miembros de la Organización de Enfermería del Caribe, fundada en 1957, a la que también pertenecen enfermeras de Aruba, Bonaire, Curazao, Guadalupe, Haití, Martinica y Puerto Rico.

- En diciembre de 1972 se creó el Órgano Regional de Enfermería, auspiciado por la comunidad del Caribe (CARICOM). Se trata de una organización autónoma de asesoramiento y colaboración, sin carácter reglamentario, para las enfermeras del Commonwealth del Caribe, que rinde informes a la conferencia caribeña de ministros de salud[3].

- El Departamento de Estudios Superiores de Enfermería de la Universidad de las Indias Occidentales realiza una conferencia anual sobre investigación a la que asisten enfermeras de la región y del extranjero.

Historia

La primera institución verdaderamente caribeña fue la Escuela de Salud Pública de las Indias Occidentales, fundada en 1943. Situada en Kingston, Jamaica, la Escuela capacita a enfermeras e inspectores de salud pública de Jamaica y otras islas del Caribe.

La Escuela, que graduó su primera promoción en 1944, tuvo su origen en las recomendaciones de la comisión encabezada por Lord Moyne, que fue enviada por el gobierno británico en 1938 para estudiar las condiciones sociales y económicas de las islas caribeñas británicas. En esa época, había gran agitación en favor del cambio en las Indias Occidentales, debido a las lamentables condiciones socioeconómicas y a las elevadas tasas de morbilidad y mortalidad producto de las enfermedades transmisibles. El informe integral de la Comisión Moyne se publicó en 1945; en el mismo se destacan las atroces condiciones de salud, educación y bienestar social que la Comisión descubrió en los territorios isleños[4].

Antes de la implantación del Programa de Estudios Superiores en Enfermería en la Universidad de las Indias Occidentales, Campus Mona, en 1966, las enfermeras del Caribe que deseaban obtener preparación posbásica en docencia y administración tenían que viajar al extranjero— a Gran Bretaña o a América del Norte—para lograr su objetivo. Algunas no volvieron al país al concluir sus estudios, y un cierto número de las que regresaron tuvieron dificultades para readaptarse.

En un esfuerzo por solucionar ese problema se creó la Unidad de Estudios Superiores en Enfermería en la Universidad de las Indias Occidentales, que comenzó a ofrecer en octubre de 1966 dos programas concurrentes, los cuales conducían a certificados en administración y en docencia de enfermería. Los programas se realizaron conforme a un acuerdo entre el Gobierno de Jamaica, la Universidad y la OPS. El proyecto, que según lo programado tendría una duración inicial de cinco años, fue financiado por la OPS y varios gobiernos participantes, con asistencia técnica de aquélla.

En 1977 comenzó el programa de enfermería de atención primaria en la Universidad de las Indias Occidentales, que preparaba a enfermeras familiares y enfermeras pediátricas. Financiado por el Ministerio de Salud, el programa era administrado por la Unidad de Estudios Superiores en Enfermería, que había propuesto su establecimiento en colaboración con la Asociación de Enfermeras de Jamaica.

Luego de años de esfuerzos por obtener financiamiento, se inició por fin en 1983, en la propia Universidad de las Indias Occidentales, un programa de licenciatura para enfermeras certificadas profesionales.

Tres años antes, en 1980, había empezado en San Vicente el programa de enfermería profesional familiar del Caribe oriental con el financiamiento del Fondo de Población de las Naciones Unidas (FNUAP) y la participación de todos los países de la subregión, con excepción de Barbados. En 1986 los gobiernos del Caribe oriental suspendieron el programa por tiempo indefinido al no poder asumir su financiamiento[5].

Ese mismo año se implantó en Kingston, Jamaica, con ayuda de la OPS/OMS, el primer programa siquiátrico posbásico de seis meses de duración para preparar a enfermeras certificadas para la atención de pacientes siquiátricos en la comunidad, en el Hospital Bellevue y en el programa de rehabilitación.

Situación actual

La enseñanza posbásica de enfermería en el Caribe dura por lo menos seis meses, se reconoce mediante un certificado o diploma u otro tipo de título, constituye una calificación adicional y reconocida y prepara a la persona para mayores responsabilidades, con sus correspondientes recompensas materiales[6].

En la actualidad, todos los programas posbásicos de enfermería en el Caribe se ofrecen fuera del recinto universitario, salvo el Programa de Estudios Superiores en Enfermería de la Universidad de las Indias Occidentales, que dura tres años y ofrece una licenciatura en ciencias de la enfermería a las enfermeras certificadas. Éstas pueden ingresar en el segundo año y terminar el programa en dos años si tienen un mínimo de tres años de experiencia de trabajo. Quienes sólo completan hasta el segundo año del programa pueden recibir un certificado en docencia o administración de enfermería.

Los otros programas posbásicos de enfermería de la región otorgan un diploma o un certificado y están bajo la supervisión de los respectivos gobiernos.

Infraestructura

Si bien en el transcurso de los años han mejorado las bibliotecas, instalaciones y recursos materiales, todavía abundan las deficiencias. La mayoría de las instalaciones que se emplean como áreas de enseñanza no fueron diseñadas específicamente para fines educativos. En Jamaica, en especial, se ofrecen programas de enfermería donde quiera que existan instalaciones. El espacio para oficinas es limitado, exigiendo con frecuencia que los educadores compartan oficinas. Los equipos también son limitados, y en su mayoría se adquirieron por donación de alumnas o de donantes importantes.

Aunque la mayoría de los programas tienen bibliotecas, los materiales de lectura necesitan ser actualizados y tener mayor alcance. Cuando necesitan laboratorios de investigación, los programas de enfermería utilizan instalaciones del gobierno, en la medida de lo posible. También ocurre que un programa cuente con un laboratorio pero que no lo utilice, debido a lo limitado de los recursos.

En cada establecimiento hay áreas designadas para prácticas y demostraciones, pero éstas por lo general no se usan exclusivamente para ese fin sino que fungen también de aulas, salas de lectura y demás. Por lo general, la práctica clínica se realiza en un establecimiento de atención de la salud relacionado con la especialidad.

La infraestructura para la investigación de los programas posbásicos de enfermería que se desarrollan en el recinto universitario es sumamente limitada. Por ejemplo, es difícil, si no imposible, tener acceso a laboratorios computadorizados, asistentes de investigación, servicios para facilitar búsqueda de materiales de lectura y financiamiento. Fuera de la universidad la infraestructura para la investigación es inexistente.

Instructores

Los instructores deben ser personas calificadas en el campo de especialidad, lo que significa como mínimo poseer un certificado. No obstante, un gran número tiene capacitación adicional posbásica y muchos otros tienen títulos o maestrías en una variedad de campos. Una característica común de gran parte de los instructores es que son egresados de uno de los programas del Departamento de Estudios Superiores en Enfermería de la Universidad de las Indias Occidentales.

Planes de estudio

El contexto de los planes de estudio posbásicos en enfermería incluye aspectos clínicos, educativos, administrativos, de gestión e investigación. Su marco conceptual aborda los siguientes conceptos principales: ciclo de vida, holismo, promoción de la salud, educación en salud, proceso, teorías e investigación de enfermería; estrategias de atención primaria, secundaria, terciaria y ampliada; administración de enfermería, docencia en enfermería, teorías social y sicológica, profesionalismo y aprendizaje de adultos.

Alumnos

Muchos de los programas posbásicos en enfermería no cuentan actualmente con las elevadas matrículas que tenían en sus primeros años. Ello se debe, entre otras cosas, a las insuficientes fuentes de financiamiento; el número limitado de candidatos, debido a la disminución de los admitidos a los programas básicos y a la creciente emigración de las enfermeras certificadas; y la creciente tendencia a que las enfermeras cambien de carrera.

Se espera que los egresados de los programas posbásicos de enfermería demuestren que son capaces, entre otras cosas, de funcionar como profesionales independientes de nivel superior en sus respectivas esferas de especialización y realizar investigaciones o emplear los resultados de éstas para mejorar los resultados de la enfermería.

Integración enseñanza-servicio

La enseñanza y el servicio se vinculan por medio de experiencias conjuntas planificadas que ayudan a mantener las normas de enfermería; las funcionarias de servicio fungen de mentoras y ofrecen orientación a las alumnas de enfermería; los educadores sirven como personas a las que se puede acudir en el campo de servicio.

Por otra parte, las necesidades de capacitación en esferas específicas de enfermería son determinadas por las respectivas enfermeras jefas o enfermeras principales y comunicadas a los educadores. Dichas necesidades se determinan en base a las tendencias epidemiológicas en salud y educación, los principales programas de salud, la evaluación de los programas educativos y los servicios de enfermería.

Evaluación

Se evalúa a los alumnos sobre la base de su trabajo, proyectos y exámenes escritos y prácticos, así como de sus continuas evaluaciones clínicas. Al final del curso, los alumnos emplean una escala de calificación para evaluar a los profesores; éstos son evaluados también en sus respectivas instituciones mediante el sistema que se haya implantado.

Se ha sugerido la evaluación quinquenal y decenal de los programas posbásicos de enfermería. Sin embargo, todavía no se ha concebido un sistema formal, aunque ha habido intentos en los programas más nuevos de abordar este problema.

Repercusiones

La educación posbásica en enfermería en el Caribe ha tenido repercusiones positivas y negativas. Por un lado, las enfermeras reconocen la necesidad de aumentar la enseñanza y la capacitación básicas; se han desarrollado especialidades de enfermería adaptadas a las necesidades singulares del Caribe; existe hoy una mayor cantidad de personas calificadas para mejorar la calidad de la atención de salud; y se han elevado los estándares de la enfermería.

Por otro lado, a los nuevos egresados no se les asigna a puestos donde puedan utilizar los conocimientos y aptitudes que acaban de adquirir y el reconocimiento o recompensa inadecuados que se da a las enfermeras que han adquirido recientemente nuevas calificaciones lleva a la frustración y, a la larga, a la emigración en busca de mejores oportunidades.

Actividades científicas

Hay más conciencia entre las enfermeras de la necesidad de la investigación basada en la práctica, así como mayor participación de éstas en la investigación y en conferencias de investigación. Los conocimientos tecnológicos especializados han aumentado entre las enfermeras del Caribe. Sin embargo, no pueden poner en práctica los resultados de las investigaciones debido a la insuficiencia de recursos humanos, financieros y materiales.

Los graduados que cuentan con conocimientos académicos están participando cada vez más en foros científicos nacionales e internacionales. Esto se nota en su participación en organizaciones científicas en calidad de socios, sus publicaciones en revistas especializadas, y su presentación de trabajos en foros internacionales.

Políticas de salud

Los programas posbásicos preparan a las enfermeras para determinar las necesidades en materia de política sanitaria y formular e implantar políticas para mejorar la práctica de la enfermería. Sin embargo, los gobiernos no han elaborado políticas para hacer frente a los cambios en la práctica que son inherentes a los programas educativos, en especial en lo que respecta a las mayores funciones que tienen las enfermeras.

Resumen

Los puntos fuertes y débiles, tendencias y problemas actuales, y estrategias para el cambio de la formación posbásica en enfermería en el Caribe son los siguientes:

Puntos fuertes

La formación posbásica en enfermería está creando un grupo de expertos en enfermería en la región, que están disponibles para consultas a nivel regional e internacional; actúa como fuerza unificadora de las enfermeras y fomenta la cooperación regional en materia de enfermería; contribuye al desarrollo de instrumentos para facilitar la práctica de la enfermería, por ejemplo, protocolos de atención crítica; mejora los estándares del ejercicio profesional de la enfermería; y eleva la pericia tecnológica de las enfermeras en el uso de computadoras, sistemas de apoyo y otros procedimientos de instrumentación avanzada.

Puntos débiles

Con frecuencia se otorga capacitación para la exportación, con lo cual se pierden recursos humanos vitales y, a la larga, se pone en peligro el desarrollo regional; debido a los recursos financieros limitados, la experiencia clínica se reduce a un solo país, por lo general el mismo en que tiene lugar el programa de capacitación; faltan cursos posbásicos de jornada parcial; no hay programas de posgrado en enfermería en la región (maestría y doctorado), por lo que muchas enfermeras se dedican a otras disciplinas con el fin de obtener un título superior; los cursos posbásicos están ubicados principalmente en Jamaica.

Tendencias

Ofrecer más oportunidades para que los candidatos cuestionen aspectos de los programas posbásicos de enfermería; dar mayor énfasis al desarrollo de programas para optar a un título de enfermería; identificar un conjunto de expertos en enfermería en toda la región para la elaboración e implantación de programas de posgrado en enfer-

mería; promover actividades de investigación entre todas las enfermeras, en especial entre docentes de enfermería y estudiantes de cursos posbásicos; planear el desarrollo de institutos caribeños de investigación en enfermería.

Problemas

Los servicios de salud del Caribe necesitan más enfermeras preparadas a nivel de licenciatura o superior; es necesario mayor acceso a programas regionales de enseñanza; son limitados los recursos para apoyar programas posbásicos en enfermería; se necesita que esos programas sean acreditados ante la Universidad de las Indias Occidentales, por ejemplo, el programa de enfermería de atención primaria y el de enfermería de salud pública; se necesita adoptar estrategias de enseñanza/aprendizaje que faciliten un enfoque centrado en el alumno; hay pocas oportunidades para que los egresados apliquen sus recién adquiridos conocimientos (por ejemplo, los de investigación y evaluación de la salud).

Estrategias para el cambio

Se están implantando las siguientes estrategias para resolver los problemas antes mencionados:

- Desarrollo de programas de licenciatura, maestría y doctorado en enfermería y colaboración con programas de enfermería del extranjero para ello; reorientación de los recursos regionales para mejorar el apoyo a su implantación.

- Acreditación de todos los programas posbásicos actuales y colocación de los mismos en el ámbito de la Universidad de las Indias Occidentales.

- Descentralización del programa de licenciatura en enfermería y ofrecimiento de programas de posgrado en otros territorios.

- Fomento de experiencias de enseñanza a distancia, para hacerlas accesibles a los programas posbásicos; ofrecimiento de programas posbásicos de jornada completa, así como de jornada parcial.

- Incorporación a los programas de estudios de métodos de aprendizaje más empíricos;

restablecimiento de las experiencias en el terreno en el Caribe y negociación del otorgamiento de becas para cubrir los costos.

- Establecimiento de redes de enfermeras de la región, para compartir ideas sobre la formación posbásica; preparación de una lista de expertos en enfermería mediante la asistencia del Órgano Regional de Enfermería.

- Fomento de vínculos más sólidos con organizaciones y directores caribeños de enfermería mediante la presentación de perfiles de los graduados; suministro de los informes finales de los graduados a aquéllos, así como a los patrocinadores de los solicitantes (por ejemplo, la OPS).

Referencias

1. Editorial. (1990). Chronic non-communicable diseases. *Cajanus*, 23(1), 1-3.

2. Segree, Winsome. (1991). Healthy lifestyles- A challenge for the future. *Cajanus*, 24(3), 131-141.

3. El Órgano está integrado por enfermeras representantes de los siguientes gobiernos y organizaciones: Anguila*, Antigua y Barbuda*, Bahamas, Barbados*, Belice*, Bermuda, Islas Caimán, Islas Turcos y Caicos, Islas Vírgenes Británicas, Dominica*, Granada*, Guyana*, Jamaica*, Montserrat, St. Kitts-Nevis*, Santa Lucía*, San Vincente y las Granadinas*, Suriname, Trinidad y Tobago* y Universidad de las Indias Occidentales-OPS.

*Fundadores y miembros de derecho pleno.

4. Hewitt, Hermie. (1994). Contributions of nursing leaders to the development of nursing education in Jamaica, 1946-1987: A methodological approach. *The Jamaican Nurse*, 33(2), 31.

5. Dra. Mary Seivwright. Informe preparado para el Departamento de Estudios Superiores en Enfermería. Universidad de las Indias Occidentales, Kingston, Jamaica.

6. Asociación de Enfermeras de Jamaica. (1972). *Nursing in Jamaica. Blueprint for progress.* Kingston, Jamaica: Autor.

Gracias a Hermie Hewitt, RN, RM, BSCN, MPH, Conferencista, Departamento de Estudios Avanzados en Enfermería y a Sheryll Lopez, RN, RM, BSCN, MED, Conferencista Adjunta, Universidad de las Indias Occidentales, Jamaica, por su contribución a este estudio.

10 Investigación y práctica en la formación de enfermería en Cuba

Zoila Barroso Romero

Introducción

El dominio del conocimiento ya no es suficiente hoy día para garantizar las valoraciones del trabajo: lo importante es la capacidad de usar el conocimiento de manera efectiva y creativa. Esto constituye un reto para la profesión de enfermería, que debe dirigir sus esfuerzos al estudio de los problemas prioritarios de las personas o grupos a los cuales atiende, de la propia profesión y del sistema entero de salud.

La labor investigativa de enfermería puede favorecer en gran medida el avance de las acciones de salud, al contribuir a la capacidad científico-técnica del personal, a su calidad humana y a sus aptitudes sociales y éticas.

La investigación es un instrumento de gran valor: nos sirve para la exploración diagnóstica de situaciones y nos permite el análisis de los factores determinantes de las distorsiones que se observan en la práctica.

Ésta demanda una movilización de conocimiento que no sólo abarca el tradicional campo biomédico sino que lo sobrepasa, para extenderse a aspectos epidemiológicos (con su abordaje colectivo), sicológicos, socioantropológicos, éticos e incluso económicos. Estos conocimientos se aplican no sólo al enfermo como individuo sino a la comunidad sana en su totalidad, considerada en sus relaciones, en su contexto.

Una forma de introducir al personal de enfermería en la investigación es a través del proceso docente-educativo. Éste permite que los estudiantes se enfrenten a las interrogantes que impone la práctica diaria, pudiendo determinar así los problemas y proponer soluciones. El enfrentamiento en la práctica a situaciones-problemas significa para el estudiante ir en busca de información, explorar, analizar, tomar una actitud científica que le permita abordar el problema y proponer la solución del mismo a través de un plan de intervención.

Este modo de aprendizaje debe implantarse desde los estudios de pregrado. El profesor debe estar preparado para trasmitir al estudiante una actitud científica, de forma sistemática, de modo que el estudiante la incorpore y la utilice en sus estudios de posgrado, viendo su aprendizaje como un proceso importante y fundamental en su desarrollo.

Entre las formas de familiarizar al estudiante con la práctica de la investigación se cuentan las prácticas clínicas, comunitarias, y de laboratorio, así como las clases prácticas.

La experiencia de Cuba

Las maestrías de atención primaria de la salud y de salud pública que se imparten en la Facultad de Salud Pública de Cuba tienen experiencia en este modo de actuar. Ambas tienen un ciclo básico común, donde se imparten los conocimientos que preparan al estudiante para abordar investigaciones en instituciones y en comunidades, y un ciclo específico.

Ciclo básico

En el ciclo básico se va instrumentando el conocimiento en forma teórica y práctica con ejercicios que deben resolverse en el aula. Al finalizar el ciclo básico, los estudiantes son ubicados por equipos en municipios y áreas de salud convenidas y acreditadas por la Facultad, donde deberán realizar una investigación sobre el diagnóstico de la situación de salud de esos territorios.

Para ello, tienen que realizar un trabajo de campo, utilizando los equipos multidisciplinarios de esas áreas, comunicándose con las organizaciones de la comunidad (sociales, económicas, políticas, religiosas, de masas), realizando entrevistas a los habitantes y haciendo uso de todas las técnicas aprendidas y de los factores que consideren importantes para ampliar en todo lo posible su información.

Una vez que analizan la información recopilada e identifican y explican las áreas problema, los estudiantes plantean alternativas de solución y proponen a los territorios estrategias de intervención. Todo esto lo recogen en un documento, una copia del cual queda como material de consulta en la biblioteca del centro, mientras otra pasa a manos de la institución en la que se realizó la investigación.

La actividad finaliza con la presentación del informe ante un tribunal integrado por personal docente de la Facultad y personal de la institución donde se realizó el trabajo investigativo. Éste se somete a discusión y defensa por parte de los estudiantes.

Con esta integración docencia-asistencia se logra no sólo que los estudiantes lleven a la práctica los conocimientos adquiridos en las aulas, sino también una interrelación con los servicios de salud que se benefician con la actividad docente.

La investigación realizada constituye un espacio de reflexión para los dirigentes sobre los problemas encontrados en sus territorios, mientras que la propuesta de estrategias de intervención ayuda a

su solución, lo que redunda de forma positiva en la calidad de los servicios brindados a los usuarios.

Ciclo específico

La segunda parte de las maestrías está constituida por el ciclo específico, donde los estudiantes se concentran en su especialidad, ya sea atención primaria de la salud o salud pública. Durante este ciclo se realizan muchas actividades en la comunidad, que sirven para ubicar a los estudiantes en el contexto en que se desempeñarán.

Desde principios del curso, se le asigna a cada estudiante un tema de investigación. Esta temática es ofrecida por la institución a partir de propuestas hechas por los profesores, por la institución, por los propios estudiantes (por ejemplo, si el tema es de interés del lugar de procedencia), o por alguna institución estatal del sistema de salud. Junto con el tema se les proporciona a los estudiantes la tutoría, a cargo, preferentemente, de profesores del claustro de la Facultad, aunque también se aceptan propuestas de los estudiantes.

A principios del ciclo específico éstos deben entregar el protocolo de la investigación ya elaborado, el cual se somete, para su revisión, a profesores del claustro de la Facultad. Durante todo el proceso docente, los estudiantes deberán dedicarse, además, a ir desarrollando la investigación, bajo tutoría. Al finalizar el ciclo se les concede un tiempo determinado para la elaboración del informe final. La investigación es presentada y defendida ante un tribunal constituido por profesores que reúnen los requisitos establecidos.

Investigación útil

El hecho de que los temas de investigación sean parte de una línea de investigación de una institución o interesen a la Facultad u otra dependencia del Sistema Nacional de Salud favorece el interés del estudiante en su realización y evita, además, que se convierta en un documento obsoleto, cosa que ocurre con frecuencia con las investigaciones que se realizan como ejercicio docente. Es oportuno señalar que la relación docencia-servicio lograda entre la Facultad de Salud Pública y las dependencias del Sistema Nacional de Salud ha facilitado la investigación de necesidades de aprendizaje; esto, a su vez, ha favorecido el diseño de cursos y el entrenamiento del personal de enfermería de la comunidad.

El establecimiento de convenios para el trabajo docente con tres municipios aledaños a la Facultad de Salud Pública garantiza la investigación y el desarrollo de actividades académicas en los servicios. Ello beneficia la calidad de la atención, puesto que compromete a la Facultad con el adiestramiento sistemático del personal de enfermería, que eleva así su nivel de competencia técnica y profesional.

En nuestro país la investigación de enfermería tiene los mismos problemas que se han planteado para la región. Se están haciendo esfuerzos en los diferentes frentes y niveles de enfermería para alcanzar un desarrollo sostenido en materia de investigación, puesto que estamos conscientes de que la investigación es la vía adecuada para mejorar el nivel de preparación de los profesionales de enfermería, aumentar la producción científica, identificar las áreas problemas, estimular la comunicación escrita y facilitar la investigación interdisciplinaria.

La importancia de la labor investigativa en enfermería radica en que puede ayudar a mejorar las acciones de salud, el bienestar de la población sana y enferma y la calidad de vida.

11 La enseñanza de posgrado en enfermería en los Estados Unidos

Gilda M. Martoglio
Thomas P. Phillips
Irene Sandvold

En la actualidad, existen en los Estados Unidos más de dos millones de personas capacitadas para ejercer la enfermería. Esta actividad se desempeña en distintos medios: desde hogares y dispensarios, donde la tarea principal de la enfermera es enseñar a las personas y a las familias, y trabajar con ellas para promover la salud y prevenir enfermedades, hasta unidades hospitalarias de cuidados intensivos, donde prestan atención de enfermería con las técnicas más avanzadas.

Hoy en día, las enfermeras no pueden limitarse a proporcionar atención sino que deben constituirse, colectivamente, en un elemento dinámico de desarrollo de las políticas de atención de la salud, pues su punto de vista es decisivo para la planificación que se debe realizar a fin de garantizar una atención sanitaria de buena calidad para todos. Si bien actualmente hay enfermeras que ocupan puestos directivos pese a carecer de preparación académica para ello, por lo general se reconoce que se necesita una capacitación metódica adicional para ocupar cargos de responsabilidad, o sea, una formación avanzada.

En los Estados Unidos, la formación avanzada—entendida aquí como toda instrucción metódica impartida tras el programa básico de enfermería—se imparte por medio de dos grandes mecanismos: la capacitación continua y los títulos universitarios de posgrado.

Las enfermeras de todos los niveles, del más elemental al doctorado, asisten de cuando en cuando a cursos de capacitación continua. Tradicionalmente, esos cursos sólo han otorgado un certificado de finalización. Aunque algunas escuelas de enfermería otorgan ahora puntaje académico por ciertos cursos y experiencias de ese tipo, la capacitación continua no se ha aplicado generalmente a la obtención de títulos avanzados en enfermería. Las oportunidades de capacitación continua provienen sobre todo de hospitales, organismos y otros empleadores. También la ofrecen organizaciones de enseñanza privada con fines de lucro, organizaciones profesionales y, en algunos casos, facultades y universidades con departamentos de capacitación continua.

En cuanto a los títulos de posgrado, en los Estados Unidos existe un gran movimiento para alentar a las enfermeras a incorporarse al medio universitario y obtener un título avanzado. Actualmente son muy comunes los programas de posgrado a nivel de maestría y de doctorado.

Muchas enfermeras tienen la oportunidad de asistir a programas organizados cerca de su hogar o lugar de trabajo. Para poner los cursos de posgrado más al alcance de los estudiantes también se recurre a otros métodos, como las clases dictadas por la noche y de fin de semana, los "minisemestres" intensivos y los cursos de verano Valiéndose de distintos mecanismos de enseñanza a distancia, algunas escuelas ponen sus cursos al alcance de enfermeras que viven en zonas alejadas. Sin embargo, al estudiantado se le insta, en general, a pasar un tiempo en el recinto universitario, para que puedan relacionarse con otros prestadores de asistencia en materia de salud que tengan puntos de vista diferentes y para que experimenten la vida universitaria.

Este documento se centra en los programas universitarios que otorgan maestrías y doctorados a las enfermeras.

Programas de maestría

En la actualidad, más de 250 escuelas de enfermería de los Estados Unidos ofrecen programas a nivel de maestría; además, en cada uno de los 50 estados y en Puerto Rico existe por lo menos un programa de posgrado. En 1992, dichos programas contaban con 28.370 estudiantes matriculados (Moses 1994). Quienes normalmente ingresan a esos programas ya tienen una licenciatura en enfermería o un título equivalente.

Las esferas clínicas de estudio más comunes son: salud del adulto (médico-quirúrgica), maternoinfantil, gerontológica, siquiátrica-de salud mental, salud pública y comunitaria, partería y anestesia. Otras esferas de estudio son docencia, administración e informática de enfermería.

Por lo general, el estudiante elige dos de las esferas de estudio antes enumeradas, una clínica y la otra no, dedicándose principalmente a una de ellas. Por otra parte, se les exige también a todos los alumnos de maestría la asistencia obligatoria a varios cursos básicos de enfermería, entre ellos cursos de investigación y de teoría de la enfermería. También se les exige, generalmente, que tomen cursos afines, que facilitan la comprensión de los de enfermería propiamente dichos. Por último, los alumnos también toman cursos verdaderamente electivos. Como éstos se dictan a menudo en otros departamentos de la universidad, le permiten a los alumnos de enfermería interactuar con estudiantes de otras disciplinas.

Un problema serio que enfrentan actualmente los programas de maestría es que como siguen aumentando los temas relacionados con la enfermería que deben incluir, así como el tiempo que se les asigna, resulta más difícil darle tiempo al alumno para que pueda asistir a los cursos afines y electivos.

Los profesores de enfermería están a cargo de impartir toda la instrucción relacionada con dicha disciplina, tanto en las aulas como en el ámbito clínico. Si bien pueden delegar ciertas partes de las tareas de clase o del control clínico, siguen siendo responsables de la calidad global de la enseñanza, sea ésta de índole didáctica o clínica. Esto es esencial para mantener programas de gran calidad.

Para finalizar el plan de estudios de maestría se requiere de un año civil a dos años académicos, siempre que el estudiante tenga una dedicación a tiempo completo. En la actualidad, la mayoría de los alumnos de programas de maestría en los Estados Unidos (75%) se dedican a ellos a tiempo parcial, por lo cual se demoran más en terminar sus estudios.

En casi todos los programas a nivel de maestría se hace hincapié en seis campos de estudio básicos: conocimientos sobre la disciplina; práctica clínica; aprendizaje y enseñanza; gestión y desarrollo de la capacidad dirigente; investigación; y profesionalismo. El programa de maestría que se ha descrito es el más difundido, aunque algunas escuelas tienen sus propios, y singulares, planes de estudio.

Los primeros programas de maestría ofrecían cursos y, tal vez, seminarios de investigación; por lo general, también exigían una tesis. En la actualidad, las escuelas tienen criterios más amplios en cuanto a la investigación: aunque los alumnos siguen asistiendo a cursos de investigación y, probablemente, a seminarios afines, en general la tesis se ha vuelto opcional. En vez de tesis, puede que se le pida al alumno el desarrollo cabal de una idea sobre investigación o la participación en una actividad de investigación de grupo.

Dos factores impulsaron este cambio: los estudiantes realmente interesados en la investigación pueden ingresar en uno de los muchos programas de doctorado que se ofrecen; por otro lado, los profesores se han dado cuenta de que les es muy difícil dirigir tesis de alumnos y realizar, a la vez, las investigaciones propias que son requisito obligatorio para alcanzar la cátedra permanente.

La Liga Nacional de Enfermería, la entidad nacional de acreditación de las escuelas de enfermería en los Estados Unidos, ofrece servicios de asesoramiento a las escuelas que quieren comenzar programas de posgrado a nivel de maestría. Aparte de ofrecer un grado de asistencia considerable, la Liga establece directrices y acredita los programas de maestría una vez que éstos han egresado por lo menos a una promoción de alumnos. No se acreditan programas que no han logrado esa meta; tampoco se preacreditan programas antes de la correspondiente admisión de alumnos.

Los tipos más comunes de enfermeras que se preparan en el marco general de la enseñanza a nivel de maestría se describen a continuación.

Enfermería clínica

Los programas de maestría comenzaron a cambiar en los años cincuenta, en respuesta a los rápidos adelantos de la tecnología. La competencia clínica del graduado y su capacidad para cambiar la calidad de la atención de enfermería se volvió el centro de atención primordial de casi todos los programas a nivel de maestría. La preparación para la administración y la docencia en enfermería, que hasta entonces había sido el centro de casi todos esos programas, perdió súbitamente su popularidad y empezó a recibir menos recursos de las escuelas, pasando a la postre a un plano secundario en casi todas partes.

La capacitación de especialistas en enfermería clínica tenía dos objetivos principales. El primero era impartirle al estudiante conocimientos integrales sobre el contenido de un campo de especialidad clínica. El segundo objetivo era preparar a los especialistas en enfermería clínica para las cinco "funciones" que, idealmente, se suponía iban a ser llamados a desempeñar: asistencia, enseñanza, consulta, investigación y administración (Asociación Estadounidense de Enfermeras 1986). En otras palabras, habiendo adquirido el estudiante una sólida base clínica, se le impartía instrucción rudimentaria sobre cómo aplicar dichos conocimientos en la práctica.

Sin embargo, aunque se vienen preparando especialistas en enfermería clínica desde hace 40 años, con frecuencia éstos no logran desempeñar las funciones "ideales" originalmente concebidas para ellos, sino que terminan ocupando muchísimos otros puestos.

Por otra parte, según el concepto original de la función de los especialistas en enfermería clínica, el egresado también debía de convertirse en un "agente de cambio" al actuar como modelo a imitar y como defensor de la enfermería dentro de su ámbito específico.

Enfermería de atención primaria

El movimiento de enfermería de atención primaria de la salud comenzó en los Estados Unidos a mediados de los años sesenta en un intento por ampliar la práctica de la enfermería para que abarcase algunas de las responsabilidades anteriormente asumidas por los médicos. Esto se hizo en respuesta a la creciente demanda de servicios de salud primaria y a la escasez y mala distribución de médicos en aquel momento. Las instituciones de enseñanza de enfermería demoraron en acoger el concepto de enfermería de atención primaria porque no estaban seguras de que las nuevas responsabilidades fueran apropiadas para las enfermeras.

El gobierno federal, sin embargo, se interesó mucho en fomentar la función de las enfermeras en la atención primaria de la salud. Durante los años sesenta y principios de los setenta, la División de Enfermería del Departamento de Salud y Servicios Sociales apoyó 50 programas de certificación y maestría para enfermeras de atención primaria en todo el país. Desde entonces, el financiamiento federal ha desempeñado un papel preponderante en el desarrollo de la enfermería de atención primaria. El gobierno ha realizado estudios de seguimiento de dicho desarrollo (Sultz et al. 1976, 1978, 1980) y recopila datos para seguir de cerca su crecimiento (Moses 1994).

Con el correr del tiempo se ha hecho patente que la función de enfermera de atención primaria es compatible con el carácter evolucionista y progresista de la disciplina de enfermería.

El desarrollo de los programas de enfermería de atención primaria comenzó de una manera lenta, pero ahora está adquiriendo un auge tremendo en el país. Actualmente, existen por lo menos 350 de esos programas, tanto a nivel de maestría como de certificación. Algunos de estos últimos son a nivel de posmaestría (Organización Nacional de Profesores de Enfermería de Atención Primaria 1994).

En la actualidad hay unas 27.900 enfermeras preparadas para ejercer la atención primaria que poseen certificación nacional (Moses 1994). Por lo general, ocupan puestos de gran autonomía, que facilitan su interacción con médicos y otros miembros de los equipos de atención de la salud, como los nutricionistas y los asistentes sociales. Las enfermeras de atención primaria están siendo cada vez más reconocidas y su esfera de práctica se ha ampliado gracias a que en 45 de los 50 estados se les permite tener algún tipo de autoridad para recetar.

Aunque las escuelas de enfermería tienen total libertad para formular sus propios currículos, la Organización Nacional de Docentes en Enfermería ha publicado, para ayudarlas en ese proceso, una guía de planes de estudio centrada en cinco esferas de competencia esencial: manejo del estado de salud o enfermedad del cliente; supervisión y garantía de la buena calidad en la práctica de la atención de la salud; competencia organizacional y profesional; papel de la enfermera como sanadora (enfoque personal, igualitario y colaborativo para mejorar la atención); y enseñanza y capacitación.

A semejanza de otros programas a nivel de maestría, los de enfermería de atención primaria se completan, por lo general, en 3 ó 4 semestres a tiempo completo. Un reciente estudio de 112 programas de ese tipo reveló que exigen un promedio de 597 horas de práctica clínica; el 62% de dichos programas exigen entre 400 y 700 horas (Morgan et al. 1994).

Tanto la preparación como la práctica profesional de las enfermeras de atención primaria sigue evolucionando. Por ejemplo, algunas escuelas han comenzado a preparar enfermeras de atención primaria para esferas de cuidado intensivo tales como la enfermería neonatológica.

Enfermería-partería

En los Estados Unidos, hay actualmente 6.368 enfermeras parteras certificadas que practican la profesión (Moses 1994). Los primeros programas de capacitación de enfermeras parteras se organizaron fuera del ámbito universitario. Sin embargo, desde el decenio de 1970, se han iniciado más programas de este tipo en el medio universitario que fuera de éste. Actualmente hay 10 programas de certificación que admiten exclusivamente a enfermeras certificadas y 32 programas a nivel de maestría que exigen que sus aspirantes tengan, por lo general, una licenciatura en enfermería. Aunque la capacitación de enfermeras parteras está adquiriendo rápidamente el nivel de maestría, todavía se deben mantener algunos programas a nivel de certificación.

El Colegio Estadounidense de Enfermeras Parteras publica una guía, titulada *Aptitudes esenciales para el ejercicio básico de la enfermería partería* (1993), para orientar a los programas de certificación y maestría que aspiran a la acreditación y a impartir una preparación aceptable a nivel profesional. Las aptitudes esenciales enumeradas en esa guía se relacionan con la atención prenatal, durante el parto y el puerperio, neonatal, y de planificación familiar y bienestar ginecológico.

El plan de estudios se desarrolla dentro de un marco general de atención centrada en la familia, con énfasis en el fomento de la salud y la prevención de enfermedades. En la actualidad su contenido está evolucionando: se pone más énfasis en la atención de la salud de la mujer durante toda su vida, así como en la atención primaria y el tratamiento de ciertas enfermedades agudas y crónicas.

Enfermería de anestesia

Hay actualmente en los Estados Unidos 21.776 enfermeras preparadas como anestesistas, que ocupan puestos con el título de "enfermera anestesista" (Moses 1994). Tradicionalmente, los programas de posgrado en esa especialidad se desarrollaban en hospitales y otros medios clínicos, pero esta situación está cambiando. El Consejo de Acreditación de Programas Educacionales de Enfermería de Anestesia ha decidido que a partir del 1º de enero de 1998, a más tardar, todo programa de capacitación en esa especialidad deberá otorgar maestrías a los estudiantes que ingresen al mismo. La maestría exigida no tiene que ser en enfermería.

En los Estados Unidos existen actualmente 89 programas de capacitación de enfermeras anestesistas. Cincuenta ofrecen una maestría en una esfera no relacionada con la enfermería y 31 otorgan la maestría en enfermería. Los otros ocho programas todavía no han pasado del nivel de certificación al de maestría. Antes de poder admitir estudiantes, un programa debe estar plenamente acreditado por el Consejo. Los programas deben tener una duración mínima de 24 meses y tienen que preparar a los graduados en función de 19 criterios específicos (Consejo de Acreditación de Programas Educacionales de Enfermería de Anestesia 1994).

La gran cantidad de programas que otorgan maestrías no relacionadas con la enfermería es indicio de la renuencia tradicional de las escuelas de posgrado en enfermería a incorporar programas de enfermería de anestesia en sus planes de estudio.

Enfermería de práctica avanzada

El término *enfermera de práctica avanzada* fue adoptado en 1993 por la Asociación Estadounidense de Enfermeras, que lo define así: "término general que designa a una enfermera certificada que ha completado los requisitos de capacitación avanzada y práctica clínica, encima de los dos a cuatro años de capacitación en enfermería básica que se le exige para la certificación".

Dicho término general incluye a cuatro grupos de enfermeras: las de atención primaria, las especialistas clínicas, las parteras certificadas y las anestesistas certificadas. Actualmente, la preparación para esas cuatro categorías de enfermeras con orientación clínica se imparte en escuelas de posgrado en enfermería.

Por afán de ahorro o para satisfacer el deseo creciente de los alumnos de cursar materias tanto de especialidad clínica como de práctica avanzada, algunas escuelas ofrecen cursos básicos para los dos grupos, permitiéndoles luego seguir orientaciones separadas; otras han comenzado a integrar ambas funciones totalmente. De sus aulas egresan enfermeras con una preparación amplia, capaces de prestar atención tanto en el cuidado primario como en el crítico. En general, se considera que tienen una preparación de "enfermería de práctica avanzada". Pueden presentarse a los exámenes de certificación que las acreditan como enfermeras clínicas especializadas o de atención primaria.

La velocidad con la cual están cambiando los programas de estudio y la variedad de títulos que se otorgan hacen que sea difícil guiarse única-

mente por el "título" del graduado para saber qué clase de capacitación se le ha impartido. A menudo se hace necesario conocer el contenido del plan de estudios para averiguar qué conocimientos tiene un graduado. El período actual en la enseñanza de la enfermería es uno de crecimiento rápido, cambio e inevitable confusión.

El trabajo de las enfermeras de práctica avanzada se ha estudiado en profundidad. Se han evaluado cuidadosamente tanto su aporte a la práctica avanzada como la calidad de su trabajo, el valor del mismo para los clientes, los resultados de la atención brindada y su rentabilidad en comparación con la actividad de otros proveedores de atención de la salud. Han sido las contribuciones de las enfermeras que han finalizado sus estudios de posgrado las que han llevado a la enfermería a su actual nivel de gran adelanto en los Estados Unidos.

Administración y docencia

A principios de los años setenta, se adjudicaron contratos gubernamentales a tres escuelas de enfermería para formular programas a nivel de doctorado en administración de enfermería. Al preparar docentes para los programas de maestría, esa iniciativa fomentó asimismo el desarrollo de éstos. Debido a ello y, en parte, a las medidas tomadas por las propias escuelas de posgrado, existe hoy en los Estados Unidos una serie de programas de administración de enfermería de gran calidad y esa esfera, predominante hasta el advenimiento de la especialidad clínica, ha recuperado terreno. Por su parte, la docencia de enfermería, tan popular años atrás, también ha recuperado terreno, pero no tanto como la administración.

Otras esferas de estudio

Otras esferas de estudio que se han popularizado en años recientes y se enseñan hoy en algunas escuelas como esferas de elección principales o secundarias son la *informática,* el *manejo de casos* (sistema de evaluación de la salud, planificación, adquisición, entrega y coordinación de servicios y supervisión de las necesidades de los clientes) y la *enfermería de transición* (el trabajo con pacientes que van de su casa al hospital, para recibir cuidados críticos, y luego regresan a la casa). En este momento se debate si algunas de esas esferas de estudio deberían ser autónomas o si las materias correspondientes deberían integrarse a todo plan de estudios de posgrado en enfermería, dado su carácter esencial.

Programas de maestría alternativos

Cabe mencionar también por lo menos otros dos métodos de preparación de enfermeras a nivel de maestría, concebidos para quienes no tienen una licenciatura en enfermería.

Desde hace años, unas cuantas escuelas han venido ofreciendo los denominados programas de maestría "genéricos", a los cuales se admite a quienes poseen una licenciatura en una rama distinta de la enfermería, con frecuencia en ciencias u otra rama que les ofrezca una base excelente. En la actualidad, muchas escuelas de posgrado en enfermería están admitiendo a estudiantes de ese tipo, con resultados positivos. En general, se les admite en programas de estudio de tres años, en el cual se imparten conocimientos de enfermería a nivel de pregrado, seguidos por conocimientos de enfermería a nivel de maestría.

Un segundo método, cada vez más común, es el de admitir directamente a programas de maestría a quienes tienen un diploma en enfermería o un título "asociado". Por lo general, para poder ser admitidos a dichos programas, los aspirantes deben haber seguido algunos cursos por su cuenta; luego se les hace ingresar en un "programa puente" formado por una serie de cursos que les permiten "brincar" la licenciatura y entrar directamente a los programas de maestría. En general, esos estudiantes terminan el programa de maestría al cabo de tres años de dedicación a tiempo completo.

Programas de doctorado

A medida que la enseñanza de enfermería fue logrando una posición más sólida en los medios universitarios, a los profesores de enfermería se les comenzó a exigir, lógicamente, que cumplieran con los mismos requisitos de ascenso y titularización en el cargo que se les exigían a sus colegas de otras disciplinas. Esos requisitos incluyen la posesión de un doctorado y la constancia de productividad académica en el campo de actividad del docente.

En general, la enfermería en los Estados Unidos ha elegido como modelo al doctorado en investigación, en vez del profesional. Por ser la enfermería una disciplina aplicada, a veces a las enfermeras les resulta difícil trabajar en forma óptima en el medio universitario. Por ejemplo, conforme al modelo de investigación, a los profesores se les recompensa ante todo por sus actividades de investigación y de índole académica; en segundo lugar, por su calidad docente; y sólo en tercer lugar, por su pericia clínica y su capacidad para servir de modelo y guía clínicos para sus alumnos. La realidad que enfrenta el docente de enfermería para obtener titularización y mantener su puesto, a menudo está reñida con su capacidad para mantener los conocimientos clínicos avanzados que tanta importancia tienen para los estudiantes y para el campo de la enfermería.

La sólida vinculación del doctorado en enfermería con el medio universitario empezó con los primeros programas de ese tipo. En la Escuela Normal de Maestros de la Universidad de Columbia, a comienzos de los años veinte, y en la Universidad de Nueva York, en 1934, los programas de doctorado en enfermería dependían de las escuelas de docencia de posgrado (Kalisch y Kalisch 1978).

El desarrollo de otros programas de doctorado no fue rápido. En 1954, la Universidad de Pittsburgh inauguró un programa de doctorado tipo Ph.D. centrado únicamente en el campo de la enfermería maternoinfantil. La Universidad de Boston inició un doctorado en ciencia de la enfermería (D.N.S., según su sigla en inglés), que no duró mucho, en el cual se preparaban enfermeras sicoterapeutas. Probablemente el primer programa de doctorado en enfermería parecido a los actuales, que ofrecen una variedad de campos de estudio clínicos o prácticos, fue el inaugurado en 1964 en la Universidad de California, en San Francisco. Al principio, dicho programa ofrecía el título de D.N.S., pero unos 20 años después otorgaba también el de Ph.D. (Kalisch y Kalisch 1978).

En 1971, un estudio sobre las enfermeras con títulos de doctorado reveló que el 26% de las que respondieron poseían un título de la Universidad de Columbia, cifra más de tres veces superior a la de otras universidades. Los títulos del 51% de quienes respondieron provenían de seis universidades que ofrecían doctorado en enfermería; el 49% restante provenía de universidades que no lo ofrecían (Phillips 1973).

Desde entonces, el número de programas de doctorado que se ofrecen en los Estados Unidos ha ido aumentando paulativamente. En 1983 había 27 programas de ese tipo. Esa cifra siguió creciendo hasta 1991, año en el que dichos programas totalizaron 54 y en el cual el ritmo de crecimiento empezó a disminuir. Probablemente tal disminución obedeció, entre otras cosas, a que ya se había vuelto difícil obtener financiamiento del gobierno federal para los programas de doctorado.

En la actualidad, existen 57 programas en 33 estados del país (Sigma Theta Tau International 1994). El auge de dichos programas ha llevado a la mayoría de las enfermeras a perseguir un doctorado en el campo de la enfermería y no, como sucedía antes, en las disciplinas sociales, biológicas y de salud pública u otras materias afines.

El número de enfermeras matriculadas en programas doctorales en los Estados Unidos también aumentó con el paso de los años. Sin embargo, sólo se cuenta con cifras fiables desde 1973, año en que había 375 enfermeras inscritas en programas de doctorado, un 43% de las cuales estudiaban a tiempo completo. A principios de los años ochenta hubo un gran aumento, y para 1992 los programas de doctorado tenían un total de 2.127 estudiantes, el 41% a tiempo completo (Liga Nacional de Enfermería 1994). En 1992 había unas 11.284 enfermeras con nivel doctoral en los Estados Unidos: 4.241 tenían un doctorado en enfermería y 7.043, en una disciplina relacionada (Moses 1994).

Tipos de doctorado

Durante años, los docentes de enfermería debatieron las ventajas de ofrecer un tipo de título doctoral en lugar de otro, sosteniendo algunos que todos los programas debían ofrecer el mismo título. En la actualidad, parece haberse llegado al consenso de que, probablemente, no exista un único título capaz de satisfacer todas las necesidades de profesores y alumnos. La decisión en cuanto a qué título ofrecer depende de muchos factores. El más importante es que el plan de estudios se base tanto en las necesidades de la comunidad que sirve de sustento al programa y envía estudiantes al mismo, como en los intereses y puntos fuertes de índole filosófica y conceptual del profesorado.

Deberían existir diferencias conceptuales claras entre los tipos de doctorado en enfermería que se otorgan. Por ejemplo, el doctorado en docencia (Ed.D.), de la Escuela Normal de Maestros de la Universidad de Columbia, un título profesional que prepara a las enfermeras para la docencia, es totalmente coherente con la preparación que se imparte en ese programa.

Los otros tres títulos a nivel de doctorado que se ofrecen son los de doctor en filosofía, doctor en ciencia de la enfermería y doctor en enfermería. (El de *doctor en ciencias de la enfermería* otorgado por la Universidad de Alabama, en Birmingham, se asemeja bastante al de doctor en ciencia de la enfermería, por lo cual no se analizará por separado).

Como ya se indicó, el título de doctor en filosofía (Ph.D.) es un título de investigación y, en general, lo supervisa la escuela de posgrado de la universidad a cuya aprobación está sujeto. Un programa típico de doctorado en filosofía obliga al estudiante a completar por lo menos seis semestres de trabajo después de obtener el título de maestría, aprobar ciertos exámenes integrales y preparar una tesis que debe defender. Actualmente, el título doctoral antedicho puede obtenerse en 49 de las 57 escuelas que otorgan títulos doctorales en enfermería.

Originalmente, el título de doctor en ciencia de la enfermería (D.N.S.) se concibió más como título profesional que de investigación. Al principio lo otorgaba la Universidad de Boston a enfermeras sicoterapeutas. Dicho título, orientado a la práctica profesional, correspondía perfectamente con el programa que lo otorgaba.

Desde entonces, el D.N.S. se ha convertido en el título predilecto de numerosos programas doctorales, pero no siempre ha habido una clara correspondencia entre el mismo y el plan de estudios del caso. Si bien los profesores de varios de esos programas están convencidos de estar preparando al alumnado para el ejercicio profesional (y la investigación basada en aquél), a otros observandores les cuesta trabajo encontrar grandes diferencias entre el plan de estudios del D.N.S. y el del Ph.D. El plan de estudios del D.N.S. debería diferenciarse claramente del de Ph.D. y hacer hincapié en la práctica e investigación clínicas. Que a menudo eso no ocurra se debe a distintos factores. Uno de ellos es que, con el correr del tiempo, los profesores de enfermería han llegado a valorar el título de Ph.D. más que el de D.N.S., porque el primero es el "modelo de investigación" asociado a las disciplinas que se considera arraigadas en el mundo universitario; o sea, que se trata de un título sumamente codiciado por toda profesión que quiera ascender en la escala social.

El título de doctor en ciencia de la enfermería (D.N.S.) es válido y sumamente respetable; no se le debería tener en menor estima que el de Ph.D. Probablemente, debería reservarse para programas donde se resaltase el carácter de disciplina aplicada que tiene la enfermería y donde se preparase a estudiantes cuyo interés radicase ante todo en el ejercicio profesional y en la investigación clínica que le sirve de apoyo.

El tercer título doctoral que se otorga en el campo de la enfermería resulta más difícil de describir. Dicho título—doctor en enfermería o N.D., por sus siglas en inglés—se le concede a graduados de programas de índole variada. En sus orígenes, el título fue otorgado por la Universidad Case Western Reserve como primer título profesional en enfermería (doctorado genérico), tomando como modelo el título de doctor en medicina (M.D., por sus siglas en inglés).

A los aspirantes a este título se les exige poseer una licenciatura en un campo no relacionado con la enfermería. El título los prepara para puestos de principiantes en el ejercicio de la enfermería. Los graduados que aspiran a ocupar puestos dirigentes deben seguir su formación a nivel de maestría, que es donde tiene lugar la especialización. En estos momentos hay otra facultad, perteneciente a la Universidad de Colorado, que también ofrece un doctorado genérico. Cabe señalar claramente que esos programas doctorales genéricos son programas de enfermería de primer nivel, no planes de estudios para la obtención del doctorado final.

La Universidad Rush también ofrece un título de doctor en enfermería, que no es ni un título básico ni un doctorado final, sino un título adicional singular, basado en la práctica. El alumno puede recibir dicho título tras obtener la maestría en enfermería y antes de alcanzar el doctorado final, es decir, el título de *doctor en ciencia de la enfermería de la Universidad Rush.*

Financiamiento

El Congreso de los Estados Unidos ha facilitado fondos desde hace muchos años a través del Título VIII de la Ley del Servicio de Salud Pública para ayudar a estudiantes y escuelas de posgrado en enfermería. Si bien dichos fondos han sido muy importantes para lograr el éxito de este tipo de enseñanza, no han sido sino un complemento de los fondos de origen personal, privado y estatal.

La mayoría de los estudiantes de posgrado de los Estados Unidos dependen de una variedad de recursos para costearse la educación. En 1992, el 70% del total de estudiantes de programas de maestría y el 86% de los aspirantes a doctorado informaron que dependían sobre todo de sus ahorros e ingresos personales; el 54% de los de maestría y el 34% de los de doctorado dijo que recibían reembolsos de sus empleadores por concepto de gastos de educación. Tan sólo el 8,7% de los de maestría y el 17,8% de los de doctorado recibía algún tipo de subsidio de pasantía, beca o subvención del gobierno federal (Moses 1994).

En 1994, el Congreso autorizó una partida de $15 millones para el Programa de Becas de Adiestramiento para Enfermeras Profesionales. Los aspirantes a dichas becas de posgrado deben estudiar a tiempo completo. Las becas, que no cubren en su totalidad el costo de los estudios, son manejadas por las escuelas, que seleccionan a los becarios conforme a sus propios criterios.

El gobierno federal también suministra fondos en apoyo de los programas educacionales, mediante un sistema de competencia entre éstos. Las solicitudes de las escuelas son evaluadas por un jurado de colegas (otros profesores de todo el país), que decide cuáles son las más meritorias. Los fondos otorgados específicamente por el Congreso para apoyar dichos programas aumentaron de forma gradual, de $5 millones en 1976 a $28,9 millones en 1994. El aumento es menos impresionante cuando se tiene en cuenta la erosión del dólar provocada por la inflación. La mayoría de los programas de posgrado del país han recibido subvenciones de ese tipo, que los han ayudado a consolidarse.

Si bien el dinero asignado en virtud del Título VIII constituye el grueso de los fondos suministrados por el gobierno federal para la enseñanza de la enfermería, en el presupuesto federal hay partidas especialmente dedicadas a la capacitación de enfermeras en los campos de la enfermería siquiátrica y la salud mental, así como de la salud maternoinfantil. Aunque en la actualidad dichas partidas con fines específicos ya no son grandes, en otra época constituyeron importantísimas fuentes de apoyo para la enseñanza de posgrado en enfermería.

El Congreso también proporciona financiamiento para la investigación en enfermería, actividad para la cual asignó aproximadamente $50 millones en 1995.

Una parte importante de esos fondos sirve de ayuda para la enseñanza de la enfermería puesto que se adjudica a enfermeras docentes de programas de posgrado y se utiliza para sufragar los costos de investigación. Éstos incluyen, a menudo, parte del sueldo y beneficios del profesor, costo del personal auxiliar de investigación (compuesto, con frecuencia, por estudiantes) y otros costos que pueden beneficiar a la escuela. Sin ese apoyo financiero muchos profesores de enfermería quizás no pudiesen realizar las tareas de investigación y publicar los trabajos que se les exigen para obtener la titularidad en sus cargos y conservar sus empleos.

No cabe duda de que los fondos suministrados por el Congreso han contribuido mucho a que las escuelas de posgrado de enfermería puedan iniciar y ampliar programas. Es probable que el apoyo gubernamental tenga importancia en todo país en que se esté considerando la posibilidad de iniciar o ampliar la enseñanza de enfermería a nivel avanzado.

Otros costos

Los programas de posgrado son caros y la matrícula que abonan los estudiantes sólo alcanza a cubrir una parte del costo. En un estudio reciente en el que se consideraron solamente los costos de capacitación de enfermeras de atención primaria y enfermeras parteras, se intentó analizarlos para lo cual se los dividió en las cuatro categorías siguientes: instrucción directa (principalmente sueldos de los profesores); gastos generales de los departamentos docentes; gastos generales de la escuela de enfermería; y gastos generales a nivel de todo el recinto universitario.

Los resultados indicaron que, en dichos programas, el costo promedio por estudiante asciende a $15.591 por año, y que, como promedio, producir un graduado cuesta $29.663. Sin embargo, el costo promedio en el caso de la enfermería de atención primaria asciende a $17.544 por estudiante-año y a $34.096 por graduado, mientras que para la enfermería-partería el costo promedio es de $12.618 por estudiante-año y $22.915 por graduado. Se calcula que los fondos del gobierno federal constituyen cerca del 27% de los fondos suministrados en apoyo de estos programas educativos de posgrado (Departamento de Salud y Servicios Humanos de los Estados Unidos 1994). El dinero para cubrir los costos restantes proviene de matrículas estudiantiles y varias otras fuentes, incluidos los fondos de los estados y las donaciones.

Recomendaciones

La experiencia estadounidense en la elaboración de programas de posgrado ha tenido, en su mayor parte, características propias. No ha tendido a seguir modelos europeos o de otros lugares, sino que surgió a partir de necesidades y tendencias concretas registradas en el propio país. Lo que ha funcionado bien en los Estados Unidos puede o no que sirva en otro país. Teniendo esto en cuenta, se ofrecen las siguientes recomendaciones a los cuerpos docentes de otros países que deseen iniciar programas educacionales de posgrado o profundizar su desarrollo:

• Los programas de posgrado se desarrollan idealmente para todo el país, planificando a nivel nacional su cantidad, ubicación y orientación básica. En los países más grandes, la planificación se puede realizar mejor a nivel regional, estatal o local. En todo caso, una planificación con un alcance lo más amplio posible evitará la repetición de programas y facilitará el empleo óptimo de recursos escasos.

- Los programas de posgrado se deben formular en base a las necesidades concretas de la comunidad a la que cada programa va a servir, en vez de en base a lo que parece funcionar bien o tener importancia en otra parte.

- Sean cuales fuesen las necesidades detectadas, los programas sólo deben iniciarse una vez que la escuela haya logrado ubicar recursos, profesores y oportunidades de práctica clínica adecuados para los estudiantes correspondientes.

- Es particularmente importante que los programas universitarios se desarrollen allí donde la administración de la facultad o universidad les brinden un claro apoyo.

- Al formularse nuevos programas de posgrado, es importante establecer relaciones positivas con otras disciplinas de atención de la salud, en la escuela y la comunidad. El dar participación a los colegas al principio del período de planificación ayuda a asegurar su cooperación una vez que el programa se ponga en marcha.

- Los programas de posgrado en enfermería deben edificarse sobre la base sólida de un programa básico. Nunca se debe perjudicar al programa básico con el traslado de recursos escasos al incipiente programa de posgrado.

- Si se establece un conjunto "esencial" de cursos obligatorios para todos los estudiantes de posgrado será más fácil agregar nuevas esferas de estudio a medida que el programa vaya creciendo.

- Las escuelas que establezcan programas a nivel de doctorado deben analizar a fondo si el modelo más indicado es el de la investigación o el de la práctica profesional, tanto en función de las necesidades de los estudiantes como de la viabilidad del programa dentro de la universidad.

Referencias

Asociación Estadounidense de Enfermeras. (1993). *Advanced practice nursing: A new age in health care.* Washington, D.C.: Autor.

Clawson, D.K. y Osterweis, M. (Eds.). (1993). *The roles of physician assistants and nurse practitioners in primary care.* Washington: Asociación de Centros de Salud Académicos.

Colegio Estadounidense de Enfermeras Parteras. (1992). *Educating nurse-midwives: A strategy for achieving affordable, high-quality maternity care.* Washington, D.C.: Autor.

__(1993). *Core competencies for basic nurse-midwifery practice.* Washington, D.C.: Autor.

Congreso de los Estados Unidos. (1986). *Nurse practitioners, physician assistants, and certified nurse-midwives: A policy analysis.* Health Technology Case Study 37. Washington: Oficina de Evaluación de Tecnología.

Consejo de Acreditación de Programas Educacionales de Enfermería de Anestesia. (1994). *Standards for accreditation of nurse anesthesia educational programs.* Park Ridge, Illinois: Autor.

Consejo Nacional de Juntas Estatales de Enfermería, S.A. (1992). *NCSBN position paper on the licensure of advanced nursing practice.* Chicago: Autor.

Departamento de Salud, Educación y Bienestar Social de los EE.UU. (1971). *Future directions of doctoral education for nurses: Report of a conference.* Publicación No. NIH 72-82. Washington, D.C.: Autor.

Departamento de Salud y Servicios Humanos de los EE.UU. (1992). *A survey of certified nurse-midwives.* Publicación OEI 04-90-02150. Washington, D.C.: Autor.

__ (1993). *Enhancing the utilization of nonphysician health care providers.* Washington, D.C.: Oficina del Inspector General.

__ (1994). *Federal support for the training of nurse practitioners and nurse-midwives.* Informe del contrato HRSA No. 240-93-0043. Washington, D.C.: Autor.

__ (1994). *Survey of beneficiaries of nursing education projects.* Informe del contrato HRSA No. 240-91-0016. Washington, D.C.: Autor.

Fenton, Mary V. (1984). Identification of the skilled performance of Master's prepared nurses as a method of curriculum planning and evaluation. En: *From Novice to Expert: Excellence and Power in Clinical Nursing Practice* (págs. 262-274). Menlo Park, California: Addison-Wesley.

__(1985). Identifying competencies of clinical nurse specialists. *Journal of Nursing Administration*, 15(12), 31-37.

__(1992). Education for the advanced practice of clinical nurse specialists. *Oncology Nursing Forum*, suplemento al 19(1), 16-20.

Frik, S.M. y Pollock, S.E. (1993). Preparation for advanced nursing practice. *Nursing & Nursing Health*, 14(4), 190-195.

Geolot, D.H. (1990). Federal funding of nurse practitioner education: Past, present, and future. *Nurse Practitioner Forum*, 1(3), 159-162.

Georgopoulos, B.S. y Christman, L. (1990). *Effects of clinical nursing specialization: A controlled organizational experiment.* Nueva York: The Edwin Mellen Press.

Germain, C.P. et al. (1994). Evaluation of a PhD program: Paving the way. *Nursing Outlook*, 42(3), 117-122.

Jamann, J.S. (Ed.). (1984). *Doctoral programs in nursing: Consensus for quality.* Washington, D.C.: Asociación Estadounidense de Facultades de Enfermería.

__(1985). Proceedings of "Doctoral Programs in Nursing: Consensus for Quality". *Journal of Professional Nursing*, 1(2), 90-122.

Kalisch, P.A. y Kalisch, B.J. (1978). *The advance of American nursing.* Boston: Little, Brown.

Kelley, J. A. (1993). *Looking ahead to 21st century Master's nursing education.* Atlanta: Southern Council on Collegiate Education for Nursing.

__(1993). *The big picture: Making decisions about Master's curriculum in nursing.* Atlanta: Southern Council on Collegiate Education in Nursing.

LaRochelle, D.R. (1987). Research studies on nurse practitioners in ambulatory health care: A review 1980-1985. *Journal of Ambulatory Care Management*, 10(3), 65-75.

Liga Nacional de Enfermería. (1986). *Patterns in specialization: Challenge to the curriculum.* Nueva York: Autor.

__(1994). *1994 Nursing data review.* Nueva York: Autor.

Moon, B.J. (1990). Prescriptive authority and nurse-midwives. *Journal of Nurse-Midwifery*, 35 (1), 50-52.

Moses, E. (1994). *The registered nurse population: Findings from the National Sample Survey of Registered Nurses.* Washington, D.C.: Departamento de Salud y Servicios Humanos de los EE.UU.

Naylor, M.D. y Brooten, D. (1994). The roles and functions of clinical nurse specialists. *Image: Journal of Nursing Scholarship*, 25(1), 73-78.

Organización Nacional de Profesores de Enfermería de Atención Primaria. (1990). *Advanced nursing practice: Nurse practitioner curriculum.* Washington, D.C.: Autor.

__(1994). *National directory of nurse practitioner programs.* Washington, D.C.: Autor.

Page, N.E. y Arena, D.M. (1994). Rethinking the merger of the clinical nurse specialist and the nurse practitioner roles. *Image: Journal of Nursing Scholarship*, 26(4), 315-318.

Phillips, T.P. (1973). A sociological study of selected factors associated with the productivity patterns of nurses with earned doctoral degrees. Tesis doctoral inédita. Universidad Católica de América, Washington, D.C.

Price, et al. (1992). Developing national guidelines for nurse practitioner education: An overview of the product and the process. *Journal of Nursing Education*, 31(1), 10-84.

Public Health Service Act of 1993, Title VIII, 42º. Congreso de los EE.UU.

Safriet, B. (1992). Health care dollars and regulatory sense: The role of advanced practice nursing. *Yale Journal on Regulation*, 9(2), 417-487.

Sigma Theta Tau International. (1987-1994). *Proceedings of the National Forums on Doctoral Education in Nursing.* Publicación anual. Indianapolis: Autor.

__ (1994). Nursing doctoral programs. *Reflections*, 20(3), 15-17.

Steele, Shirley y Fenton, Mary V. (1988). Expert practice of clinical nurse specialists. *Clinical Nurse Specialist*, 2(1), 45-52.

Sultz, H.A., Zielezny, M. y Kinyon, L. (1976). *Longitudinal study of nurse practitioners, phase I.* Washington, D.C.: Departamento de Salud, Educación y Bienestar Social de los EE.UU.

__(1978). *Longitudinal study of nurse practitioners, phase II.*

__(1980). *Longitudinal study of nurse practitioners, phase III.*

Contactos

Asociación Estadounidense de Enfermeras:
American Nurses Association
Suite 100 West
600 Maryland Avenue, S.W.
Washington, D.C. 20024-2571
Teléfono: (202) 651-7000
Fax: (202) 651-7001

Asociación Estadounidense de Facultades de Enfermería:
American Association of Colleges of Nursing
Suite 530
One Dupont Circle, N.W.
Washington, D.C. 20036
Teléfono: (202) 463-6930
Fax: (202) 785-8329

Colegio Estadounidense de Enfermeras Parteras:
American College of Nurse Midwives
Suite 900
818 Connecticut Avenue, N.W.
Washington, D.C. 20006
Teléfono: (202) 728-9896
Fax: (202) 728-9897

Consejo de Acreditación de Programas Educacionales de Enfermería de Anestesia:
Council on Accreditation of Nurse Anesthesia Educational Programs
Suite 304
222 South Prospect Avenue
Park Ridge, Illinois 60068-4010
Teléfono: (708) 692-7050
Fax: (708) 692-7137

Consejo Nacional de Juntas Estatales de Enfermería, S.A.:
National Council of State Boards of Nursing, Inc.
Suite 550
676 North St. Clair
Chicago, Illinois 60611-2921
Teléfono: (312) 787-6555
Fax: (312) 787-6898

Liga Nacional de Enfermería:
National League for Nursing
350 Hudson Street
New York, New York 10014
Teléfono: (212) 989-9393
Fax: (212) 989-2272

Organización Nacional de Profesores de Enfermería de Atención Primaria:
National Organization of Nurse Practitioner Faculties
Suite 530
One Dupont Circle
Washington, D.C. 20036
Teléfono: (202) 463-6930
Fax: (202) 785-8329

Las opiniones expresadas en este documento son las de los autores y no coinciden necesariamente con las del Departamento de Salud y Servicios Humanos de los EE.UU.

Parte cinco

12 La enfermería en la encrucijada del cambio

Rachel Z. Booth

En los Estados Unidos, donde la enfermería es la profesión más grande en el campo de la atención de la salud, la población recurre cada vez más a las enfermeras para la prestación de una amplia gama de atención primaria, cuidados en el hogar, atención a largo plazo y servicios sanitarios comunitarios y públicos.

Se calcula que para el año 2000, la demanda de enfermeras con títulos de maestría y de doctorado para el ejercicio profesional avanzado, la enseñanza y la investigación llegará a más del doble de la oferta prevista.

Actualmente, hay más de 29.000 enfermeras certificadas en los Estados Unidos que han recibido su titulación como profesionales de atención primaria. Entre otros servicios, esas enfermeras realizan exámenes físicos; diagnostican y tratan enfermedades y lesiones agudas comunes; administran vacunas; tratan la tensión arterial elevada, la diabetes y otros problemas crónicos; prescriben e interpretan rayos X y otros estudios de laboratorio; y asesoran a los pacientes en cuanto a estilos de vida saludables y opciones de atención sanitaria. De los 48 estados que facultan a las enfermeras de atención primaria a recetar medicamentos, 11 les permiten hacerlo sin supervisión de un médico. Veinte estados las autorizan a ejercer su profesión en forma independiente, sin supervisión de un médico ni colaboración con éste.

En los hospitales, la asistencia a los pacientes se está beneficiando de un nuevo tipo de enfermera de atención primaria especializada en atención de enfermos graves, que administra unidades de atención al paciente, asume muchas de las responsabilidades clínicas otrora a cargo de los residentes médicos y hace el seguimiento de los pacientes durante su hospitalización y después que son dados de alta.

En 1994, la Asociación Estadounidense de Facultades de Enfermería, de la cual soy Presidenta, creó un Grupo Especial encargado de establecer un currículo básico estandarizado para todos los estudiantes de maestría y para los de práctica avanzada (atención primaria, partería, anestesia y especializaciones clínicas). Luego de un año y medio de trabajo, que incluyó el aporte de conferencias regionales que reunieron a una amplia gama de organizaciones, educadores, clínicos y administradores de todo el país, el Grupo Especial formuló sus recomendaciones, que se reflejan en un documento de la Asociación titulado *Aspectos esenciales de la maestría*. Dicho documento y las *Pautas para planes de estudio de programas de enfermería de atención primaria*, elaboradas por la Organización Nacional de Profesores de Enfermería de Atención Primaria, serán utilizados en forma interdependiente por los planificadores de programas de enfermería de atención primaria.

El currículo básico para todos los estudiantes de enfermería a nivel de maestría elaborado por la Asociación incluye las siguientes esferas: investigación; organización de la atención de la salud, aspectos financieros y de políticas; ética; desarrollo de la función profesional; bases teóricas del ejercicio de la enfermería; diversidad humana y otras cuestiones sociales.

Dicho currículo se basa en nuestra convicción de que la enseñanza a ese nivel debe impartirse en un ambiente interdisciplinario y que debe producir enfermeras con capacidad para utilizar los resultados de la investigación como base para sus decisiones de orden clínico y de organización, con una comprensión clara de las políticas, organización y financiación de la atención de la salud, y con capacidad para la toma de decisiones éticas y el asesoramiento de los pacientes en esa esfera, así como para prestar una atención apropiada y sensitiva desde el punto de vista cultural.

El aumento pronunciado de la cantidad de ancianos en los Estados Unidos en los próximos decenios, y la diversidad racial y étnica cada vez mayor de la población, exigen de los programas de maestría un tipo de instrucción en el aula y en la práctica clínica que fomente la comprensión de las diferencias culturales, étnicas, raciales, de género y de edad que determinan el comportamiento humano.

Por su parte el currículo básico para la enfermería de práctica avanzada, formulado también por la Asociación incluye las siguientes esferas: evaluación física y de salud avanzada; fisiología/patología avanzada; farmacología avanzada; y cuestiones varias tales como: promoción de la salud durante todo la vida, aptitudes para tratar casos, práctica clínica hospitalaria, comunicación/familia, evaluación especializada de problemas sicológicos, toma de decisiones a nivel clínico y experiencias clínicas.

Los graduados deben ser capaces de evaluar, diagnosticar y tratar los problemas de los pacientes, incluida la receta de medicamentos dentro de su especialidad. Por ello, uno de los objetivos primordiales del currículo es ayudarlos a desarrollar una sólida capacidad de razonamiento para realizar diagnósticos. Si bien se parte del supuesto de que los estudiantes de práctica avanzada ya tienen una base de conocimientos de pregrado en fisiología, farmacología y evaluación de la salud, la Asociación recomienda que se les dicten cursos avanzados en esas esferas.

La Asociación considera que la formación de una enfermera de práctica avanzada para que pueda ejercer su función de atención primaria, hacer diagnósticos, indicar regímenes de medicamentos y hacerse responsable por dichas decisiones requiere, *como mínimo*, de 500 a 600 horas de práctica clínica.

En cuanto al nivel de doctorado, el número de profesoras doctoradas pertenecientes a las escuelas miembros de la Asociación ha aumentado en forma vertiginosa, pasando del 15% en 1978 al 48% en 1994. Todavía más impresionante es la creciente cantidad de enfermeras científicas con preparación doctoral, que han transformado a la investigación de enfermería en uno de los campos de investigación sanitaria de mayor crecimiento en la actualidad en los Estados Unidos. El número de enfermeras investigadoras ha crecido en forma muy pronunciada, pasando de cerca de 600 hace 15 años a casi 6.000 en la actualidad.

En vista de tal crecimiento, la Asociación revisó hace poco sus *Indicadores de calidad en los programas doctorales de enfermería*, un documento de gran importancia que orienta a los decanos de enfermería en la formulación de programas de estudios de doctorado y ayuda a las escuelas que están planeando ofrecer programas nuevos a evaluar si están realmente en condiciones de hacerlo.

El sistema de atención de la salud atraviesa un proceso revolucionario de cambio: estamos asistiendo a una explosión tecnológica, a la disminución del predominio de la atención de enfermos críticos en los hospitales, a la demanda creciente de atención primaria en la comunidad y a la necesidad de que la selección de los proveedores de asistencia sanitaria sea más diversificada y eficaz en función de los costos. Estos son cambios revolucionarios a los que la enfermería debe adaptarse, al tiempo que los influencia y encabeza, si es que ha de seguir protegiendo y mejorando la salud del público en un nuevo siglo.

13 El programa de salud internacional de la Universidad de Georgetown

Maria da Gloria Miotto Wright
Denise Korniewicz

La nueva dinámica del desarrollo socioeconómico en el mundo pone énfasis en la interdependencia económica, demográfica, cultural y ambiental entre los países en desarrollo y los desarrollados. La salud internacional está convirtiéndose en una importante esfera de estudio y práctica, debido mayormente a la complejidad creciente de las relaciones internacionales. Los problemas de salud no reconocen las fronteras geográficas entre las naciones, sino que pueden abrir o reforzar nuevas esferas internacionales de cooperación o conflicto.

Un programa de salud internacional

La Escuela de Enfermería de la Universidad de Georgetown planea comenzar un programa interdisciplinario y cooperativo sobre la salud internacional dentro de su currículo de pregrado. El programa se ofrecerá como mención, exigiendo de 18 a 19 horas semestrales; los cursos serán electivos y lo suficientemente flexibles como para permitir una experiencia práctica apropiada a niveles nacional e internacional.

Los objetivos son desarrollar una iniciativa conjunta de índole interdisciplinaria y cooperativa en el contexto de un programa universitario de salud internacional; poner en contacto al estudiante de pregrado con la esfera de la salud internacional; aplicar un método de análisis crítico-holístico a la salud internacional, la sociedad, la población y el medio ambiente relativo al desarrollo de la comunidad, el estado, el país o la región; desarrollar una perspectiva de la salud internacional que sea coherente con los problemas de salud nacionales; aumentar las oportunidades de participación de los estudiantes en programas de práctica nacionales e internacionales; y profundizar su formación en salud internacional a nivel de posgrado o por medio de la enseñanza continua.

La planificación y aplicación del programa se ajustará a un modelo de currículo interdisciplinario. El programa estará abierto a todos los estudiantes de pregrado que se interesen en una mención en salud internacional.

Las siguientes instituciones están participando en el programa: *Universidad de Georgetown*: Escuela de Enfermería, Escuela de Relaciones Exteriores, Instituto Kennedy de Estudios Biotécnicos, y escuelas de medicina, biología, demografía, economía y nutrición. *Organizaciones internacionales y nacionales*: OPS/OMS, Banco Interamericano de Desarrollo, Banco Mundial, Agencia Internacional para el Desarrollo de los EE.UU. (U.S. AID) y Departamento de Salud y Servicios Humanos de los Estados Unidos.

Los temas centrales del programa de salud internacional a nivel de pregrado son: sociedad y desarrollo, población y desarrollo y medio ambiente y desarrollo. Se ofrecerán tres cursos cooperativos interdisciplinarios: "Introducción a la salud internacional", "Salud internacional, problemas de población y desarrollo", y "Salud internacional, sociedad, problemas del medio ambiente y desarrollo". El programa también incluirá una experiencia práctica cooperativa interdisciplinaria tanto en programas de salud internacional en los Estados Unidos como en el extranjero.

A nivel nacional, los estudiantes adquirirán experiencia en salud internacional mediante viajes o actividades en el terreno, trabajo en organizaciones o programas comunitarios y proyectos de investigación. A nivel internacional, los viajes o experiencias en el terreno incluirán la participación en una conferencia internacional sobre la salud y la visita a un país de América Latina, donde los estudiantes participarán en programas, proyectos o acciones de organizaciones comunitarias. También participarán en un proyecto de investigación internacional de índole multidisciplinaria y cooperativa.

Descripción de los cursos

Los cursos y la experiencia práctica pondrán énfasis en la salud como elemento de las relaciones internacionales y la dimensión internacional de la salud. Tanto los cursos como la experiencia práctica se planearán, aplicarán y evaluarán con un enfoque interdisciplinario y cooperativo.

El curso titulado "Introducción a la salud internacional" se llevará a cabo con la cooperación técnica de la OPS/OMS y de conferencistas invitados del Banco Interamericano de Desarrollo, el Banco Mundial y U.S. AID. Los principales temas del curso serán: la salud como elemento de las relaciones internacionales, la dimensión internacional de la salud y cooperación y acuerdos técnicos y financieros en materia de salud y desarrollo en un país o región determinados.

El curso titulado "Salud internacional, problemas de población y desarrollo" será elaborado por un equipo interdisciplinario en cooperación con la Escuela de Enfermería, la Escuela de Relaciones Exteriores, la Escuela de Medicina, el Instituto Kennedy de Estudios Bioéticos, y las escuelas de demografía y biología de la Universidad de Georgetown. Este curso se concentra en los problemas de población y la salud como elementos de las relaciones internacionales, la dimensión internacional de la salud y la cooperación y acuerdos técnicos y financieros sobre planificación familiar, salud maternoinfantil, distribución de alimentos, salud de la mujer y desarrollo y otras esferas del desarrollo.

El tercer curso, "Salud internacional, sociedad, problemas del medio ambiente y desarrollo", estará a cargo de un equipo interdisciplinario en cooperación con la Escuela de Enfermería, la Escuela de Relaciones Exteriores, la Escuela de Medicina y las escuelas de demografía, nutrición, economía y biología de la Universidad de Georgetown. Este curso se concentra en la salud como elemento de las relaciones internacionales relativas a los problemas sociales y ambientales; la dimensión internacional de la salud y la transferencia de conocimientos y tecnología; y la cooperación y acuerdos técnicos y financieros internacionales para el desarrollo en las esferas del proceso de paz, la migración, la salud y la nutrición y la preservación del medio ambiente.

14 Retos en la formación de profesionales de enfermería en Colombia

Consuelo Gómez Serrano

En 1992 se empezó a desarrollar un nuevo plan de estudios en la carrera de enfermería, como parte de la reforma académica iniciada en 1989 en la Universidad Nacional de Colombia. La Facultad de Enfermería organizó las asignaturas en dos grandes componentes: un núcleo profesional y un componente flexible.

El nucleo profesional está integrado por una esfera básica (ciencias sociales, biomédicas y de la enfermería) y una profesional (ciclo vital y gestión de servicios y programas de salud). El componente flexible (29,9% del plan de estudios) está constituido por cursos electivos, de contexto, diferentes modalidades de trabajo de grado y líneas de profundización.

La Facultad también definió dos esferas de conceptualización que están en fase de construcción teórica: las de cuidado de enfermería y proceso vital humano. La constitución teórica es el reto más significativo que se tiene en la actualidad para el desarrollo de la profesión de enfermería.

La construcción del nuevo plan de estudios se ha concebido como un proceso en el que participan tanto docentes como estudiantes, y no como un resultado. Este proceso de construcción participativa se caracteriza por un esfuerzo constante por identificar qué contenidos y qué experiencias son esenciales en el contexto actual para que el estudiante se vaya modelando como profesional de la enfermería. Esta identificación de lo esencial es

otro de los retos importantes surgidos de la reforma académica.

El componente flexible permite enorme diversificación y flexibilidad en el plan de estudios. También se está impulsando el tránsito a nuevas pedagogías intensivas que permiten una interacción más estrecha entre docentes y estudiantes.

La reforma académica está impulsando, asimismo, un nuevo tipo de convivencia institucional basada en el consenso, el diálogo y relaciones participativas y más democráticas, apartándose del autoritarismo, la fuerte direccionalidad jerárquica y la normatividad exagerada.

Un reto pedagógico

Continuar moldeando una nueva manera de relacionarse pedagógicamente, donde el centro de relación sea el diálogo académico y no la dominación y el poder es otro de los retos de la actual reforma académica.

Para el docente, esto exige una revaloración del estudiante como actor protagónico del aprendizaje y un reconocimiento de que la posibilidad de disentir es parte del proceso dinámico de enseñar-aprender-revaluar. Para el estudiante significa el asumir un papel activo, afianzando su sentido crítico, creatividad, autonomía y capacidad de aprender a aprender.

Proclamo, para concluir, la necesidad de que se adopten modalidades pedagógicas al alcance de los estudiantes, y me hago eco de las siguientes reflexiones de Gabriel García Márquez:

"...nuestra educación conformista y represiva parece concebida para que los niños se adapten por la fuerza a un país que no fue pensado para ellos, en lugar de poner el país al alcance de los niños para que lo transformen y engrandezcan.

"Semejante despropósito restringe la creatividad y la intuición congénita y contraría la imaginación, la clarividencia precoz y la sabiduría del corazón, hasta que los niños olviden lo que sin duda saben de nacimiento: que la realidad no termina donde dicen los textos, que su concepción del mundo es más acorde con la naturaleza que la de los adultos, y que la vida sería más larga y feliz si cada quien pudiera trabajar en lo que le gusta, y solo en eso..."[1].

Referencias

1. García Márquez, Gabriel. (1994). Por un país al alcance de los niños. En: *Colombia al filo de la oportunidad. Informe de la Misión de ciencia, educación y desarrollo*. Bogotá, Colombia: COLCIENCIAS.

Bibliografía

Comité Asesor de Carrera, Facultad de Enfermería, Universidad Nacional de Colombia. (1992). *Propuesta de reforma curricular de la carrera de enfermería. Documento institucional*. Bogotá, Colombia: Autor.

Freire, Paulo. *Pedagogía del oprimido*. Bogotá, Colombia: Editorial Siglo XXI.

Gómez Serrano, Consuelo. (1992). *Tendencias en la profesión de enfermería*. Bogotá, Colombia: Autor.

Romero B., María Nubia. (1993). Algunos aspectos del modelo pedagógico en enfermería: una proyección del papel histórico social de la mujer. *Revista Perspectiva Salud-Enfermedad*, 8(1), Tunja, Boyacá, Colombia.

15 La acreditación de programas de enfermería en Colombia

Marta C. López

El Sistema Nacional de Acreditación se creó en Colombia en base a la Ley 30 de 1992, que organizó la educación superior dentro de los principios de autonomía promovidos en la Constitución de 1991.

El proceso de acreditación comienza con una autoevaluación, en base a la misión y proyecto educativo de la institución, continúa con una evaluación externa realizada por pares académicos y prosigue con la evaluación-síntesis realizada por el Consejo Nacional de Acreditación. Los procesos de acreditación pueden ser procesos colaborativos de instituciones de educación superior o de asociaciones de facultades que aspiran a ser agentes acreditadores.

Universidades y facultades

Un grupo de 10 universidades colombianas está colaborando para comprobar la calidad de sus programas académicos y la fidelidad de éstos a la misión y proyecto educativo de cada institución. Son ellas las universidades de los Andes, de Antioquía, Pontificia Bolivariana, EAFIT, Externado de Colombia, Industrial de Santander, Pontificia Javeriana, Nacional de Colombia, del Norte y del Valle.

Este grupo de universidades ha decidido establecer conjuntamente prioridades, etapas, componentes y mecanismos de seguimiento y evaluación de un primer ciclo de trabajo, orientado a la autorregulación, que debe cumplirse en un plazo no mayor de siete años. También ha acordado crear una red de intercambio y colaboración para facilitar la participación activa de sus miembros en dicho proceso, la cual deberá estar funcionando, con su correspondiente secretaría técnica, para fines de 1995.

Otras estrategias acordadas por el grupo son la de construir y mantener una cultura de la autorregulación que comprometa a los diferentes estamentos universitarios y la de dar prioridad en los planes de desarrollo de cada universidad a la asignación de recursos humanos, administrativos y financieros que garanticen la realización de los proyectos de autorregulación y acreditación institucional y por programas.

Por su parte, una serie de asociaciones de facultades, como las de medicina, ingeniería, ciencias, economía y enfermería están elaborando procesos de autoevaluación y acreditación a nivel nacional.

Acreditación en enfermería

En agosto de 1995, la Asociación Colombiana de Facultades y Escuelas de Enfermería (ACOFAEN) propuso al Ministerio de Salud la implantación de un sistema de acreditación de programas de formación avanzada en enfermería. La propuesta se organizó en tres capítulos: fundamentos conceptuales y legales, lineamientos para la autoevaluación y definición de estándares, indicadores e instrumentos.

El objetivo del sistema de acreditación propuesto es estimular la búsqueda de la calidad académica en los programas de enfermería y brindar los elementos técnicos y administrativos para el desarrollo del proceso de autoevaluación y acreditación en cada programa de enfermería.

Conforme al sistema propuesto, las facultades deberán colaborar en las siguientes etapas: acuerdos iniciales; diseño del proceso; elaboración de estándares e indicadores; conducción de la autoevaluación; informe; verificación mediante heteroevaluación por pares; informe de los pares; adopción y aplicación de decisiones.

Seis elementos constituirán unidades de análisis en el proceso autoevaluativo: misión y proyecto educativo; organización; gestión de personas y recursos; docencia; investigación; y extensión (interacción entre la universidad y el medio social). Para cada área de autoevaluación se han formulado estándares e indicadores relativos a los mismos.

En la propuesta se considera como agentes de acreditación a la facultad de enfermería que ha de desarrollar el proceso de autoevaluación; a los directivos y docentes que se constituyen potencialmente en pares nacionales y que apoyarían el proceso de heteroevaluación; y al Comité Técnico de Acreditación. Este último será de carácter directivo y decisorio; estará constituido por dos docentes elegidos por la comunidad docente de enfermería, un miembro de la Asociación de Educación Superior del nivel interaccional y uno del sector empleador.

Todas las facultades deberán realizar el proceso de autoevaluación en el curso de tres años, inclusive encuestas, entrevistas, talleres y trabajo individual. Para la verificación externa se requerirá la selección concertada de los pares. Las decisiones deberán constituirse en planes de cambio. Su aplicación exigirá un plan de gobierno institucional, que conllevará asignación de recursos.

16 La maestría a distancia en enfermería en Colombia

Blanca de Cabal
Marta Lucía Vásquez

La Escuela de Enfermería de la Universidad del Valle, en Cali, Colombia, fué creada al crearse la universidad en 1945. Es una de las ocho escuelas de la Facultad de Salud; las otras son las de medicina, odontología, rehabilitación humana, bacteriología y laboratorio clínico, ciencias básicas, salud pública, y educación física, recreación y deporte.

La Escuela de Enfermería ha desarrollado programas de maestría en dos modalidades: presencial y a distancia. Del programa de modalidad presencial a tiempo completo, que dura 22 meses, han egresado 25 profesionales en tres promociones. Nuestra experiencia con esa modalidad mostró que los profesionales en enfermería tenían dificultades para acceder a la Universidad, debido a sus obligaciones familiares y laborales.

A nivel de licenciatura, dicho problema se venía afrontando éxitosamente desde 1982 con un programa a distancia. De 1992 a 1995 se desarrolló la maestría en enfermería, modalidad a distancia, con el apoyo de la Fundación W. K. Kellogg.

De este programa de maestría a distancia han egresado ya, en una sola promoción, 80 profesionales de enfermería ubicados en las ciudades de Manizales, Armenia, Pereira, Cartago, Cali, Popayán y Pasto. Para el desarrollo del programa, se han establecido convenios interinstitucionales con las Universidades del Cauca y Nariño, así como con las de Caldas y Surcolombiana de Neiva. Esto ha permitido el fortalecimiento regional e interinstitucional en el suroccidente colombiano.

La evaluación mostró que el programa facilitó el acceso a un mayor número de profesionales, racionalizó los costos para estudiantes e instituciones, contribuyó al desarrollo de los servicios y las comunidades donde se desempeñan las estudiantes, incrementó el sentido de pertenencia de los participantes con relación a la institución formadora, propició un ambiente interactivo entre estudiantes-docentes-tutores e hizo que aumentase el componente investigativo tanto de docentes como de estudiantes, con aportes propios a la región del suroccidente colombiano.

Estructura curricular

El programa de maestría a distancia dura 28 meses. Se inicia con talleres introductorios sobre metodología a distancia, manejo del estrés, organización del tiempo, procedimientos y conceptos básicos en matemáticas y lectura rápida.

Posteriormente, la escolaridad del programa se desarrolla en cinco períodos académicos. Durante el primero (3 meses) se cursa la asignatura de biometría, en la que se desarrollan aspectos relacionados con epidemiología, demografía y estadística. En el segundo período académico (6 meses) se cursan dos asignaturas: investigación en enfermería y comunidad, familia y salud. Ambos se complementan, ya que la primera propicia la aplicación del método científico en el trabajo de investigación del diagnóstico comunitario y perfil epidemiológico de la segunda.

Durante el tercer período académico (6 meses) se cursan otras dos asignaturas: seminario de investigación I y atención ambulatoria. En la primera se elabora el proyecto de tesis de grado, el cual puede generarse a partir de la investigación del diagnóstico comunitario realizada en el período académico anterior; en la segunda se desarrolla y evalúa un plan de acción integral basado igualmente en el diagnóstico comunitario.

Durante el cuarto período académico (6 meses) se cursa la asignatura de seminario de investigación II, en que se desarrolla el proyecto de tesis, y la de atención hospitalaria, en que se diseña, desarrolla y evalúa un protocolo de intervención en enfermería con personas hospitalizadas, con la participación de la familia y la comunidad.

El quinto período académico corresponde a la asignatura de tesis (3 meses), en la cual el estudiante analiza la información recolectada y escribe el informe final de la investigación.

Metodología

El programa de maestría en enfermería, modalidad a distancia, busca desarrollar una cultura de estudio independiente y privilegiar el aprendizaje sobre la enseñanza. Considera al alumno como persona motivada, responsable de su propio aprendizaje, capaz de incorporar y aceptar lo que aprende en el contexto donde labora. Los docentes y tutores se consideran como facilitadores y orientadores del proceso de aprendizaje, dispuestos a compartir éste con el alumno y mantener una comunicación interactiva.

Los escenarios en los cuales aprende el alumno varían desde el mismo sitio en el cual labora hasta los seleccionados por el tutor, el coordinador de asignatura o el estudiante para desarrollar aquellas prácticas que no es posible realizar en el lugar de trabajo. Cualesquiera que sea el escenario, el estudiante selecciona su propio tiempo y lugar para practicar y estudiar.

Además del contacto estudiante-tutor-coordinador se prevén encuentros con otros estudiantes que cursan la misma asignatura. Dichos encuentros sirven para socializar las experiencias de aprendizaje individual o de grupo y para nutrirse de las experiencias de expertos en temáticas específicas.

Aunque en el programa de maestría en enfermería a distancia se considera a los estudiantes como responsables de su propia formación, se les ofrece orientación y respaldo mediante la intervención de tutores, coordinadores y directores de programas académicos de posgrado. Este sistema le permite al estudiante tener acceso a las diferentes oportunidades que brinda la Universidad, e integrarse así, activamente, a la institución. Además de la relación entre el estudiante y el tutor, la comunicación dentro del programa se efectúa a través de los materiales de aprendizaje (medios maestros), el teléfono, el correo, el fax y el correo electrónico.

Evaluación

Los siguientes criterios se han usado por evaluar el proceso y el resultado respecto de la primera promoción de estudiantes de maestría en enfermería de modalidad a distancia: acceso (determinado por la extensión geográfica cubierta: siete ciudades del suroccidente colombiano); calidad del programa (materiales de aprendizaje, logro de objetivos en asignaturas y modalidad educativa); resultado (número de estudiantes que se graduaron con relación al número que ingresaron: 80/87 ó 92%); período de tiempo para alcanzar el grado (28 meses); asignaturas repetidas (una).

Al compararse el desempeño académico de los estudiantes de maestría de modalidad a distancia con los de modalidad presencial, se determinó que todos los del primer grupo, excepto uno, terminaron su trabajo de tesis, mientras que en modalidad presencial todavía hay estudiantes de la segunda y tercera cohorte matriculados en la asignatura de tesis.

Como parte de la evaluación se desarrolló un estudio cualitativo, utilizando la metodología de grupos focales, con personal administrativo (facilitadores y coordinadores de centros locales) tutores y estudiantes. En general, los participantes en el estudio dijeron que la participación activa que les había exigido la modalidad a distancia los había enriquecido.

Los estudiantes manifestaron que habían adquirido seguridad en el trabajo independiente y una visión más amplia del trabajo multidisciplinario, pero resaltaron lo difícil que les era combinar las actividades académicas, personales y familiares.

El personal administrativo y los tutores dijeron que se pudo integrar la docencia con el servicio y aplicar nuevos conceptos teóricos a la clínica. Esto permitió que tanto la docencia como el servicio participaran conjuntamente en la experiencia de enseñanza-aprendizaje.

Proyecciones

La Escuela de Enfermería de la Universidad del Valle busca ampliar la cobertura de los programas de maestría de modalidad a distancia a otras regiones de Colombia y a otros países del área andina.

Actualmente, los programas de posgrado en especialización que se han venido desarrollando en modalidad presencial se están adaptando a diseños metodológicos innovadores que permitan extenderlos a la modalidad a distancia. La Escuela también considera necesario desarrollar programas de doctorado en enfermería con modalidades de apoyo interinstitucional, tanto nacional como internacional.

17 Experiencias innovadoras en la enseñanza de posgrado en las Américas

Marlene Farrell

El Centro para la Enseñanza Internacional de la Enfermería (CINE, por sus siglas en inglés) se estableció en 1990 para responder a la cantidad cada vez mayor de solicitudes de información sobre el innovador programa de formación en enfermería desarrollado por el Programa Estatal de Enfermería de la Universidad del Estado de California en Dominguez Hills.

En 1981, esa universidad, con una donación generosa de la Fundación W.K. Kellogg, creó un modelo de enseñanza a distancia que le ha permitido a las enfermeras de California realizar estudios de licenciatura en enfermería en lugares y horarios convenientes, facilitándoles así cumplir con sus demás obligaciones. En 1985, ese exitoso modelo se utilizó para ofrecer un título de maestría en enfermería.

Características del programa

El programa se caracteriza por su calidad, facilidad de acceso y flexibilidad. Cada curso semestral se divide, generalmente, en módulos de uno o dos créditos; cada módulo se califica separadamente.

Los estudiantes tienen muchas opciones en cuanto a lugar y horarios: los módulos empiezan y terminan en diferentes fechas de cada semestre y se ofrecen en casi 200 lugares. El tiempo requerido se basa en la norma de Carnegie de 45 horas de aprendizaje por cada crédito semestral; sin embargo, la cantidad de tiempo en el aula es considerablemente menor.

Generalmente, el alumno pasa entre ocho y diez horas en el aula, distribuidas en dos o tres seminarios. Las 35–37 horas restantes de aprendizaje se dedican a leer, escribir trabajos de clase y realizar actividades estructuradas de aprendizaje. Un contrato elaborado por el estudiante y el maestro, que aborda las necesidades de aprendizaje específicas de aquél, permite aún más flexibilidad en los cursos de ejecución.

Materiales impresos detallados, elaborados por un equipo de miembros del claustro y técnicos docentes, guían al estudiante en una serie de actividades estructuradas de aprendizaje. Se incluyen objetivos y medidas de evaluación y, como los programas se basan en la competencia, se especifica cuál es el rendimiento mínimo aceptable en cada evaluación. Los estudiantes usan recursos tales como libros de texto, maestros y pares; y crean algunas actividades de aprendizaje propias que los ayudan a alcanzar los objetivos del curso. Casi 3.000 personas están estudiando para obtener un título; cerca de 700 se gradúan cada año.

El aula electrónica

Actualmente, el programa de licenciatura se ofrece a nivel nacional en colaboración con la

Universidad de Expansión Intelectual (la *Mind Extension University* o ME/U por sus siglas en inglés), que es la unidad educacional de Jones Intercable, Inc., con sede en Denver, Colorado.

La ME/U tiene contratos con instituciones acreditadas de enseñanza superior en los Estados Unidos y en otros países para ofrecer cursos mediante telecomunicaciones (cablevisión por satélite abierto, conferencias computadorizadas, correo electrónico, correo telefónico y cintas de video).

Mediante el "aula electrónica" es posible, con una adaptación mínima, ofrecer a un público nacional los mismos cursos de teoría y ejecución que se ofrecen en California. Los estudiantes nacionales satisfacen las mismas normas de resultado y expectativas de ejecución y rendimiento que los del Programa Estatal de Enfermería de California. Es posible que en el futuro se ofrezca el programa de maestría mediante esa tecnología.

Otros servicios

Desde su creación, el CINE ha ofrecido toda una gama de programas y servicios de asesoramiento a gobiernos, organizaciones nacionales, organismos de atención de la salud públicos y privados y universidades interesadas en la formación de enfermeras y otros profesionales de la salud en Europa, Africa, Asia y América Latina.

El CINE ofrece varios servicios de instrucción para particulares y grupos, tanto en su sede en la Universidad del Estado de California en Domin-

guez Hills, como en otros lugares de los Estados Unidos o en países anfitriones, a petición de sus clientes. Por ejemplo, tiene un programa de investigadores visitantes y un programa preparatorio para enfermeras educadas en otros países que planean estudiar en los Estados Unidos con el fin de obtener un título, certificado o especialización.

En julio de 1995, el CINE y la Red de Enfermería de América Latina (REAL) pusieron en marcha, durante cinco semanas, un instituto de desarrollo de la capacidad dirigente para la enseñanza a distancia.

Este instituto, apoyado por la Fundación W.K. Kellogg, reunió a 18 educadores de América Latina y de la Universidad del Estado de California en Dominguez Hills. Expertos en desarrollo del currículo, administración de programas, uso apropiado de nuevas tecnologías, negociación, habilidad empresarial y enseñanza a distancia trabajaron con los participantes en seminarios y grupos pequeños. Este esfuerzo, que ha tenido gran éxito, probablemente se repetirá en el futuro en algún país de América Latina.

Bibliografía

Lewis, J. y Farrell, M. (1995). Distance education: a strategy for leadership development. *Nursing and Health Care*, 16(4), 184-187.

Johnston, M.K. y Lewis, J. (1995). Reaching RNs through the electronic classroom. *Nursing and Health Care*, 16(4), 237-238.

18 La investigación, elemento esencial de la enseñanza y práctica de enfermería

Rocío Rey Gómez

A pesar del avance que se ha logrado en Colombia en materia de investigación a nivel de pregrado, los resultados en el desempeño profesional no son igual de satisfactorios. Se ha avanzado muy poco en la validación de los conocimientos que fundamentan la práctica de enfermería; la investigación no ha trascendido las puertas de las universidades, como se esperaba; y el egresado no ha incorporado la investigación en su trabajo profesional cotidiano, especialmente cuando se manejan problemáticas complejas[1].

Aunque la situación a nivel de posgrado es un poco más satisfactoria, aún se espera en muchas regiones del país que la práctica reflexiva-investigativa acompañe todos los pasos del quehacer profesional de la enfermería.

La investigación es una actividad natural del ser humano. Sin embargo, con el paso del tiempo, la escuela primero y luego la universidad logran una transformación desafortunada, al generar en el individuo un pensamiento rutinizado, unidireccional, simplificador e irreflexivo.

Por otra parte, la sociedad tiene una "imagen mítica de la ciencia"[2]. Esto influye en el pensamiento y la práctica de los profesores, perpetuando modelos de enseñanza y metodologías que provocan en los alumnos las desafortunadas transformaciones antes mencionadas. ¿Será esto lo que está ocurriendo en la enseñanza de la enfermería?

En la mayoria de las universidades colombianas, la investigación se conceptualiza y practica como una asignatura "especializada" y no como un principio didáctico básico en el proceso de enseñanza y aprendizaje.

Si la investigación constituyese un principio orientador y una metodología que integrase, en un proceso global, los diferentes recursos y estrategias de enseñanza de todas las asignaturas (exposición del profesor, prácticas clínicas y comunitarias, experiencias en laboratorios), se cultivarían en el estudiante de enfermería las actividades o comportamientos naturales de investigación.

Adoptar el principio de la investigación como principio orientador dentro del currículo de enfermería facilitaría el que se procesasen y abordasen adecuadamente las situaciones de cambio y el tratamiento de problemas. Con la metodología investigativa no se pretende simular o reemplazar la investigación científica, sino desarrollar de nuevo, y mantener, el espíritu reflexivo-investigativo de los estudiantes, es decir, la actitud científica de éstos.

Dicha actitud no debe confundirse con el conocimiento del método científico. Éste se adquiere mediante lecturas, videos, conferencias, talleres, etc.[3], mientras que la actitud científica depende de las experiencias vividas por los estudiantes, de la metodología empleada en su enseñanza y aprendizaje y del enfoque del profesor. Es por ello que la actitud científica se debe desarrollar no sólo en los estudiantes sino en los profesores. Éstos deben ser profesores-investigadores; ante todo, investigadores de sí mismos, de sus propios actos pedagógicos, cosa que les permitirá una visión interdisciplinaria y una perspectiva holística.

Como afirma Martha Rogers, "la enfermería tiene dos dimensiones principales: la ciencia de enfermería y la utilización o aplicación de esta ciencia para el mejoramiento del ser humano; es decir la práctica de la enfermería"[4]. Y como señaló Nelly Garzón en el primer Coloquio Panamericano de investigación en enfermería: "La investigación genera el conocimiento que se aplica en la práctica y de la práctica surgen los problemas de investigación".

La enfermería, como cualquier ocupación que trata de alcanzar la condición de profesión autónoma, distintiva y valorada por la sociedad, está en proceso de determinar qué hace y cómo, para quién y dentro de qué parámetros lo hace. O sea: quiere alcanzar una identidad que legitime su práctica.

Es aquí donde la investigación en enfermería juega un papel preponderante. Para que la práctica de enfermería sea más que la repetición de procedimientos, más por tradición que por convicción, la investigación debe incorporarse como uno de sus elementos constituyentes. Es a través de la investigación que se mejoran los fundamentos teóricos de la práctica de enfermería.

Al poner énfasis en que la investigación en enfermería debe procurar el progreso de la profesión, no sugiero que el trabajo investigativo deba ser monodisciplinario. La investigación interdisciplinaria, además de permitir el avance integral del conocimiento de una problemática, es el espacio ideal para la interrogación sistemática intradisciplinaria[5]. La interrogación por parte de otras disciplinas, permitirá a la enfermería el ejercicio de la autocrítica de su praxis y de los modelos que la sustentan, en su afán de definir su rol identificatorio para abordar el problema en interacción con otras disciplinas.

La investigación en enfermería ayudará a aumentar el conocimiento a través de estudios etno-gráficos que describan, interpreten y expliquen la relación dinámica interactiva enfermera-usuario-medio ambiente; investigaciones que acumulen información sobre una intervención, su funcionamiento y sus impactos en el individuo, la familia, la comunidad y la institución; investigaciones aplicadas o investigaciones acciones; estudios epidemiológicos; investigaciones históricas e investigaciones pedagógicas.

El camino para la consolidación de la ciencia de la enfermería es largo; son muchas y de muy diversa índole las resistencias que hay que vencer, muchos los problemas teóricos y prácticos por resolver. El conocimiento en enfermería es ecléctico, pero de carácter disciplinado. El objeto de la profesión es el ser humano dentro de un contexto social y ecológico, lo cual significa que la investigación se puede abordar desde diferentes disciplinas y a través de diferentes metodologías. Las escuelas de enfermería deben responder a este reto formando enfermeras reflexivas-investigadoras que procuren el avance de la profesión.

Referencias

1. Caballero de, Rosita; Gualy, Angela; y Soto, María Iraidis. (1990). Formación de investigadores: consideraciones y propuesta operativa. Documento de trabajo preparado para la ACOFAEN. Bogotá, Colombia.

2. Porlan, Rafael. (1993). *Constructivismo y escuela: hacia un modelo de enseñanza-aprendizaje basado en la investigación*. Sevilla: Diada.

3. Díaz Bordenave, Juan y Martins Pereira, Adair. (1986). *Estrategias de enseñanza-aprendizaje*. Costa Rica: IICA.

4. Leddy, Susan y Pepper, J. Mae. (1985). *The conceptual bases of professional nursing*. Nueva York: Lippincott.

5. Bialakowsky, Alberto Leonardo. La mono-multi-inter y transdisciplina. s.l., s.e., s.f.

Bibliografía

García, J. Eduardo y García, Francisco F. (1993). *Aprender investigando: una propuesta metodológica basada en la investigación*. Sevilla: Diada.

19 El programa de capacitación para minorías

Beverly J. McElmurry
Susan M. Misner

El Programa de capacitación para minorías en materia de investigación internacional que coordina la Facultad de Enfermería de la Universidad de Illinois en Chicago (UIC) apoya la participación de alumnos y docentes estadounidenses minoritarios calificados en programas de investigación en enfermería en ámbitos internacionales.

El programa se concentra en estudiantes y profesores universitarios de enfermería pertenecientes a cuatro grupos minoritarios que están insuficientemente representados en las ciencias biomédicas en los Estados Unidos: estadounidenses de ascendencia africana, hispana, indígena americana y de las islas del Pacífico. En la enfermería, la representación insuficiente de las minorías, sobre todo en los estudios de posgrado y en el claustro universitario, exige medidas afirmativas, tanto de parte del pequeño contingente de científicos minoritarios en las facultades como de sus colegas no minoritarios.

Los objetivos concretos de este programa son fomentar el desarrollo profesional de los estudiantes y científicos minoritarios en la esfera de la enfermería, ayudarlos a que desarrollen su capacidad dirigente en enfermería mediante su participación en investigaciones internacionales cooperativas, alentar el desarrollo de una comunidad de investigadores de enfermería interesados en actividades científicas culturalmente pertinentes que aborden cuestiones de salud mundiales y cultivar, mediante estas actividades colaborativas, una red internacional con posibilidades para la investigación multinacional y en sitios múltiples.

Cómo funciona el programa

Los estudiantes y docentes minoritarios participantes son reclutados por el Comité Asesor del Programa, integrado por docentes universitarios de cinco centros estadounidenses de colaboración con la OMS para el desarrollo de la enfermería y la partería: la Escuela de Enfermería de la Universidad Case Western Reserve; la Escuela de Enfermería y Ciencias de la Salud de la Universidad George Mason; la Escuela de Enfermería de la Universidad de Alabama en Birmingham; la Facultad de Enfermería de la UIC; y la Escuela de Enfermería de la Universidad de Texas, Rama Médica. Los intereses y metas de los seleccionados se aparean a las capacidades y experiencias de los investigadores mentores en las instituciones internacionales de enfermería que los recibirán.

El criterio para participar en el programa y recibir ayuda financiera ha sido fijado, primordialmente, por directrices de la entidad financiadora, que es el Centro Internacional John E. Fogarty para el Estudio Avanzado en Ciencias de la Salud, de los Institutos Nacionales de Salud de los Estados Unidos. Para ser elegibles, los participantes deben ser ciudadanos de los Estados Unidos, estudiantes de enfermería con buenas notas académicas en sus instituciones de origen, o docentes, y miembros de los cuatro grupos minoritarios antes mencionados.

El programa cubre los gastos de transporte aéreo y manutención (inclusive alimentos y vivienda) de los participantes, y les da un estipendio mensual. Se dispone también, a veces, de fondos de apoyo a la investigación para los docentes participantes, así como de fondos limitados para suministrar el equipo de investigación o capacitación necesarios a la institución anfitriona. Se le exige a los estudiantes de pregrado que pasen entre 8 y 12 semanas de estudio en el ámbito internacional; los de nivel de maestría, predoctoral y los docentes que aspiran a confirmación en sus cátedras deben estar dispuestos a pasar de 3 a 12 meses.

El marco conceptual general de las empresas científicas que apoya el Programa es el modelo de asistencia primaria de la salud de la Organización Mundial de la Salud. Este modelo coincide con las metas del Programa de fomentar la capacitación en materia de investigación internacional, con vistas a que la enfermería ejerza un papel dirigente respecto de cuestiones de salud culturalmente pertinentes y de interés mundial.

Dos experiencias

Nuestra experiencia con el Programa nos ha demostrado la necesidad de planificación a largo plazo del diseño del currículo y las políticas institucionales, sobre todo respecto del reclutamiento, conocimiento de idiomas y responsabilidades familiares de los candidatos. Dos ejemplos ilustran la experiencia obtenida hasta la fecha por el Programa: cinco estudiantes de pregrado fueron a la Pontificia Universidad Católica de Chile en 1995; un profesor fue enviado a la Universidad de Botswana.

La experiencia de investigación de los estudiantes de pregrado en Chile se vinculó a una investigación en curso sobre enfermería titulada "Efectos de un modelo de atención de salud maternoinfantil basado en el autocuidado", cuyo investigador principal era M.C. Campos. En Botswana, luego de varios años de colaboración en materia de investigación entre el claustro de la UIC y la Uni-

versidad de Botswana en la esfera de la mujer y la prevención del SIDA, se seleccionó a un profesor participante en el Programa para que ejecutase un estudio sobre la prevención del SIDA en los adolescentes.

Anfitriones

Los sitios de investigación internacional que acogen actualmente a los participantes en el Programa son los siguientes: Departamento de Enseñanza de Enfermería, Universidad de Botswana; Departamento de Ciencias de la Salud y Enfermería, Universidad Caledonia de Glasgow, Escocia, Reino Unido; Instituto Danés para la Salud y la Enfermería, Dinamarca; Escuela Cumberland de Ciencia de la Salud, Universidad de Sydney, Australia; Escuela de Enfermería de Ribeirão Preto, Universidad de São Paulo, Brasil; Departamento Turner de Enfermería, Universidad de Toronto, Canadá (con el Hospital Monte Sinaí); Escuelas de Enfermería del Hospital Siriraj y el Hospital Ramathilbodi, Universidad de Mahidol, Tailandia; Escuela de Enfermería, Universidad de Yonsei, Corea; Facultad de Enfermería, Pontificia Universidad Católica de Chile.

Uno de los propósitos del Programa de capacitación para minorías es fortalecer la colaboración investigativa entre los miembros de la Red Mundial de centros de colaboración con la OMS para el desarrollo de la enfermería y la partería. La historia del crecimiento de la Red desde su fundación en 1976 ya se ha escrito (Kim y Olson 1993), pero una de las metas de su plan estratégico (1994) es desarrollar proyectos cooperativos que fomenten la contribución de la enfermería a la atención de la salud y las políticas en esa esfera a nivel mundial. Sin embargo, el Programa no se limita a enviar candidatos a esos centros; cuando nos enteramos de la existencia de algún centro de investigación en enfermería a nivel internacional que no forme parte de la Red iniciamos negociaciones con el mismo a fin de agregarlo a la lista de anfitriones oficiales del Programa.

Condiciones

Antes de enviar al candidato seleccionado a la entidad internacional, el Centro Coordinador del Programa en los Estados Unidos se asegura de que aquélla puede acomodarlo y brindarle una infraestructura de apoyo suficiente para su investigación, inclusive interacción académica, y que también tiene una biblioteca o material de investigación suficientes para que el visitante alcance sus metas.

Se espera que los estudiantes y docentes cuenten con la preparación necesaria para realizar sus investigaciones de manera ética y que la institución anfitriona tenga sistemas de examen y supervisión consistentes con las regulaciones de los Institutos Nacionales de Salud de los Estados Unidos. Sin embargo, incluso en los casos en los que las instituciones anfitrionas han tenido que desarrollar procedimientos nuevos o adicionales, la reacción ha sido positiva, pues la mayoría considera que ésta es una forma de fortalecer sus propias actividades.

Impacto

Uno de los objetivos del Programa es fomentar el desarrollo profesional, específicamente, el interés en la carrera de investigación en enfermería. Todos los estudiantes de pregrado que completaron el programa han expresado interés en tratar de empezar estudios de posgrado, o sea, de maestría o doctorado, en el siguiente año escolar. Cuatro de los cinco ya han sido admitidos o han solicitado admisión en un programa de posgrado en enfermería. El quinto terminará su licenciatura este año.

Los participantes informaron que la experiencia transcultural internacional los afectó positiva y profundamente. (Todos los estudiantes de pregrado habían viajado al extranjero con anterioridad). Algunos de los participantes dijeron que el contacto con otra cultura les había imbuido de un profundo y renovado respeto del valor de su propia herencia étnica, que reemplazaba sentimientos "negativos" que albergaban anteriormente sobre su condición minoritaria. Una participante dijo que la oportunidad de experimentar lo que era vivir en un país en el que su propia cultura latinoamericana era la "mayoritaria" había cambiado de manera positiva sus opiniones acerca de su herencia étnica. Los que trabajaron en Chile dijeron que

apreciaban también enormemente la oportunidad de perfeccionar un segundo idioma.

Todos tenían una opinión favorable sobre su participación en un programa de capacitación para la investigación internacional en ciencia de la enfermería. Todos los estudiantes de pregrado participantes dijeron que les había sido beneficioso aprender personalmente sobre un sistema nacional de salud diferente al de los Estados Unidos y sensibilizarse respecto de los problemas de salud de otro país.

Como hasta ahora la cantidad de participantes en el Programa ha sido pequeña, estas anécdotas nos permiten hacernos una idea del impacto de esta iniciativa en los estudiantes. Es una experiencia afirmativa para éstos encontrar que el claustro de otras instituciones se interesa en ellos y quiere reclutarlos para el posgrado. En muchos casos, los estudiantes minoritarios atraídos por la enfermería tienen "problemas de dinero" ya que generalmente son los primeros en sus familias en obtener un título universitario. La falta de contacto con las tradiciones y méritos de los estudios avanzados y con las tareas de desarrollo personal y profesional consiguientes es un obstáculo que enfrentan los estudiantes de pregrado que participan en el Programa. La experiencia con los docentes participantes indica que el acceso a las oportunidades de investigación ha sido un poco más fácil para ellos que para los estudiantes.

Planes para el futuro

Los planes de evaluación del Programa de capacitación para minorías incluyen el seguimiento de los participantes respecto de sus futuras actividades de investigación, obtención de títulos universitarios avanzados y participación en iniciativas internacionales en enfermería. La evaluación también se basará en la publicación o presentación de los resultados de las investigaciones realizadas a través del Programa.

La evaluación futura del programa examinará si el diálogo profesional entre los docentes participantes en el Programa facilita el diseño colaborativo y el financiamiento exitoso de estudios de enfermería transnacionales y en sitios diversos. La evaluación también tendrá en cuenta otros resultados de los que se informa, tales como el sentimiento de reconocimiento institucional y colegial, el desarrollo de cursos y el fortalecimiento de los programas de investigación intrainstitucionales.

No sabemos cual será el futuro a largo plazo de iniciativas tales como el Programa de capacitación para minorías. Reclutar y preparar a estudiantes y docentes para este tipo de experiencia de investigación internacional es un proceso intensivo. Sin embargo, el crecimiento que se nota en los estudiosos ya al regresar hace que el esfuerzo valga la pena y que sea intrínsecamente satisfactorio. Quizás sea necesario considerar cómo mantener este tipo de programa una vez que concluya el período de tres años para el cual ha recibido fondos.

Referencias

Kim, M.J. y Olson, V.L. (1993). The Global Network of WHO Collaborating Centres for Nursing Development: A historical perspective. En: B.J. McElmurry, K.F. Norr, y R.S. Parker. *Women's health and development: A global challenge* (págs. 1-8). Boston: Jones and Bartlett.

Office of Extramural Research. (1986, revisado 1993). *Protecting human subjects.* Tres películas internacionales: Evolving Concern, Balancing Society's Mandate y The Belmont Report. Preparado por los Institutos Nacionales de Salud y el Organismo de Alimentos y Drogas, en colaboración con la Biblioteca Nacional de Medicina, Washington, D.C.

Red Mundial de centros de colaboración con la OMS para el desarrollo de la enfermería-partería. (1995). Strategic plan. *Global Network Newsletter,* Otoño (3), s.p., Escuela de Enfermería, Universidad de Yonsei, Seúl, Corea.

Organización Mundial de la Salud/Fondo de las Naciones Unidas para la Infancia. (1978). *Declaración de Alma Ata, 1978: atención primaria de la salud.* Ginebra, Suiza: OMS.

Este manuscrito se basa en una ponencia de Beverly J. McElmurry ante la Reunión Panamericana de Estudios de Posgrado en Enfermería, celebrada en Bogotá, Colombia, en octubre de 1995. Gracias al Centro Internacional John E. Fogarty para el Estudio Avanzado en Ciencias de la Salud, Institutos Nacionales de Salud, beca No. 3 T37TW00057-02S1.

20 La acreditación de la Liga Nacional de Enfermería: una perspectiva evolutiva

Delroy Louden
Lin Zhan

La misión de la Liga Nacional de Enfermería de los Estados Unidos es la de conectar a las comunidades con la información, a fin de mejorar la enseñanza y los resultados en la esfera de la salud. Esta misión se lleva a cabo mediante actividades de colaboración, enlace, creación, servicio y aprendizaje.

La Liga es uno de los líderes en el fomento de la salud de comunidades diversas mediante la enfermería. Nuestra visión se basa en principios de integridad, diversidad, enseñanza, calidad, servicio, dedicación ética y asistencia.

Historia de la acreditación

Desde 1893, los dirigentes de la enfermería han tratado de garantizarle al público que las escuelas estaban preparando a enfermeras adecuadamente capacitadas para servir a la comunidad. Se consideró necesario, por lo tanto, establecer un currículo uniforme. La acreditación empezó como un proceso voluntario: era un examen por los pares dirigido por colegas que apoyaban el proceso.

La acreditación de la Liga Nacional de Enfermería ha revolucionado ese proceso. Descartando la lógica de modelos anteriores, concentrados en el fin y los medios, los nuevos criterios de evaluación se basan en métodos multiples de medición y en los resultados de los programas, que ahora incluyen esferas que sobrepasan el ámbito tradicional de la enseñanza de enfermería.

Si bien los nuevos criterios no especifican el contenido ni los métodos que se deben usar para lograr resultados, el programa de acreditación sigue manteniendo las más altas normas de calidad y responsabilidad educacionales. En la actualidad, la acreditación es un proceso mutuo, que incorpora las metas y diseños singulares de cada programa y examina su capacidad de lograr resultados en esferas no tradicionales tales como el pensamiento crítico, la comunicación y muchas otras.

La acreditación de la Liga Nacional de Enfermería es un proceso voluntario que sirve para garantizar la calidad e integridad de la enseñanza de enfermería, así como para asumir responsabilidad ante el público.

La idea central del movimiento de evaluación surgió de la preocupación de que las medidas tradicionales de calidad—los recursos y reputación de la institución—tenían menos valor que el examen de su aporte al aprendizaje del alumno. Por lo tanto, los cuatro consejos educacionales del Comité de Acreditación de la Liga—sobre programas de diploma, título asociado, enfermería práctica y licenciatura y estudios avanzados—han elaborado criterios para medir los resultados. El sistema de acreditación de la Liga también está esforzándose por implantar una evaluación de programas sistemática, a fin de garantizar la validez, confiabilidad y eficacia de su propio proceso.

Bases filosóficas

Alentar la innovación en la enseñanza de la enfermería es una de las principales preocupaciones de la Liga Nacional de Enfermería. La mejor manera de enfrentar ese desafío es mediante un proceso potenciador que no sea ni rígido ni normativo, sino lo suficientemente flexible como para acomodarse a las necesidades de cada programa. Hay que reorganizar las jerarquías de poder entre estudiantes, profesores, administradores y la Liga que no estimulen el tipo de pensamiento crítico tan esencial para una profesión en plena evolución como la nuestra. La Liga aboga porque el proceso de acreditación se base en la búsqueda constante de un consenso imbuido de la sabiduría colectiva de administradores, profesores, estudiantes, evaluadores de programas de la Liga y público en general.

Desde el punto de vista filosófico, el enfoque de acreditación de la Liga refleja las metas y funciones de los programas de enfermería en sus respectivas comunidades, así como los valores comunes de la dirigencia nacional de la enseñanza superior y la atención de la salud. Es por eso que la Liga considera que el examen voluntario por los pares y el autoestudio son la mejor manera para que las instituciones evalúen los componentes de sus programas.

Evaluación de resultados

Al evolucionar los Estados Unidos hacia la atención primaria de la salud y con base en la comunidad, la Liga empezó a concentrarse en criterios basados en los resultados. Aunque en parte lo hizo en cumplimiento de las nuevas regulaciones federales y estatales, que acentuaban la eficacia educacional, la razón principal para ello fue que los resultados permiten asumir responsabilidad pública.

Los resultados son indicadores del rendimiento. Como son el producto final de toda actividad, demuestran en qué medida se han logrado la mi-sión y metas del programa. En el proceso de acreditación, los criterios basados en los resultados se concentran en los resultados que el programa es capaz de producir, por ejemplo, en materia de admisión, matrícula y graduación.

La evaluación de los resultados es un proceso mediante el cual se reúnen y analizan las pruebas de la congruencia entre la misión, metas y objetivos declarados de la institución y los resultados reales de sus programas y actividades, a fin de mejorar la enseñanza y el aprendizaje.

El elemento decisivo en la evaluación de la eficacia de toda institucion son las pruebas del grado en que logra sus metas y objetivos. La necesidad de buscar tales pruebas es ineludible (Comisión de Enseñanza Superior 1990).

En la evaluación de resultados se plantean a menudo las tres interrogantes siguientes: qué deben aprender los estudiantes, cuán bien lo están aprendiendo y cómo lo evalúa la institución.

La evaluación de resultados en el campo de la enseñanza se interesa en el mejoramiento de programas que se produce cuando la institución afirma claramente su misión y se fija metas y objetivos que coinciden con las aspiraciones y expectativas de la enseñanza superior. La evaluación recapituladora se ocupa de enjuiciar el éxito del programa.

En el mejor de los casos, la evaluación de los resultados desafía a la comunidad universitaria a restructurar su currículo y volver a reflexionar sobre las maneras de enseñar. Un proceso de evaluación eficaz debe incluir todos los aspectos del programa, prestándole atención especial a las voces que han sido excluidas anteriormente del proceso.

Rasgos esenciales de la acreditación

Como el proceso de acreditación es voluntario, la responsabilidad de iniciarlo radica en la institución o programa interesado. Se alienta a los programas a que se pongan en contacto con el personal de acreditación de la Liga cuando lo deseen, para obtener información de índole general y sobre los procedimientos a seguir. La autorización oficial para empezar el proceso de acreditación de la Liga debe iniciarse aproximadamente un año antes de la fecha en que el claustro estime que el programa estará listo para ser evaluado.

Autoestudio

El proceso de autoestudio incluye lo siguiente: exploración de las convicciones y metas del programa y servicios de la unidad de enfermería y su congruencia con la misión de la organización que los rige; evaluación de los componentes del programa que se estiman necesarios para lograr resultados en el contexto de la misión y metas (por ejemplo, estructura y ejercicio del poder, y plan de evaluación); examen de los procesos en curso destinados a mantener y mejorar todos los componentes del programa; evaluación de los resultados del programa y el funcionamiento de la unidad de enfermería y su congruencia con su misión y metas.

El informe en el que culmina el proceso de autoestudio es uno de los documentos principales que utilizan los evaluadores de programas y la Junta de Examen para evaluar los programas de enfermería.

El informe de autoestudio ofrece datos generales sobre la organización rectora y la unidad de enfermería, cantidad y categorías del profesorado de enfermería y matrícula en cada programa en el año escolar anterior a la visita de evaluación.

También incluye lo siguiente: descripción de la institución rectora, información general e historia del programa de la unidad de enfermería correspondiente, descripción demográfica de los estudiantes o características del alumnado y descripción sintética del total del profesorado de la unidad de enfermería y de sus actividades (perfil de datos del profesorado), así como una explicación acerca de cuán representativa es la información del año académico en curso y si se anticipan cambios importantes entre la fecha de redacción del informe final de autoestudio y la visita de acreditación.

Visita

La visita de acreditación la realizan colegas experimentados. Su propósito es verificar, aclarar y elucidar los materiales del programa presentados en el curso de la evaluación. En base a la visita, los evaluadores del programa hacen recomendaciones a la Junta de Examen, que tiene actualmente la última palabra respecto de la acreditación. La visita le permite al profesorado, administración y estudiantes del programa poner énfasis en ciertos aspectos del informe de autoestudio.

Validez de la acreditación

Para asegurarse de que sus criterios y normas de acreditación sean indicadores válidos y confiables de la calidad de la enseñanza de enfermería, la Liga tiene procedimientos para establecer la validez de contenido de los mismos. También se propone establecer procedimientos para examinar las propiedades sicométricas de sus criterios de acreditación, inclusive la validez de predicción, la confiabilidad y la validez de construcción. La Liga tiene la capacidad de investigación necesaria para realizar el propuesto estudio de convalidación.

La validez de contenido de los criterios de acreditación de la Liga ha sido apoyada por las diversas fuentes que se usan para identificar y convalidar los puntos importantes de dichos criterios. Grupos de expertos, así como el personal profesional y la dirigencia de la Liga, llevan a cabo amplios exámenes de la literatura para mantenerse al tanto de tendencias, objetivos y esferas de contenido en materia de enseñanza de enfermería.

Dentro del Comité de Acreditación de la Liga hay grupos de expertos sobre cada tipo de programa educacional, es decir, sobre los programas de diploma, título asociado, enfermería práctica y licenciatura y estudios avanzados. La Junta de Examen también tiene grupos de expertos sobre los cuatro tipos de programas, integrados por ocho enfermeras docentes, un representante de los servicios de enfermería y un miembro público, que generalmente es un educador general de una institución de enseñanza superior.

Los grupos de expertos desempeñan las siguientes funciones: análisis detallado de la solidez de cada criterio y concepto; examen del grado de calidad de cada punto constituyente del criterio y de la correspondencia entre cada criterio y las metas y objetivos de la enseñanza de enfermería; identificación de los elementos críticos que miden lo que cada criterio se propone medir (por ejemplo, la documentación); examen de la correlación entre los criterios y las pruebas que los satisfacen; evaluación de la coherencia entre los criterios exigidos y las directrices para los evaluadores de programas en las esferas de contenido; comparación de los criterios desarrollados por la Junta Estatal de Enfermería correspondiente y los criterios de acreditación de la Liga (por ejemplo, los exámenes de certificación NCLEX-RN); y comparación de los criterios de acreditación de la Liga y los de la institución matriz.

Los evaluadores de programas realizan observaciones participatorias y entrevistas sobre el terreno no sólo para evaluar y verificar la aplicación de los criterios a cada programa, sino para determinar la base empírica que contribuirá a la claridad de cada criterio. Antes de efectuar sus visitas, los evaluadores de programas son capacitados por expertos.

La confiabilidad y validez del criterio de acreditación se evalúa a lo largo de todas las fases del proceso de acreditación. Por otra parte, éste es un proceso dinámico. Dado los cambios que se están produciendo en la atención y la enseñanza en la esfera de la salud, los criterios están sujetos a revisión y cambio.

Los cuatro consejos educacionales del Comité de Acreditación de la Liga elaboran, examinan y revisan periódicamente sus criterios de acreditación. Procedimientos y actividades tales como una reunión y encuesta anuales, permiten que se reciba el aporte continuo de enfermeras docentes de una amplia gama de programas de enfermería. Los consejos también mantienen informado al Comité de Acreditación sobre los criterios de selección, retención y evaluación de visitadores, así como sobre recomendaciones de cambio.

Aunque mucho se ha logrado ya, hace falta que se analice más la coherencia interna de los criterios de acreditación de la Liga, así como su validez en cuanto a convergencia, discriminación y construcción.

Todo lo expuesto anteriormente ilustra el gran alcance y el carácter exhaustivo del proceso de acreditación de la Liga Nacional de Enfermería y, sobre todo, su flexibilidad y dedicación al adelanto de la enseñanza de enfermería.

21 La investigación en la era de salud para todos

Edilma B. Guevara

La meta de salud para todos significa asegurar que todas las gentes obtengan un nivel de salud que les permita participar activamente en la vida social y económica de la comunidad a la que pertenecen.

La aplicación de estrategias para alcanzar esa meta necesita el apoyo y contribuciones de todos los profesionales de la salud en las esferas de la investigación, los servicios y la enseñanza. A la vez, no podemos desconocer el papel que la investigación en otras disciplinas, tales como la genética, la inmunología y la epidemiología, ha desempeñado en el mejoramiento de la salud de las poblaciones.

Esta última mitad del siglo XX se caracteriza por cambios en los sistemas de información, comunicación y de enseñanza, así como cambios a nivel individual y colectivo. Esos cambios han afectado y seguirán afectando la práctica, enseñanza e investigación en enfermería.

El sistema de información basado en los libros se ha vuelto obsoleto: la velocidad con la que se producen nuevos conocimientos es superior a la velocidad de la imprenta. La comunicación eléctronica—por computadoras y satélites—hace posible que la información más reciente llegue a los lugares más remotos.

Por un lado, los límites de las disciplinas parecen desaparecer para luego generar nuevas especialidades. Por otro, está desapareciendo el "sabio", es decir, el énfasis en la memorización. La verdad no está en los libros, como acostumbrábamos a pensar: lo importante ahora es identificar, analizar, sintetizar, evaluar y utilizar la información generada por diferentes disciplinas. El pensamiento crítico nos proporciona herramientas básicas para ello.

También está cambiando la función del profesor: éste no posee la verdad sino la capacidad de facilitar la discusión y sintetizar los puntos importantes. La meta de la enseñanza-aprendizaje es no sólo entender la función profesional sino el proceso en que ésta se basa.

En cuanto a los cambios a nivel individual y colectivo, uno de ellos es el aumento del individualismo, que se manifiesta en el deseo de aislamiento, control y protección personales. Esto se observa en el uso del hogar como lugar de entretenimiento y trabajo, en gran parte gracias al televisor y la computadora.

Ese individualismo está sincronizado, sin embargo, con un sentido de responsabilidad social. Por ejemplo, existe un creciente interés en la información en materia de salud, servicios y productos. Ha surgido un "movimiento del consumidor vigilante", que ejerce presión para que cambien o mejoren los productos, y un "movimiento de ciudades sanas".

Los enormes avances tecnológicos de nuestro tiempo plantean también conflictos de tipo ético y jurídico. ¿Debemos prolongar la vida aún cuando ésta sea sólo vegetativa? ¿Debemos aplicar la ingeniería genética para mejorar nuestra especie o para darle vida a un bebé de probeta? ¿Debemos aceptar la eutanasia como estrategia para ayudar a los ancianos o enfermos incurables que desean morir?

Los dilemas éticos en el campo de la investigación tienen grandes repercusiones. Una de ellas es a quién beneficiarán los descubrimientos científicos. Recientemente, el Dr. Daniel Cohen, de Francia, que completó el mapa del genomio humano dos años antes de la fecha prevista por sus competidores estadounidenses, y el Dr. Patarroyo, de Colombia, que ha desarrollado una vacuna contra la malaria, le han entregado los resultados de sus investigaciones a las Naciones Unidas y a la Organización Mundial de la Salud, respectivamente, para que tengan acceso a ellos todos los científicos del mundo. Esta actitud contrasta con la del equipo de científicos estadounidenses que también está trabajando en un mapa de los genes humanos, que ha iniciado trámites de patente a todo lo largo del proceso.

Los avances tecnológicos también han contribuido a la disminución de la mortalidad. Los cambios que esto ha producido en la composición por edades de la población están creando nuevas necesidades de salud y obligándonos a replantearnos el concepto mismo de salud. Hoy se están incluyendo nuevas dimensiones en la conceptualización de la salud, tales como el reconocimiento de los aspectos espirituales en el cuidado del paciente. Se busca no sólo enfrentar la enfermedad sino los problemas de salud de la persona en forma integral.

Nos enfrentamos a la dicotomía de sanar o curar. Sanar no es sinónimo de curar. Sanar se refiere al tratamiento de la causa y a la asistencia en la transición del proceso de la muerte. Curar se refiere al tratamiento del síntoma. Sanar toma más tiempo, dado que los problemas mentales, emocionales, espirituales y físicos adquiridos por la persona a través de su vida exigen un enfoque integral.

La idea de sanar es ayudar a los pacientes o usuarios en el acceso a los recursos para sanar, calmar sus mentes y funcionar con más eficacia (aprender a tomar decisiones apropiadas bajo pre-

sión, responder a la tensión emocional, sentirse mejor acerca de sí mismo y sentirse en contacto con el universo que nos rodea). En ese contexto, los programas de atención primaria basados en la prevención de la enfermedad y el fomento de la salud son las estrategias más apropiadas.

Reforma del sistema de salud

Otro cambio que afecta el manejo de la enfermedad y el fomento de la salud es la reforma del sistema de salud. Éste es el conjunto de creencias culturales sobre la salud y la enfermedad en el cual se fundamenta el comportamiento y las prácticas de salud de las personas y las comunidades; las instituciones de salud y su organización, que facilitan o dificultan las prácticas de salud de la persona; y el contexto socioeconómico, político y físico en donde dichas creencias e instituciones coexisten[1].

La enfermería es parte del sistema de salud; lo afecta y es afectada por él. Por ejemplo, nuestros sistemas de salud están siendo forzados a utilizar nuevas tecnologías, que repercuten en el cuidado directo, el uso de las comunicaciones y el manejo de los recursos en la enfermería.

Las enfermeras tienen hoy que capacitarse de manera continua en el manejo de equipos cada vez más complejos. Por otro lado, los pacientes tienen un mejor acceso a la información en materia de salud y se acentúa la necesidad de establecer perfiles de atención de enfermería basados en el análisis del costo-beneficio.

En Latinoamérica, la reforma del sector de la salud está cambiando el papel del estado en el mantenimiento y fomento de la salud. Esto trae como consecuencia un énfasis en la acreditación y estándares de la práctica clínica, el surgimiento de empresas mixtas para la financiación de los servicios de salud, la venta de seguros básicos de salud y la descentralización administrativa y financiera.

En otras palabras: la reforma está cambiando las relaciones internas de los componentes del sistema, especialmente el mercado de trabajo en la esfera de la salud, lo cual, a su vez, afecta las relaciones entre las instituciones de salud y sus trabajadores, entre éstos y los usuarios, y entre los usuarios y las instituciones.

Prioridades

En base a las reflexiones anteriores, propongo tres prioridades para la investigación en enfermería: desarrollar la capacidad investigadora a nivel nacional; evaluar los avances tecnológicos más recientes en las esferas biomédica, del comportamiento, socioeconómica y administrativa, a fin de promover el uso de tecnologías apropiadas a cada país; y aplicar el enfoque interdisciplinario al estudio de los aspectos sociales, organizacionales y tecnológicos de la salud.

En el contexto de las prioridades antes mencionadas, deben desarrollarse y adoptarse técnicas y procedimientos de enfermería para el manejo de los problemas de salud a todos los niveles; para medir la eficacia del cuidado de enfermería y evaluar la cooperación del paciente o sus prácticas de autocuidado; para identificar inconsistencias en la formación del personal de enfermería; y para determinar los factores de riesgo existentes en la población.

Por otra parte, en el currículo de posgrado la investigación debe ser una disciplina de cultura básica y no un requisito de grado. De esta forma, la metodología científica facilitará en el estudiante el proceso de unificación de la relación entre la enfermera y el cliente y entre la enfermera y las ciencias, las artes y las humanidades.

El objetivo general de la investigación a nivel de posgrado debe ser proporcionar al estudiante la oportunidad de integrar la información obtenida en los diferentes cursos mediante el diseño y desarrollo de proyectos de investigación bajo la guía de uno o más profesores.

Los objetivos específicos deben tener en cuenta las tendencias educativas actuales, sobre todo la importancia del pensamiento crítico y el trabajo interdisciplinario como ejes curriculares.

Los cambios tecnológicos, sociales y económicos que están ocurriendo en la actualidad constituyen un reto para la enfermería. Podríamos convertir ese reto en ventaja para nuestra profesión si nos decidimos a utilizar la investigación como herramienta de trabajo para entender los cambios del contexto en que vivimos y si exploramos la posibilidad de reexaminar nuestro universo con una nueva lógica. Así lograríamos ampliar los objetivos de la investigación de enfermería, recuperar la importancia de los actores o "sujetos" de la investigación y avanzar sin temores hacia el futuro.

Referencia

1. Varkevisser, Corlieu M., Pathmanathan, Indra y Brownlee, Ann. (1991). Designing and conducting health systems research projects. En: *Health Systems Research Training Series*, vol. 2, parte 1: *Proposal Development and Fieldwork*. Ottawa, Canadá: Centro Internacional de Desarrollo de la Investigación/Organización Mundial de la Salud.

Converging Educational Perspectives

*An Anthology from the Pan-American Conference
on Graduate Nursing Education
Bogotá, Colombia, October 10–12, 1995*

**Produced by the National League for Nursing,
Center for Collaborating Organizations
and Community Groups (United States)
with the support of the Pan-American Health
Organization and the World Health Organization**

**Edited by
Nancy Jeffries**

National League for Nursing • New York
Pub. No. 19-6894

Contents

Introduction

This book, and the collaboration that produced it, is cause for celebration: the forces coming together at this moment of history are giving birth to the future.

In addition to our identity as nurses and members of the national and international community of health care workers, we are part of another community: the community of educators. Through our university affiliations, we are, perhaps, one of the strongest ideological forces in any society. Our work within the university is a celebration of society's potential and the possibilities of the human spirit. It is more than technical or professional: it transforms the historic moment and liberates its spirit.

As nurse educators, we are all part of an international community that must recognize the university's role in reproducing and promoting a certain social order. As one of society's mediating systems, universities promote certain world views over others, certain values and ways of being over others, and certain ideologies over others.

As members of a university's faculty, our research, teaching, and student advisory practices advance certain ways of being into society. Universities penetrate society, infiltrating the historical reality of the moment, through its curricula, its pedagogies and its graduates. As different as the university might be—in Latin America or in the United States—these are some common functions.

University educators are the stewards of something more than professional knowledge or technical expertise: we are the stewards of the texture of society, of the way our citizens will be in the world. We must look toward the future, and consider our goals. Like poets, we are the "relayers of possibilities."

At the National League for Nursing, we embrace education as the never-ending emergence of possibilities. We consider it a space which will nurture and unleash what Adrienne Rich calls "the power to imagine other ways of navigating our collective future..." And we encourage all to celebrate the education experience as a shared process between student and teacher through which each encounters and enters into their individual futures, their shared future as members of the profession and their collective future as citizens of their society, shaping the tone and textures of the relationships within which any society's people live and work and love.

We are honored with the opportunity to do that across the increasingly archaic boundaries of our nation states.

Patricia Moccia, PhD, RN, FAAN
Chief Executive Officer
National League for Nursing

Training highly qualified professionals, capable of confronting problems in a changing world where borders shrink to give way to different forms of integration, is an unavoidable challenge for all professionals, especially, for those in the health field.

The education of leaders in the health field, particularly in Latin America, is crucial to creating the changes demanded by the new ways of rendering services, in the context of sectoral health reforms that aim at quality, equitable care for the population. Graduate nursing education is one of the main strategies to reach this goal. Master's and doctorate level education will enable nursing knowledge to be generated and used in an effective and creative way to make the necessary transformations in the health area.

Converging Educational Perspectives is a joint effort of the Pan-American Health Organization/World Health Organization (PAHO/WHO) and the National League for Nursing of the United States. A Memorandum of Agreement signed in 1995 commits both organizations to work jointly to promote the development of nursing in Latin America and the Caribbean. This book is a compilation of works on graduate nursing education, including the Final Report of the Pan-American Conference on Graduate Nursing Education, held in Bogotá in October 1995, the Study of Specialization and Master's Programs in Seven Latin American Countries and studies on the development of graduate nursing education in all participating countries: Brazil, Chile, Colombia, Ecuador, Mexico, Panama and Venezuela. It also includes reports from the United States, Canada, the English-speaking Caribbean, and Cuba, as well as presentations by conference participants.

We hope with this book to expand the discussion on leadership and graduate nursing education, complementing what already is being done in that respect throughout the region.

Maricel Manfredi
Regional Advisor on Nursing Education
Pan-American Health Organization

Foreword

It has been a distinct pleasure to represent the National League for Nursing (NLN) at the Pan-American Conference on Graduate Nursing Education held in Bogotá, Colombia in October 1995. The efforts and enthusiasm shown by both organizers and participants demonstrate a sustained interest in health, education, development, and leadership throughout the Americas. We hope to continue, mutually, to support that interest.

In accordance with a February 1995 Memorandum of Agreement, the NLN and the Pan-American Health Organization, Regional Office of the World Health Organization (PAHO/WHO), will collaborate to facilitate projects promoting health services, training, and information exchange, as well as nursing research internships, workshops, and publishing. This bilingual edition of *Converging Educational Perspectives* solidifies our mutual responsibility to increased consciousness and outcomes in health planning and programming.

Clearly, the need is great, and while informational resources do exist, responsible partnerships will do much to enhance their accessibility, growth, and utilization. As representatives of a non-profit coalition of nurses, health care professionals, and consumers, NLN, along with its 46 state constituent leagues, seeks to place the quality of health care, education, and access on the global agenda. To that end, the NLN/PAHO partnership will enable the preparation of nurses for full participation in administrative positions, health policy decisions, and curriculum design that will ultimately enhance the profession.

While international interdisciplinary health initiatives represent a major focus of the agreement, particular aspects are key to its overall instrumentation and success. As Gustavo Buitrago, representative of the Instituto de Biotecnología of Colombia, said, "No country has developed without a significant change in human capital and knowledge." NLN and PAHO, therefore, view this partnership as an opportunity to develop strategic alliances, human and economic resources, technologies, research, communications, nursing education, and international system links.

Under the direction of organizer Maricel Manfredi, PAHO's Regional Advisor on Nursing Education, and of ACOFAEN, the Colombian Association of Nursing Schools, the Universidad Javeriana in Bogotá became a conduit for the analysis and discussion of trends and characteristics of postgraduate nursing programs, health reforms, accreditation, social and economic policies, and scientific and technological developments. Presentations addressed leadership, innovative teaching methods, distance education, telemedicine, curriculum development, and the expanding roles of nurses and health practitioners worldwide.

As each presenter discussed participative development and practice, the essence of the conference became increasingly clear. The elaboration and implementation of systems of accreditation and the evaluation of quality educational programs are fortified by sharing methodologies, exchanging information, utilizing sound judgment, adapting program designs, and simply persevering.

This volume illustrates a collaboration to which NLN and PAHO have committed their time and resources. It is the result of a mutual commitment to transform the international health environment, and is a vital link to the issues of social change, education, and access that will be explored further in future NLN projects.

As profound changes take place around the world, borders that once contained knowledge are becoming increasingly permeable, and bridges are being built to share resources globally. NLN is honored to participate in this transformation and acknowledges its responsibility to the outcomes of the NLN/PAHO agreement.

Nancy Jeffries
Senior Editor, NLN Press
Center for Collaborating
Organizations and Community Groups
National League for Nursing
New York

Delroy Louden
Executive Director, Center for Research
in Nursing Education and Community Health
National League for Nursing
New York

Contributors

Zoila Barroso Romero—Bachelor's in Nursing; Acting Director, School of Nursing, School of Public Health, Instituto Superior de Ciencias Médicas, Havana, Cuba.

Rachel Z. Booth—Registered Nurse; PhD; President, American Association of Colleges of Nursing; Dean, School of Nursing, University of Alabama, Birmingham, Alabama, U.S.A.

Blanca de Cabal—Nurse; Master's in Health Administration; Director, School of Nursing, Universidad del Valle, Cali, Colombia.

Carmen Falconí Morales—Nurse; Master's in Science; Professor and Dean, School of Nursing, Pontificia Universidad Católica del Ecuador, Quito, Ecuador.

Marlene Farrell—Registered Nurse; Master's in Nursing Science; Academic Coordinator and Professor, Center for International Nursing Education, University of California, Dominguez Hills, Carson, California, U.S.A.

Antonia Regina Furegato—Professor, School of Nursing, University of São Paulo, São Paulo, Brazil.

Nelly Garzón Alarcón—Nurse; Master's in Nursing Science; Professor Emeritus, Universidad Nacional de Colombia; PAHO/WHO consultant; Bogotá, Colombia.

Rocío Rey Gómez—Nurse; Master's in Nursing; Associate Professor, Graduate Coordinator, School of Nursing, Universidad Industrial de Santander, Bucamaranga, Colombia.

Mary Grant—Nurse; Master's in Nursing, specializing in adult health and training; Acting Head, Department of Advanced Nursing Education, University of the West Indies, Mona Campus, Kingston, Jamaica.

Edilma B. Guevara—Nurse; DrPH; Associate Director, WHO Collaborating Centre for Nursing Development and Primary Health Care; Assistant Professor, School of Nursing, University of Texas, Galveston, Texas, U.S.A.

Denise Korniewicz—DNSc; FAAN; Associate Dean for Academic Affairs, School of Nursing, Georgetown University, Washington, D.C., U.S.A.

Mayra E. Lee—Nurse; Professor and Dean, School of Nursing, Universidad de Panamá, Panama City, Panama.

Marta C. López—Nurse; Psychologist; Master's in University Administration; Dean, School of Nursing, Pontificia Universidad Javeriana; President, ACOFAEN (Colombian Association of Nursing Schools), Bogotá, Colombia.

Delroy Louden—Epidemiologist; PhD; Executive Director, Center for Research in Nursing Education and Community Health, National League for Nursing, New York, U.S.A.

Gilda M. Martoglio—Registered Nurse; Master's in Art; Division of Nursing, United States Public Health Service, U.S. Department of Health and Human Services, Rockville, Maryland, U.S.A.

Wendy McBride—Nurse; Master's in Nursing Science; Executive Director, Canadian Association of University Nursing Schools, Ottawa, Canada.

Beverly J. McElmurry—EdD; FAAN; Dean, School of International Studies in Nursing, College of Nursing, University of Illinois, Chicago, U.S.A.

Maria da Gloria Miotto Wright—PhD; Adjunct Professor, University of Brasília, Brazil; PAHO/WHO consultant; Visiting Professor, School of Nursing, and Coordinator, International Health Training Program, Georgetown University, Washington, D.C., U.S.A.

Susan M. Misner—Registered Nurse; Master's in Science; Research Specialist, College of Nursing, University of Illinois, Chicago, U.S.A.

Antonia Regina Paredes Moreira—Professor, School of Nursing, University of São Paulo, São Paulo, Brazil.

Leticia Moriel—Nurse; Master's in Administration; Professor (tenured); President, FENAFE (National Federation of Mexican Nursing Schools), Chihuahua, Mexico.

Tokico Murakawa Moriya—Doctorate in Nursing; Professor, School of Nursing, University of São Paulo, São Paulo, Brazil.

Rosa María Nájera—Nurse; Master's in Nursing; Professor (tenured), Universidad Autónoma de México (UAM-X); President, ALADEFE (Latin American Association of Nursing Schools), Mexico, D.F., Mexico.

Maria Helena Pessini de Oliveira—Professor, School of Nursing, University of São Paulo, São Paulo, Brazil.

Thomas P. Phillips—Registered Nurse; PhD; CS; FAAN; Chief, Advanced Nursing Section, Division of Nursing, United States Public Health Service, U.S. Department of Health and Human Services, Rockville, Maryland, U.S.A.

Olga Polanco—Nurse; Master's in Education; Professor, Department of Nursing, Universidad de Concepción, Concepción, Chile.

Maria Cecília Puntel de Almeida—Professor, School of Nursing, University of São Paulo, São Paulo, Brazil.

Márcia Caron Ruffino—Professor, School of Nursing, University of São Paulo, São Paulo, Brazil.

Irene Sandvold—Registered Nurse; DrPH; CNM; Division of Nursing, United States Public Health Service, U.S. Department of Health and Human Services, Rockville, Maryland, U.S.A.

Iraidis Soto—Nurse; Master's in Research; Executive Director, ACOFAEN (Colombian Association of Nursing Schools), Bogotá, Colombia.

Mila Urrutia—Nurse; Professor, School of Nursing, Universidad Católica; Advisor, National Program of Health Science and Technology, Santiago, Chile.

Marta Lucía Vásquez—Nurse; Master's in Epidemiology; Director, Graduate Academic Programs, School of Nursing, Universidad del Valle, Cali, Colombia.

Idelma Villalobos—Nurse; Master's in Nursing Science; Director, Graduate Nursing in Critical Care, School of Nursing, Universidad del Zulia, Maracaibo, Venezuela.

Lin Zhan—Registered Nurse; PhD; Associate Director for Council Affairs, National League for Nursing, New York, U.S.A.

Part One

Final Report of the Pan-American Conference
on Graduate Nursing Education

Final Report of the Pan-American Conference on Graduate Nursing Education

CONTENTS

A Summit Meeting

The Pan-American Conference on Graduate Nursing Education held in Bogotá, Colombia, from 10 to 12 October 1995, could well be considered a summit meeting of nursing in the region of the Americas, given the level of the participants and the depth and scope of the discussions.

Eighty-four representatives of the nursing profession from Brazil, Canada, the English-speaking Caribbean, Chile, Colombia, Cuba, Ecuador, Mexico, Panama, Peru, the United States and Venezuela met, exchanged experiences, discovered strong points and problems and proposed strategic actions.

After an analysis of the various macro and micropolitical factors that influence the development of advanced nursing education, the participants in the Bogotá Conference adopted a number of goals, strategies for action, and recommendations, which constituted a global development plan for graduate nursing education in the 1996–2006 decade.

Action proposed to develop advanced nursing training sought to improve the organization and quality of health service, as well as the work profile of nurses and the entire health team.

Remarkable progress has been made in nursing education in Latin America in the past 25 years, both at the basic and at the graduate level. In the 1980's, graduate nursing programs (specialization and master's) gradually increased in several Latin American countries.

In their analysis, conference participants noted that health reform and changes in many countries have triggered developments such as service decentralization and privatization, self-financing, and introduction of new management models and new knowledge and technological advances.

They also took note of the growing expectations and demands of their communities, which are increasingly aware of their right to quality health services that uphold high technical, human and ethical standards. The greater commitment of governments to the global goal of Health for All by the Year 2000 was also noted. These social conditions require health and nursing professionals whose advanced training, critical mind, and vision and creativity allow them to function as dynamic agents of development and progress.

Participants recognized the urgent need to work together, in an environment of dialogue, trust and respect, to respond more effectively to the health problems affecting the various sociocultural population groups in the Americas.

Although the discussion focused on advanced nursing education, it was clear that evolution at this level will have an impact at the undergraduate level and at all levels of the nursing profession, from the primary to the tertiary.

All participants committed themselves to create change in their countries and in the region, so that the goal of Health for All by the Year 2000 may be attained and the entire population can enjoy nursing care of high scientific, technical, human and ethical quality.

The Conference was organized by the Pan-American Health Organization (PAHO)—through its Human Resource Development Program, Division of Health Systems and Services—along with the PAHO/WHO Collaborative Center of ACOFAEN (the Colombian Association of Nursing Schools), and the School of Nursing of the Pontificia Universidad Javeriana. The event took place at the university auditorium.

Analysis of the Current Situation

In its analysis of the current situation of nursing education in Latin America, the Pan-American Conference noted the following:

General Trends

In the Americas there are no global graduate nursing education policies and programs at the regional or national level offering long-term projections and clear guidance on all fundamental aspects.

National graduate nursing education programs follow the higher education standards of each country and are autonomously managed by each university. The duration of programs ranges from a year and three semesters (specialization) to four semesters (master's).

There is a visible, unplanned growth in graduate nursing education programs, particularly specialization programs; to a lesser degree, this is also true of master's and doctorate programs. Between 1985 and 1993, for example, 13 new master's programs started. Nursing doctorate programs only exist in three countries of the region: Brazil, Canada and the United States.

There are also more interdisciplinary programs directed by nurses or managed by nursing schools. The purpose of these programs is unclear, when considered from the framework of reference of nursing, health services and scientific and technological development in these areas.

In most Latin American countries studied by PAHO there is no national accreditation system for graduate programs, although some are now being defined both at the graduate and the undergraduate level.

Most specialization and master's programs are evaluated by nursing schools according to their own criteria, with the participation of administrators, students and faculty. Evaluation periodicity is not systematic. In most cases, the differences between internal program evaluation and the accreditation process, including objectives and procedures, are not defined.

Criteria used in various countries to classify graduate programs include curricular orientation, objectives, duration (in academic semesters), scope and depth, research, level of creativity, academic focus, and contribution to the discipline.

Research is considered the main difference between master's and specialization programs. However, degree requirements for each do not clearly reflect this difference.

Specialization and master's programs are named after clinical or medical areas, subjects or pathologies. The great diversity of program names makes them hard to classify and hinders the placement of graduates in the job market.

In addition, the multiple curricular approaches and focus areas within graduate programs themselves do not coincide with their supposed focus. The relationship between the theoretical or conceptual framework of each program and the skills that their graduates are expected to acquire is unclear.

Specialization programs focus on preparing specialized nurses for practice. Master's programs stress more the research aspect. Both emphasize the development of leadership qualities in nursing services and in institutional matters. In both types of programs, almost 50% of students say that they intend to teach.

The scientific production of master's programs is very scarce, and information in this area is incomplete. This dearth is surprising, given the current awareness that power and leadership are based on knowledge.

Reporting on their focus areas and on student profiles, most master's and specialization programs claim that they develop leadership. However, their curricular approach and content do not reflect this intent. It is not known what experiences or strategies they might be using to that end.

Most programs follow the presence learning model. There is a need for distance learning or mixed programs, and some are already being offered. However, it is unclear how the focus on research will be maintained in the distance learning master's programs.

An increasing number of programs use flexible and participatory teaching methods, combining work and study. There is great interest in the use of innovative teaching methods. As financial aid progressively diminishes, there is an increase in graduate education systems self-financed by nursing professionals.

Nursing graduate programs are concentrated in the most developed sub-regions, which have the most resources. Poorer sub-regions seem to have been left in a vacuum that requires international cooperation to fill. Currently, there appears to be a greater interest in interinstitutional cooperative work—i.e., the creation of networks, consortia, agreements and other common efforts—to offer graduate nursing programs.

There is a heightened awareness in the region's national higher education and health systems regarding the need for nurses with graduate-level education (specialization, master's and doctorate) who are able to respond to the demands created by the reforms in the health system, as well as to those of private practice and non-hospital settings. Concern is also growing about the quality of graduate nursing programs, and the need to strengthen research infrastructures, faculty training, and accreditation systems.

Graduate nursing programs have managed to secure representation in national committees and other groups. They increasingly participate in scientific events—as organizers, presenters and participants.

There is also mounting interest in building a nursing scientific community, including scientific societies for the various specializations, and promoting greater awareness about the need to strengthen the political involvement of nursing researchers and faculty.

Research and Scientific Production

Research is not the first priority in the 18 Latin American universities surveyed by PAHO. Five (28%) emphasized applied research, and four (22%), basic research. Only five universities reported about their financial resources for research—between $18,750 an $1,981,829—but it is not known exactly what percentage of the presumed total is devoted to nursing research.

Seven nursing schools specify in their mission that they promote and develop research. In the 18 universities, 117 research nurses were identified, but the criteria used to determine when a faculty member is a researcher are not known. Only five faculty members are full-time researchers. Eighty-eight (84% of the total) have a master's degree; only two have a doctorate.

A total of 101 research lines were reported in three areas: human resource development, nursing care in the health system, and structure, organization, and operation of health institutions and society. Most of the research lines (70) fall into the second category. The requirements and demands of the research programs, or lines, are not known.

Scientific production over a 10-year period consisted of 764 works. A majority, 290 (38%), are specialization case studies, 166 (22%) master's dissertations, and 35 (5%) books. Only one case study received financial support. In the same period, 37 master's research works were financed, mostly by universities. Financial resources for nursing research are generally limited. Policies to promote, guide and financially support nursing research do not appear to exist in Latin American universities and health services.

Information systems about the scientific and technological production of nursing schools are deficient, as are those at the national level. It is unclear what the research demands are in master's programs and how they are any different from those of specialization programs. It is also not known whether priority research areas are defined in the health services, and whether they correspond in any way to the research programs and lines of graduate nursing programs.

Cooperation and Communication

The 16 Latin American master's programs have six interinstitutional cooperation projects, three of them with foreign universities. Only 10 of the 32 specialization programs have national or international cooperation projects. Three of these projects involve international bodies, and two, research institutes. Most of the projects, however, are done with national bodies, universities or health services.

In general, the cooperation experience is rated good or excellent, although it often tends to be unidirectional when foreign institutions are involved.

In Latin America, participation in congresses, seminars, committees and nursing or interdisciplinary working groups is the main form of communication among nursing professionals. The organization of a nursing scientific community is very incipient in the region. Specialized scientific societies are beginning to appear, but communication among them through specialized publications, congresses and meetings still is lacking. The publication of nursing periodicals that reflect the scientific contributions of graduate nursing programs, especially master's programs, is very limited.

Master's programs reported that they subscribe to a total of 148 scientific periodicals—31 national and 117 international. Of this total, 52 are devoted to nursing (10 national and 42 foreign).

A similar situation prevails in specialization programs. Most began subscribing to scientific publications after 1992. They currently receive 187 scientific magazines and newsletters, 73 of them on nursing. Their collections are incomplete, however, due to irregular acquisitions.

General Critical Areas

Graduate nursing education must be placed within each country's cultural, social, economic and political context. This means, among other things, that research must be organized so that it responds to each country's priority problems, and helps solve them in practice.

It is important to create or promote the specialty of research, strengthen the training of nursing researchers, and find means and financial resources, such as grants, to increase scientific production, and otherwise enhance all other aspects of graduate nursing programs. Research requirements of specialization and master's programs must be distinct.

Advanced training programs for graduate nursing faculty are also needed. It is necessary to build or strengthen information and data base systems on the various aspects of graduate programs—i.e., applicants, registration, graduates, drop-outs, number and academic level of faculty members, costs, grants, curricular content, scientific production, and other information crucial to decision-making and to develop and maintain a history of graduate programs within the universities, and in each country at large.

Job placement criteria for advanced degree nurses must be defined and publicized among potential employers. Currently, there is not an accepted single terminology of graduate nursing programs, because of the huge diversity of curricular approaches and focus areas. This makes it difficult for employers to open opportunities for advanced degree nurses.

There is an increasing need to strengthen the links between advanced degree nurse educators and their counterparts in the service area, in order to define professional criteria and standards, and create a scientific nursing community that will encourage greater interaction within, and achieve recognition from society at large.

Methodology

In lectures, expert panels, working groups, and general debate, the Pan-American Conference covered the four following themes:

1. Health Reforms, Scientific and Technological Development and Graduate Nursing Education

This theme was explored in two master lectures: *Social and Political Situation, Health Reforms and Graduate Nursing Education in the Americas*, by

Inés Gómez de Vargas, a nurse who is a member of the Colombian House of Representatives, and *Graduate Education and Scientific and Technological Development in the Health Sector*, by Dr. Juan Manuel Lozano, Director of the Health Science and Technology Program of COLCIENCIAS—the Colombian Institute for the Development of Science and Technology.

2. State of Graduate Nursing Programs in the Region of the Americas

A PAHO study on the state and trends of graduate nursing programs in seven Latin American countries, in 1994 (see pp. 181-208) was presented in one panel. Another panel discussed the state of graduate nursing studies in Brazil, Canada, the Caribbean, and the United States. During the general debate, the main directions of progress, as well as characteristic problems in advanced nursing education in the region, were identified.

3. Graduate Nursing Education: Innovation and Leadership

This theme was discussed in three panels: one on the development of nursing knowledge and practice as an interdisciplinary activity; another on leadership and its impact on education, services and research; and the third on innovative experiences in graduate nursing education in the Americas.

4. Strategy for the Strengthening of Graduate Nursing Education

This theme was discussed in three panels. One dealt with research as a fundamental element for the advancement of nursing education and practice. Another focused on accreditation as a means to improve the quality of education and practice. A third panel discussed interinstitutional and international cooperation, including networking, consortia-building, and other experiences.

Goals, Strategies and Recommendations for the Countries of the Americas, 1996–2000

The Pan-American Conference on Graduate Nursing Education adopted goals, strategies and recommendations for the countries of the Americas, 1996–2000 in the areas of organization of graduate nursing education, human resource development, research and scientific production, and cooperation. The Conference also endorsed a series of recommendations made in *A Study of Nursing Specialization and Master's Programs in Latin America* (see pp. 204-208). Each country should adapt to its concrete situation the following goals, strategies, and recommendations:

Organization of Graduate Nursing Education at the National and Regional Level

Goals

- Formulate comprehensive national nursing development policies and plans (undergraduate and graduate education, research, and services).

- Formulate specific development policies and plans for advanced nursing studies (specialization, master's and doctorate).

- Establish, within the next three years (1996–2000), policies and criteria for the creation, expansion and consolidation of all types of graduate nursing programs, as well as interdisciplinary programs.

- Create a technical consultative body in nursing to promote the formulation of policies, goals and strategic development plans for nursing.

- Develop and implement an evaluation and accreditation system for graduate nursing programs, creating nursing accreditation councils, and training in each country two or more evaluators/accrediting agents per nursing school, who will function as national and international peers.

- Develop, test and adopt criteria for excellence and quality in all types of graduate nursing programs, to measure their impact in health care in the next 10 years.

Strategies

- Use public fora to create a favorable public opinion regarding the formulation of national policies and plans for graduate nursing education, in order to find political, financial, academic, and employment support.

- Design in each country policies and mechanisms to facilitate the transition of post-basic nursing programs into academic graduate specialization or master's programs, according to the existing infrastructure and national needs.

- Identify at the undergraduate level talented nursing students and encourage them to pursue advanced studies and develop their leadership and research capabilities.

- Implement advanced nursing training plans which insure generational relays in nursing education and services.

- Study the cost of graduate nursing programs for universities and students, in order to determine their individual and social cost/benefit, as well as their impact in health services, and scientific and technological development.

- Identify and use all social spaces and opportunities to link education, care and research in undergraduate and graduate nursing programs, as well as in interdisciplinary teams that respond to national development needs and projects.

Recommendations

Global nursing policy: A global nursing policy should be formulated in each country of the region to guide the coherent development of undergraduate and graduate nursing education, continuing education, research and practice. This policy should be integrated with national higher education, health, and science and technology policies. It also should respond to the country's historical, cultural, economic and political context, its specific problems and development plans, and particularly, the demands of the health sector.

The global nursing policy must, at minimum, accomplish the following:

- guide the creation, expansion and consolidation of undergraduate and graduate nursing programs (specialization, master's and doctorate);

- promote and strengthen the nursing research process and infrastructure;

- find financial resources and assign them to programs, and to aid graduate nursing students;

- support the creation and consolidation of graduate nursing program information, evaluation and accreditation systems;

- adopt interinstitutional and international cooperation policies that strengthen communication among researchers, graduate programs, scientific and technological development, and nursing practice.

Evaluation and Accreditation: A culture of evaluation and accreditation of undergraduate and graduate programs should be created in the academic nursing community in order to attain excellence and quality. Evaluation and accreditation processes need to be designed, and nursing professionals trained as evaluators and accrediting agents. The same minimum standards of quality and excellence need to be set in all countries of the region, so that national accreditation systems are compatible. Nursing program accreditation must be understood as a voluntary process, and a commitment to the society that nurses serve, as well as to the scientific community which demands quality and credibility.

Human Resource Training and Development

Goals

- Offer a nursing doctorate program for Latin America through a consortium of universities, with the goal to graduate the first classes in 1999 and 2000.

- Increase the number of university master's programs in nursing with a research infrastructure on priority health programs in the region. Increase the number of all nursing master's programs by 30% to 50% (there were 16 in 1993).

- Organize a biennial meeting to evaluate progress made towards the goals in graduate nursing education in the region, and to adjust the development plan. The first meeting of this kind perhaps can be organized parallel to the Pan-American Colloquium on Research (Valencia, Venezuela, November 1996).

- Organize national nursing education and research information sub-systems.
- Increase the scientific production of graduate nursing programs by 20% to 50%, especially production by master's faculty and students.

Strategies

- Establish interaction, integration, and balance between advanced nursing education and the job market, according to quality criteria set by the profession.
- Design graduate nursing program curricula on the basis of paradigms of liberating, participatory, interdisciplinary and flexible education.
- Promote individual and collective efforts in nursing that enable participation with dedication, efficiency, and leadership in the political and scientific arenas, both national and international, in the areas of health, education, and scientific and technological development.
- Ensure the presence and participation of the nursing profession in government departments, and national and international organs, through expert and sectoral groups, technical committees, and other venues.
- Encourage cooperative work involving professional, scientific, and academic nursing associations, and national and international education, health, and science and technology organs.
- Organize technical meetings of nurse educators and nurses in the health services to design models and projects for the integrated development of the profession (graduate education, research, and service).
- Promote interdisciplinary training and work beginning at the undergraduate level, to create a positive attitude and an effective communication among peers, that will help build rela-

tions of equality and respect among all health professionals.

- Promote among graduate faculty and students a collaborative and participatory attitude that will lead to the development of self-esteem, confidence and critical thinking in decision-making and interdisciplinary work.
- Apply adult education principles and methodologies in graduate nursing programs.
- Identify and promote leadership models in nursing education and service, so that young students and graduates can emulate them.
- Create and use opportunities to develop leadership in graduate nursing faculty, nursing services, and in different social, political, and administrative situations, and reaffirm and nurture the leadership capacity in graduate nursing faculty and students.

Recommendations

Graduate nursing programs (specialization, master's and doctorate) should prepare professionals for the diverse situations they will encounter in their practice today, tomorrow, and during the transition period. National policies, goals and criteria to start such programs should be established urgently, taking into account the health care needs of the country, and the strengths of universities and nursing schools.

It should be kept in mind that nursing practice hinges fundamentally on research, but that problems researched in graduate programs emerge from practice, and any solution found should also return to practice.

Existing nursing programs should be strengthened and opportunities for interdisciplinary activity should be created. It is necessary to intensify exchanges and contacts among groups of universities and graduate nursing programs, involving not only faculty and students, but scientific production and professional experiences.

The curricular design and organization of the different types of graduate nursing programs should be defined, striving for coherence between focus area and curricular approach.

The scientific production of master's programs should be strengthened. Information and dissemination systems of that production should be maintained. Criteria for quality and excellence should be established to evaluate advances in the scientific production of graduate nursing programs.

Leadership should be promoted and developed in a continuous and progressive way. The necessary qualities for leadership should be nurtured initially in the family environment, and later reinforced by elementary, secondary, undergraduate and graduate education, according to the individual characteristics of the student.

Research and scientific production

Goals

- Ensure that all nursing scientific periodicals in Latin America are included in the international indices of scientific publications on nursing and health.

- Develop and update a national inventory of scientific publications and a directory of researchers.

- Formulate national nursing research plans, including work programs on graduate education, to present them at the Pan-American Colloquium on Research (Valencia, Venezuela, November 1996).

- Build and systematize the historical memory of the scientific production in each academic graduate nursing program, aiming for a 50% production increase.

- Start the information network and the data base of REAL—the Latin American Nursing Network.

- Find funding sources in each country for nursing research, to increase available funds by 50%, and identify which percentage of the university and nursing school budgets is devoted to research, in order to evaluate progress and use.

Strategies

- In each country, a group of nursing school researchers will promote the definition of

policy and strategies to increase scientific and technological production in nursing, publish in national and international periodicals and disseminate research results, so that they may have an impact on graduate education and health services.

- In each country, participants in the Pan-American Conference will promote national seminars to formulate and develop research policies and goals for graduate nursing education, as well as goals for the advancement of health services and nursing education in general.

- Each country's nursing school association, or a national committee, will:

  - organize an information system about graduate nursing programs, including any available history and the scientific production of faculty and students, in order to evaluate their impact on the advancement of national health and education.

  - review and bring up to date the national directory of researchers, to assess which people are better positioned to present projects to financing entities, and also to build national and international nursing research center networks and identify consultants for other graduate nursing programs in the region;

  - develop criteria to define what a researcher is, and to organize the research career, promoting different research training strategies;

  - promote exchanges among groups of nursing researchers from different universities in the region, to strengthen the research component of graduate nursing programs;

- Universities in each country, at the request of their nursing schools, will establish bilateral and multilateral agreements with more developed universities to help improve the research and graduate nursing programs lacking sufficient infrastructure.

- PAHO will organize and support a working group of the Pan-American Conference, with the following purposes:

  - to continue evaluating the advancement of graduate nursing education, research and scientific production, its contribution to the development of nursing knowledge, and its impact on health services and nursing education in general;

  - to assess improvements made by universities in master's and doctorate nursing graduate programs, specifically in terms of faculty, infrastructure and allocation of financial resources.

Recommendations

Basic and continuing research training for nursing faculty should be strengthened. National science and technology indicators should be applied to nursing, to guide research and define such basic issues as what a researcher actually is, and what criteria should be used to organize research programs, lines, and projects.

Nursing faculty and students should familiarize themselves with existing scientific information systems, and use them. There are available, for example, data bases, CD ROMs, bibliographical information centers, periodicals libraries, computer laboratories, international networks, and the Internet.

Nursing research training grants and fellowships should be identified. The priorities and policies of national and international bodies that support research and scientific and technological development also should be identified, in order to facilitate access to their services.

Nurse educators and service nurses should get the training needed to formulate, implement and manage research projects for financing entities.

It is necessary to promote cooperation and collaborative work among national and international networks of nursing researchers and research centers, and to strengthen graduate education and health services. Nursing research groups, centers, or institutes should be created or consolidated, including both nurse educators with graduate degrees, and service nurses, both of whom should work on projects in many different areas, including issues of regional and national relevance.

Scientific Communication and Inter-institutional and International Cooperation

Goals

- Publish two Latin American nursing periodicals, reflecting the scientific production of graduate nursing programs.

- Create or strengthen two annual newsletters to publicize innovative teaching experiences in graduate nursing programs, as well as socially relevant nursing research; one of them could be the REAL newsletter.

- Publish two biennial collections of scientific papers in nursing, including summaries of graduate theses and other work of interest, as part of the PAHO/WHO textbook program and with the support of Latin American nursing organizations.

- Create in each country a national group to coordinate scientific and technological development in nursing. The group would organize information and training activities in the context of implementation of a plan and basic infrastructure for science and technology in nursing, according to the national plans in this area.

- Develop, at the national level, a biennial workshop (in 1996, 1998 and 2000) to evaluate, guide and plan collaborative work projects by national and regional universities.

- Publicize and update every two years (1996, 1998, 2000) a directory of nurse researchers, research centers and institutes, and graduate nursing programs, in order to promote the creation of communication networks.

- Develop in 1996–1997 criteria to compile a directory of nurse advisors, or consultants, with experience in research, education, and professional practice, who can accredit doctorate, master's and specialization programs, and who can work in Spanish and in English; and update the directory in 1998 and 2000.

Strategies

- Set up national nursing groups in charge of organizing national information systems on graduate nursing education—covering programs, faculty, researchers, advisors, scientific production, admission and graduation, and other areas—to facilitate communication among programs, faculty and researchers at a national and international level.

- Strengthen the information system on the scientific production of nursing schools that have graduate programs. Ask nursing schools to send to the national nursing entity the information needed to compile a directory of nursing researchers and advisors.

- Encourage graduate nursing programs in each country to join in networks, consortia and other interinstitutional cooperative ventures, at the national and international level, to streamline resources, and use them more efficiently.

- Participants in the Pan-American Conference will encourage nursing schools at their universities and in other universities in their countries to send the best theses and research work to the editor of the Latin American Nursing Review, as well as to the PAHO/WHO Human Resource Development Program, so that materials can be compiled for the publication of scientific nursing papers, or anthologies on specific subjects.

- Conference participants also will set up a working group to organize an event where conference recommendations will be studied, and institutional and national work plans to reach the proposed goals, will be formulated.

Recommendations

The individual and institutional factors, as well as factors outside nursing, that help or hinder interinstitutional cooperation in each country and university should be identified.

Interinstitutional cooperation policies should be defined at the institutional and national level on the basis of shared priority areas, taking into account existing strengths and recognizing the development areas of all parties. This must be done with an analytical frame of mind that enables mutual criticism and recommendations.

Interinstitutional cooperation and communication within the scientific nursing community should also be strengthened through the creation of an environment of trust and mutual respect, and by developing negotiating skills to create partnerships according to the ideology and characteristics of each institution.

In promoting interinstitutional cooperation for advanced nursing education, the national and international political context must be taken into account, as well as the scientific and technological development policies, the various forms of labor and professional organizing, and all other factors that condition nursing education and practice.

Consortia, networks, and groups of countries should be promoted through PAHO/WHO to get universities to work in partnership to strengthen existing graduate nursing programs and create doctorate programs.

Participants

Pilar AMAYA de PEÑA—Doctoral candidate in Nursing; Professor, Universidad Nacional de Colombia, Bogotá, Colombia.

Esperanza AYALA DE CALVO—Bachelor's in Nursing; Master's in Research and University Documentation, Oncological Nursing Specialty; Coordinator, Specialization Program in Oncological Nursing; Professor, Graduate Department, Pontificia Universidad Javeriana, Bogotá, Colombia.

Zoila BARROSO ROMERO—Bachelor's in Nursing; Acting Director, School of Nursing, School of Public Health, Instituto Superior de Ciencias Médicas, Havana, Cuba. Community care, Master's students performance.

María Carmen BERNAL—Nurse; Academic Coordinator of Graduate Studies in Perinatology, Universidad Nacional de Colombia, Bogotá, Colombia.

Rachel Z. BOOTH—Registered Nurse; PhD; President, American Association of Colleges of Nursing; Dean, School of Nursing, University of Alabama, Birmingham, Alabama, U.S.A.

Cira BRACHO—Nurse; Master's in Nursing (Maternal and Child Health); Coordinator, Master's Program in Nursing, Universidad de Carabobo, Valencia, Venezuela. Maternal and child health research, adolescent reproductive health.

Gustavo BUITRAGO—Engineer; Director, Institute of Biotechnology, Universidad Nacional de Colombia, Bogotá, Colombia.

Tula BUSTAMANTE de MONTALVÁN—Nurse; Master's in Nursing Education; Director, Graduate Section (Master's), School of Nursing, Universidad Nacional de Trujillo, Trujillo, Peru.

Blanca de CABAL—Nurse; Master's in Health Administration; Director, School of Nursing, Universidad del Valle, Cali, Colombia. Administration, teaching, evaluation, curriculum development, human awareness.

Rosa de CABALLERO—Nurse, specializing in pediatrics; Master's in Education; Director, Graduate Program, School of Nursing, Pontificia Universidad Javeriana, Bogotá, Colombia.

Gloria CAMARGO de PAVIA—Nurse; Master's in Administration; Director of Education, Fundación Santafé de Bogotá-Hospital, Bogotá, Colombia.

Consuelo CASTRILLÓN—Nurse; Master's in Sociology of Education, specializing in human resources; Dean, School of Nursing, Universidad de Antioquía, Medellín, Colombia.

Consuelo COLMENARES—Bachelor's in Nursing; Master's in Science and Medical-Surgical Nursing; Professor, Coordinator of the Master's in Medical-Surgical Nursing, Universidad de Carabobo, Valencia, Venezuela. Medical-surgical nursing, critical care, cardiovascular, emergency-trauma.

Rosaura CORTÉS de TÉLLEZ—Nurse; Director, Department of Maternal and Child Care, School of Nursing, Pontificia Universidad Javeriana; Secretary, ACOFAEN (Colombian Association of Nursing Schools), Bogotá, Colombia. Breast-feeding.

Roseni CHOMPRÉ—Nurse; Master's in Epidemiology; Professor, University of Belo Horizonte, Belo Horizonte, Brasil.

Margarita DELGADO de GALVIS—Nurse; Master's in Education and Health Administration; Undergraduate Studies Coordinator, School of Nursing, Pontificia Universidad Javeriana, Bogotá, Colombia. Administration.

Inés DURÁN SAMPER—Doctorate in Nursing; Professor of Nursing, Universidad de la Sabana, Bogotá, Colombia. Primary health care, history.

Susana ESPINO—Nurse; Master's in Clinical Nursing; PAHO/WHO Advisor, Buenos Aires, Argentina. PAHO consultant. Education.

Carmen FALCONÍ MORALES—Nurse; Master's in Science; Professor and Dean, School of Nursing, Pontificia Universidad Católica del Ecuador, Quito, Ecuador.

Nelly FARFÁN—Nurse; Master's in Maternal and Child Health, and Public Health; Regional Consultant on maternal and child health, PAHO/WHO, Bogotá, Colombia. Maternal and child health, public health.

Marlene FARRELL—Registered Nurse; Master's in Nursing Science; Academic Coordinator and Professor, Center for International Nursing Education, University of California, Dominguez Hills, Carson, California, U.S.A. Psychiatry, mental health, crisis intervention.

Marilyn E. FLOOD—Registered Nurse; PhD; Associate Dean, Academic Programs, University of California, San Francisco, California, U.S.A.

Rosa FRANCO—Nurse; Masters' in Philosophy and Law; Graduate Director, Universidad de Caldas, Manizales, Colombia. Research and ethics, social sciences and health.

Nelly GARZÓN ALARCÓN—Nurse; Master's in Nursing Science; Professor Emeritus, Universidad Nacional de Colombia; PAHO/WHO consultant, Bogotá, Colombia. Nursing education, ethics and bioethics, human resources.

Gloria Estela GÓMEZ—Nurse, specializing in health administration; Chief, Extension and Graduate Department, School of Nursing, Universidad de Antioquía, Medellín, Colombia. Community health, epidemiology, public health.

Consuelo GÓMEZ SERRANO—Nurse; Master's in Public Health; Dean, School of Nursing, Universidad Nacional de Colombia, Bogotá, Colombia. Reproductive health, socio-educational nursing research.

Inés GÓMEZ de VARGAS—Nurse; Master's in Nursing Science; Member of the House of Representatives, Congress of the Republic of Colombia, Bogotá, Colombia.

Renata GONZÁLEZ CONSUEGRA—Nurse, specializing in cardiovascular and occupational health; Professor, Universidad Nacional de Colombia, Bogotá, Colombia. Cardiovascular, occupational health.

Mary GRANT—Nurse; Master's in Nursing, specializing in adult health and training; Acting Head, Department of Advanced Nursing, University of the West Indies, Mona Campus, Kingston, Jamaica.

Edilma B. GUEVARA—Nurse; DrPH; Associate Director, WHO Collaborating Centre for Nursing Development and Primary Health Care; Assistant Professor, School of Nursing, University of Texas, Galveston, Texas, U.S.A. Epidemiology, research on community health, cancer in women, cronobiology, encouraging health.

Martha Lucía GUTIÉRREZ—Nurse; Master's in Rural Development and International Health; Director, Core Studies Department, School of Nursing, Pontificia Universidad Javeriana, Bogotá, Colombia. Community health, fundamentals, encouraging health, social participation.

Gloria Consuelo HERRERA—Nurse; Master's in Public Health, and Occupational Health; Director of the Occupational Health specialization, Universidad del Norte, Barranquilla, Colombia. Occupational health.

Nancy JEFFRIES—Senior Editor, NLN Press, Center for Collaborating Organizations and Community Groups, National League for Nursing, New York, U.S.A.

Anne KEANE—Registered Nurse; EdD; FAAN; Associate Professor of Nursing, Program Director, University of Pennsylvania, Philadelphia, Pennsylvania, U.S.A.

Denise KORNIEWICZ—DNSc; FAAN; Associate Dean for Academic Affairs, School of Nursing, Georgetown University, Washington D.C., U.S.A. Research about AIDS, infectious disease, adult health, curriculum development.

Anatilde LARA—Nurse, specializing in neurology and neurosurgery; Nurse, Caja Distrital de Previsión, Bogotá, Colombia.

Marta LAVERDE de ORJUELA—Nurse; Master's in Nursing Science; consultant, World Bank, Bogotá, Colombia.

Mayra E. LEE—Nurse; Professor and Dean, School of Nursing, Universidad de Panamá, Panama City, Panama.

Marta C. LÓPEZ—Nurse; Psychologist; Master's in University Administration; Dean, School of Nursing, Pontificia Universidad Javeriana; President, ACOFAEN (Colombian Association of Nursing Schools), Bogotá, Colombia.

Delroy LOUDEN—Epidemiologist; PhD; Executive Director, Center for Research in Nursing Education and Community Health, National League for Nursing, New York, U.S.A. Tuberculosis, primary health care.

Juan Manuel LOZANO—Pediatrician; Clinical Epidemiologist; Director, National Program of Health and Science Technology, COLCIENCIAS (Colombian Institute for the Development of Science and Technology), Bogotá, Colombia.

Maricel MANFREDI—Nurse; Regional Advisor on Nursing Education, PAHO/WHO, Washington, D.C., U.S.A.

Carmen H. MARTÍNEZ de ACOSTA—Nurse; Master's in Research and Training; Director, Master's Program, Universidad Nacional de Colombia, Bogotá, Colombia. Family health, research.

Fanny Stella MARTÍNEZ—Nurse; Master's in Maternal and Child Health; Dean, School of Health Science, Universidad Francisco de Paula Santander, Cucuta, Colombia. Teaching, primary health care, administration.

Wendy McBRIDE—Nurse; Master's in Nursing Science; Executive Director, Canadian Association of University Nursing Schools, Ottawa, Canadá. Administration.

Beverly J. McELMURRY—EdD; FAAN; Dean, School of International Studies in Nursing, College of Nursing, University of Illinois, Chicago, U.S.A.

Maria da Gloria MIOTTO WRIGHT—PhD; Adjunct Professor, University of Brasilia, Brazil; PAHO/WHO consultant. Visiting Professor, School of Nursing, Coordinator, International Health Training Program, Georgetown University, Washington, D.C., U.S.A. International health, education, health services, nutrition, women's health.

Grace MORGAN de MORILLO—Nurse; Medical Service, Embassy of the United States, Bogotá, Colombia.

Leticia MORIEL—Nurse; Master's in Administration; Professor (tenured); President, FENAFE (National Federation of Mexican Nursing Schools), Chihuahua, Mexico.

Lucy MUÑOZ de RODRÍGUEZ—Nurse, specializing in obstetrics; Master's in Family Health; Associate Professor, School of Nursing, Universidad Nacional de Colombia; Vice President, ACOFAEN (Colombian Association of Nursing Schools), Bogotá, Colombia. Women's, maternal and child's, and family health.

Tokico MURAKAWA MORIYA—Doctorate in Nursing; Professor, School of Nursing, University of São Paulo, São Paulo, Brazil.

Rosa María NÁJERA—Nurse; Master's in Nursing; Professor (tenured); Universidad Autónoma de México (UAM-X); President, ALADEFE (Latin American Association of Nursing Schools), Mexico, D.F., Mexico.

Marina NAVARRETE—Nurse; Master's in Public Health; retired PAHO/WHO, Bogotá, Colombia. Community health.

Gilma de OSPINO—Professor, Universidad Nacional de Colombia, Bogotá, Colombia.

Leonor PARDO NOVOA—Nurse; Master's in Nursing Education; Dean, School of Nursing, Universidad de la Sabana, Bogotá, Colombia. Education.

Cecilia C. de PAREDES—Nurse; Master's in Research and Training; Academic Director of Occupational Health (graduate, interdisciplinary), Universidad Nacional de Colombia, Bogotá, Colombia. Health education, occupational health.

Myriam PARRA VARGAS—Nurse, specializing in cardiorespiratory clinical care; Master's in Education; Professor, School of Nursing, Universidad Nacional de Colombia, Bogotá, Colombia. Critical care and cardiorespiratory/cardiovascular nursing.

Diana PASTORIZO OROZCO—Nurse; Master's in Public Health; Head, Graduate Department, School of Nursing, Universidad de Cartagena, Cartagena, Colombia. Community and family health.

Pilar de PEÑA—Doctorate in Nursing; Master's in Science; Associate Professor, Universidad Nacional de Colombia, Bogotá, Colombia.

Gilma PÉREZ de VERA—Nurse; Master's in Nursing, specializing in adult and geriatric care; Professor, Universidad del Cauca, Popayán, Colombia. Surgical, geriatric, oncological.

Thomas P. PHILLIPS—Registered Nurse; PhD; CS; FAAN; Chief, Advanced Nursing Section, Division of Nursing, United States Public Health Service, U.S. Department of Health and Human Services, Rockville, Maryland, U.S.A.

María Teresa PINZÓN—Nurse; Master's in Education; Professor, Universidad Pedagógica y Tecnológica de Tunja, Tunja, Colombia. Administration.

Martha PIZARRO de GÓMEZ—Bachelor's in Nursing; Assistant Executive Director, ACOFAEN (Colombian Association of Nursing Schools), Bogotá, Colombia.

Olga POLANCO—Nurse; Master's in Education; Professor, Department of Nursing, Universidad de Concepción, Concepción, Chile. Clinical nurse training.

Lyla QUINTERO—Nurse; Graduate Nursing Coordinator, Fundación Universitaria Ciencias de la Salud, Bogotá, Colombia. Clinical nursing.

Marialcira QUINTEROS—Nurse; Master's in Nursing Science; Professor (tenured), and Academic Affairs Secretary, School of Nursing, School of Medicine, Universidad del Zulia, Maracaibo, Venezuela. Teaching, older adults, gerontology.

Rocío REY GÓMEZ—Nurse; Master's in Nursing; Associate Professor, Graduate Coordinator, School of Nursing, Universidad Industrial de Santander, Bucaramanga, Colombia. Pediatrics, research.

Beatriz S. de SARMIENTO—Nurse; Master's in Nursing, specializing in mental health and psychiatry; Advisor, National Program of Health Science and Technology, COLCIENCIAS (Colombian Institute for the Development of Science and Technology), Bogotá, Colombia. Science and technology policies.

Nury Ester SILVA MONTERO—Nurse; Master's, evaluation in Colombia; Professor of Nursing, Universidad de Cundinamarca, Girardot, Colombia. Education.

Yolanda SOLÓRZANO de ZAMBRANO—Nurse; Master's in Public Health; President, Ecuadorian Nurses Association; Professor, School of Nursing, Universidad de Guayaquil, Guayaquil, Ecuador. Education.

Iraidis SOTO—Nurse; Master's in Research; Executive Director, ACOFAEN (Colombian Association of Nursing Schools), Bogotá, Colombia.

Maria de Lourdes de SOUZA—Doctorate in Nursing; General Coordinator, Graduate Nurses' Network; Professor, Graduate Nursing, School of Nursing, Federal University of Santa Catarina, Florianapolis, Brazil. Program administration, epidemiology, public health.

Lucia Hisako TAKASE GONÇALVEZ—Doctorate in Nursing, specializing in adult and geriatric health (gerontology with an interdisciplinary focus); Professor, School of Nursing, Director, Doctorate Program, Federal University of Santa Catarina, Florianapolis, Brazil.

Flor TÉLLEZ DE LÓPEZ—Nurse, Ministry of Health, Bogotá, Colombia.

Rafael TORRADO—Doctorate in Philosophy; Dean of Advanced Studies, Corporación Universitaria Iberoamericana; Professor, Pontificia Universidad Javeriana, Bogotá, Colombia.

Margaret TRUAX—Registered Nurse; Master's in Public Health; Special Assistant for International Relations, United States Public Health Service, U.S. Department of Health and Human Services, Rockville, Maryland, U.S.A. Public health education.

María Helena URIBE—Nurse; Director, Office of Continuing Education, Pontificia Universidad Javeriana, Bogotá, Colombia.

Jaqueline de URIZA—Nurse; Master's in Administration; Manager, ASCOFAME (Colombian Association of Medical Schools), Bogotá, Colombia.

Mila URRUTIA—Nurse; Professor, School of Nursing, Universidad Católica; Advisor, National Program of Health Science and Technology, Santiago, Chile.

Ana Luisa VARELA de VELANDIA—Nurse; Master's in Administration; Doctorate in Public Health; Professor, Department of Administration and Education, School of Nursing, Universidad Nacional de Colombia, Bogotá, Colombia. History and sociology of nursing.

Marta Lucía VÁSQUEZ—Nurse; Master's in Epidemiology; Director, Graduate Academic Programs, School of Nursing, Universidad del Valle, Cali, Colombia. Maternal and child health, quality of care.

Evelyn VÁSQUEZ MENDOZA—Nurse; Master's in Nursing Service Administration; Assistant Dean for Academic Affairs, School of Nursing, Universidad Nacional de Colombia; Treasurer, ACOFAEN (Colombian Association of Nursing Schools), Bogotá, Colombia. Administration and teaching.

Idelma VILLALOBOS—Nurse; Master's in Nursing Science; Director, Graduate Nursing in Critical Care, School of Nursing, School of Medicine, Universidad del Zulia, Maracaibo, Venezuela. Adult and critical care.

María Mercedes de VILLALOBOS—Nurse; Master's in Nursing Science; Professor, Universidad Nacional de Colombia; Executive Secretary, REAL (Latin American Nursing Network), Bogotá, Colombia.

Credits

This Final Report of the Pan-American Conference on Graduate Nursing Education was prepared by Maricel Manfredi, Regional Advisor on Nursing Education, Division of Health Systems and Services, Pan-American Health Organization; and Maria da Gloria Miotto Wright and Nelly Garzón Alarcón, temporary consultants, PAHO/WHO.

Conference working-group reporters were Martha Lucía Gutiérrez, Mila Urrutia, Wendy McBride, Grace Morgan de Morillo, Marialcira Quinteros, Miryam Parra Vargas, Leonor Pardo Novoa, Ana Luisa Varela de Velandia and Margaret Truax. Plenary meetings were reported by Evelyn Vásquez Mendoza, Esperanza Ayala de Calvo and Gilma de Ospino. Panels were reported by Lucy Muñoz de Rodríguez, Ana Luisa Varela de Velandia, Rosa de Caballero, Lyla Quintero, Rosaura Cortés de Téllez, María Carmen Bernal, Iraidis Soto and Martha Lucía Gutiérrez.

Contacts:

Pan-American Health Organization (PAHO)
525 23rd Street, N.W.
Washington, D.C. 20037-2895
Telephone: (202) 861-3298
Fax: (202) 861-8486

Colombian Association of Nursing Schools:
Asociación Colombiana de Facultades y Escuelas de Enfermería (ACOFAEN)
Carrera 13 No. 44-35, Ofc. 1101
Bogotá, D.C., Colombia
Telephone: (57-1) 2327743
Fax: (57-1) 2328399

School of Nursing
Pontificia Universidad Javeriana:
Facultad de Enfermería
Pontificia Universidad Javeriana
Carrerra 7 No. 40-62
Edificio Acosta
Bogotá, D.C., Colombia
Telephone: (57-1) 2455102
Fax: (57-1) 2853348

Acknowledgments

The organizers of the Pan-American Conference on Graduate Nursing Education wish to thank all those who contributed to the success of the event: participating nurses, technical, logistic and general service staff, researchers, coordinators and planners, interpreters, and many others. Special thanks to the Colombian nurses and nursing students for their generous welcome.

Part Two

A Study of Nursing Specialization
and Master's Programs in Latin America

Pan-American Health Organization: A Study of Nursing Specialization and Master's Programs in Latin America

Maria da Gloria Miotto Wright
Nelly Garzón Alarcón

CONTENTS

Preface

This study is a pioneer effort by the Pan-American Health Organization (PAHO), through its Human Resource Development Program, to offer an overview of the state of graduate nursing programs in Latin America. The focus is on specialization and master's programs in seven Spanish-speaking Latin American countries: Chile, Colombia, Ecuador, Mexico, Panama, Peru and Venezuela. Brazil was excluded because that country's extensive experience with graduate programs was already studied in 1982 and 1989. There are no graduate nursing programs in the remaining Latin American and Caribbean countries.

Two kinds of surveys were used to investigate how graduate studies emerged, and to determine their basic organizational characteristics, infrastructure, curricula, faculty, student profiles, and scientific production. A critical-holistic analysis of each country's graduate nursing educational system was done at the macro and micropolitical levels, focusing, among other things, on ideology, products, perspectives, and critical areas.

This study concisely presents the results of this research on 48 graduate nursing programs (32 specialization and 16 master's), and makes recommendations based on it. It is a first step towards the creation of national and regional graduate nursing program evaluation and information systems, the formulation of a comprehensive regional plan for scientific and technological development in nursing within the next decade, and the consolidation and growth of national and international cooperation programs in the Americas.

Countries in the region, and international bodies must now join forces to implement the recommendations made in the present study—which were endorsed by the Pan-American Conference on Graduate Nursing Education held in Bogotá, Colombia, in October 1995, as well as those made by the conference itself (see pp. 169-174), to improve advanced nursing training and health care in the region, in accordance with ongoing health system reforms.

Introduction

The major changes in Latin America and the Caribbean in the last decades have had a sizeable impact on the living conditions and health of the population. The region has felt the impact of technological development, automation, biotechnology, and electronic communications. While the "lost decade" of the 1980's was characterized by structural adjustment, administrative decentralization, public service privatization, and the restoration of democracy, the beginning of the 1990's was marked by economic deterioration.

The economic and political crises deepened problems already common to many countries in the region—such as technological weakness, little connection between research and production, low worker productivity, limited ability to compete in the international markets, production and consumption structures overly dependent on imports, high external debt and insufficient internal savings, excessive income concentration, strong resistance to innovation, and lack of quality public services, including education and health services.

In this context, the living conditions and health of the population in the region are affected by social inequalities, the persistence of two epidemiological profiles (of developed and developing countries), and an intensive urbanization process. They also bear the burden of changes in the age structure of the population, and in its educational level (particularly women's), in the composition of the work force, and in the organization of public services, including the degree of government involvement in them.

The economic crisis and the structural adjustment policies in Latin America have had a tremendous impact on the human resources in the health area. Sectoral reforms have promoted redefinitions in the eligibility criteria of priority populations receiving health care, and reorganization has

reached health services, financing, research, technological and human resource development sectors (including those dealing with community participation), and health service cost/efficiency, productivity and quality. These changes in the structure of services require changes in training, practice, and job market.

The global policy of Health for All by the Year 2000 continues to guide national health care policies and programs. The process of modernization of states and transformation of their health systems is taking place in the context of this, and other social commitments. The goal is to implement principles of equity, universality, comprehensiveness, and accessibility in health coverage for the population. Efforts are also being made to offer people quality health services—in a technical, human and ethical sense—with special emphasis on the poorer, and most vulnerable segments of the population.

The development of nursing in Latin America must be seen in its historical context—that is, taking into account the impact of a number of political, social, and economic factors, including scientific and technological advancements, on the health of the population. The economic and social crises, and the global policy of Health for All by the Year 2000, have compelled nursing leaders to look for new ways to teach and train the various segments of the profession. Non-traditional undergraduate and graduate education programs have been created, including distance learning programs, programs sponsored by university and nursing school consortia, national and international cooperation programs, teaching-practice programs, and programs that integrate universities, health services, and communities.

The development of graduate nursing education in Latin America is linked to the historical evolution of both nursing education and practice. The integration of nursing education into the university system has played a crucial role. In each Latin American country and university, this integration has taken different forms and has happened at different times. In countries such as Brazil, Chile, Colombia, and Ecuador, nursing education originated in universities, although initially it was not totally integrated to the academic and administrative structures. In other countries, nursing education began in hospitals, or was dependent on health ministries, or on private institutions, some of which were tied to religious or philanthropic organizations.

A review of the literature shows that post-basic nursing education courses started in the 1940's. Their purpose was to give additional training to "general nurses," so that they could work in certain areas not covered by "basic training courses." Post-basic courses still exist in several countries where undergraduate nursing education does not give a university degree. Generally, they aim at the development of practical skills in a specific clinical area. In the 1940's and 1950's, post-basic nursing courses in public health and obstetrics had a great influence in improving health care.

The historical evolution of graduate nursing education in Latin America has been marked by:

- Insertion, change, or integration of undergraduate nursing education into the university or higher education system;

- Support of national and foreign organizations in training Latin American nursing teachers in North American master's and doctoral programs (on their return to their countries of origin, these teachers strengthened national undergraduate nursing education, and later helped start graduate nursing programs).

- Greater emphasis on clinical activities centered on primary care and community work, instead of on service administration, organization, and evaluation.

- Strengthening of research training, and advancement and support of nursing research programs.

- Definition of the distinct characteristics and conceptual foundations of each type of graduate program—post-basic, specialization, and master's—and preparation for launching doctoral nursing programs after nurses have been obtaining doctoral degrees in the social sciences, education, and basic medical sciences for years.

Objectives, Methodology, Theoretical Framework

Objectives

The objectives of this study are: to establish the profile, historical background, resources, trends, and curricular orientation of graduate specialization and master's nursing programs in the selected countries; to determine strengths and difficulties; to identify graduate programs in the health area that admit nurses as students and faculty; to determine which Latin American graduate nursing programs have intra- and inter-country activities; to identify nurse researchers and doctorate-prepared nurses in graduate nursing programs, as well as the program's research areas or lines.

Methodology

A transversal survey methodology was used to establish a diagnostic profile of the status of graduate nursing education in Latin America in 1993.

A bibliographical search indicated that, in Latin America, only Brazilian graduate nursing education programs had been the object of this type of study.

Two questionnaires, with a total of 101 qualitative and quantitative questions, were used to gather data for the study. They were designed after a model used by the Brazilian government to evaluate the graduate education system in that country. Data analysis includes comparisons with Brazilian data.

Initially, information was requested from all nursing schools offering graduate education programs in 1992–1993 in the only eight Latin American countries where that level of studies existed: Chile, Colombia, Cuba, Ecuador, Mexico, Panama, Peru, and Venezuela.

Information was received from 63 programs in 24 universities of those eight countries. Graduate programs in the planning or approval stage were excluded, as well as 15 interdisciplinary programs. Cuba was eliminated from the study because only interdisciplinary health programs were offered in that country.

The interdisciplinary trend in nursing schools of several countries deserves to be studied, and programs analyzed, to determine if they are nursing programs, or interdisciplinary health programs managed by a nursing school or directed by a nurse educator.

The final sample of graduate nursing programs selected for the study consisted of 48 programs in 18 universities of seven Latin American countries (Chile, Colombia, Ecuador, Mexico, Panama, Peru, and Venezuela). Thirty-two were specialization programs, and 16 master's.

Theoretical Framework

This study is based on a critical-holistic model (Wright 1992) formulated to analyze and discuss undergraduate and graduate nursing programs in Latin America.[1]

The model allows a multidimensional view of the object of study (graduate programs), and a critical-holistic perspective of the interaction and balance among its components (curricula, faculty, students, research, and physical and financial resources). It is based on the assumption that change and transformation will be created in the area studied as a result of increased awareness of people working in that area.

According to this conceptual model, researchers begin by determining the ideology of the object of study—in this case, graduate nursing programs. They then perform a macropolitical dialectical analysis of each country's higher education system and its underlying forces (country, university, and nursing schools). They follow with a micropolitical analysis of graduate programs (nature, state, and products) to determine their specific characteristics, strengths and critical areas. A comparison of the macropolitical (society as a whole), and the micropolitical (graduate programs) levels reveals positive directions, as well as obstacles in the development of graduate nursing programs, and enables researchers to design a strategic scientific and technological development plan for the transformation and consolidation of those programs in Latin America and the Caribbean.

A comprehensive evaluation of graduate nursing programs should be based on an understanding of their originating ideologies. Córdova et al. (1986, 133) write that in most areas of scientific knowledge, graduate education ideologies are closely related to two key aspects: government science and technology policies, and university reform legislation.

The first aspect means that a country's development is reflected in its investments, its capacity for scientific research, and the advancement of its graduate programs, particularly in technological areas. The demand for highly specialized professionals with a solid scientific and technical background, usually stems from the most dynamic economic sectors—the ones that fuel a nation's technological and economic expansion within the international context.

Legislation to reform a university system, on the other hand, responds to the needs and rights of people to higher education, and establishes criteria and minimum standards of academic quality in undergraduate and graduate education. In the context of this type of legislation, professional groups, including nurses, have been able to institutionalize their presence within universities. In some countries, graduate education is classified, regulated, and accredited in two levels or modes: *stricto sensu*, which trains educators and researchers, and *lato sensu*, which trains or specializes professionals for different areas of practice.

On the basis of those two ideological elements—scientific policy and legislation, and higher education regulations—graduate programs must offer advanced professional training; train higher education faculty, and high and mid-level government officials; promote scientific training and development; train researchers in basic and applied sciences, as well as high-level researchers; create favorable conditions for research; and link research to the production and services sectors.

Macropolitical Analysis

The information gathered shows that, in Latin America, nursing specialization and master's programs originated more as a result of a university reform ideology, than a science and technology development ideology. The main objectives have been to train nursing university faculty, professional nurses, and government officers, and promote basic scientific knowledge. The development of science and technology has been a secondary objective.

In the seven countries studied, the graduate education system is ruled, academically and administratively, by the institutional and legal principles of university autonomy. Only three countries reported the existence of national councils linking universities with government education, or science and technology ministries. It was not possible to determine the role of education ministries in graduate program approval, evaluation, and accreditation processes from the information obtained.

Fourteen of the 18 universities surveyed are public and three private, while one did not disclose its status. Nine of the public universities are national, three are state universities, and two are city universities. Ten of the 18 are autonomous, administratively independent universities; six depend on another entity; and two did not respond. In most countries, universities set their own guidelines and criteria for specialization (*lato sensu*), and master's, doctoral, and postdoctoral programs (*stricto sensu*).

Among the 18 universities surveyed, undergraduate education was cited most frequently as the top priority (15 universities), followed by research (9), graduate education (6), extension programs (3), and consulting (2). Many universities indicated more than one top priority. The bulk of the financial resources of the universities in the seven countries studied comes from national public funding. Only three universities reported that they receive some foreign aid, or produce some of their own income.

In 1992, five of the 18 universities assigned a total of $3,183,653 from their own resources to research activities. That figure is not very revealing because it could not be compared to the universities' total budget.

Seventeen universities offer scholarships to graduate students, and 11 offer them specifically to nursing students. In six universities the trend is to increase financial support to graduate programs. Four other universities plan to maintain the current level of funding, and two others plan to downgrade it, reflecting the current economic and social development crises in their countries.

All 18 universities studied have similar recruitment and placement requirements for faculty, directors, deans, and graduate studies coordinators. Most have a competitive examination system to fill graduate faculty posts and require that the candidate be a full professor, have academic degrees at the same or higher level than the graduate level at which they aspire to teach, and have teaching experience. Most universities also have faculty evaluation systems; 12 have faculty training plans.

Nine of the 18 universities have graduate nursing education development plans, including innovative features such as distance education and other programs that do not require the student's on-campus presence, decentralized or consolidated graduate programs, and flexible graduate studies that emphasize research, or offer greater curricular flexibility.

These new proposals and methodologies respond to the need and demand for: graduate studies in new scientific areas (nursing, nutrition, physiotherapy, physical education, phonoaudiology, and others); more resources for graduate studies; sending 90% of professionals to graduate school; sharing resources among universities; and unifying the direction and focus of graduate studies.

In the 1992–1993 period, 67 scientific events were organized in the seven countries studied. Forty-eight (72%) were organized by nursing schools, nine (13%) by medical schools, and 10 (15%) by other schools and departments. This indicates that nursing is playing a leadership role within the universities.

In the seven countries, graduate nursing programs are approved by university bodies such as university and interdepartmental councils, executive boards, and graduate curriculum committees.

The 18 nursing schools surveyed variously described the mission of their graduate nursing programs as a mission to improve the quality of teaching and professional training, promote the advancement of the nursing profession and discipline, contribute to social and regional development, and promote nursing research and interdisciplinary studies. None mentioned the development of nursing science and technology.

Sixteen of the 18 nursing schools give priority to undergraduate studies. Other priorities are graduate studies (6), extension services (3), and basic research (2). Many universities listed more than one priority.

The 18 nursing schools identified a total of 117 nurse researchers. Of the 105 (90%) nurse researchers who reported their academic degree, 13 (12%) had only a specialization degree, 88 (84%) had a master's, and only four (4%) had a doctorate. Eighty-six (74%) of the 117 nurse researchers also taught at the graduate level. Thirty-nine of them (45%) taught specialization courses, 35 (41%) master's courses, and only 12 (14%) taught in both types of program. Five (7%) were full-time researchers, 21 (29%) devoted 20 hours a week to research, and 47 (64%) less than 20 hours a week. The rest did not specify.

Eight faculty members had doctoral degrees—one in education, and two in philosophy (the others did not say). Four of the eight got their degrees in North American universities, two in Brazilian universities, one in a Russian university, and another in a Venezuelan university.

Nursing schools reported that they worked on the following research areas, sub-areas, and priority research lines: human resource development (nursing education, nursing training, and professional nursing); nursing care in the health system (direct care in highly prevalent illnesses, maternal and child health, nursing care for adolescents, adults and older adults, health, women and development, mental health nursing, and community health nursing); and structure, organization and management of health institutions and society (nursing services management, health and society).

The most researched area is nursing care in the health system (70 research lines), and within it, the sub-areas of maternal and child health (18 research lines), community nursing (16), and direct care in highly prevalent illnesses (16). A similar trend is analyzed more in depth in the *Study of Research Trends in Nursing Practice in Seven Latin American Countries*, published in 1995 by PAHO/WHO.

Nursing schools have gained academic and administrative ground; they are represented now in 24 national and two international committees, where they primarily play a consultative role in education (15), health services (12), and research.

Scientific production in nursing schools has substantially increased since the mid-1980's.

Between 1982 and 1992, 764 works were produced—193 articles published in national (163) and international (30) reviews, 80 technical reports, 35 books, 290 specialization research papers, and 166 master's dissertations.

Moreover, in eight Latin American countries (Chile, Colombia, Cuba, Ecuador, Mexico, Panama, Peru and Venezuela), there are 45 graduate programs in the area of health and other areas that admit professionals from other disciplines, including nurses. Thirty-two are master's programs in Colombia, Cuba, Ecuador, Mexico, Panama, Peru, and Venezuela. They focus on areas such as primary health care, public health, education philosophy, administration, sociology, guidance and counseling, epidemiology, political sciences, health administration, rural development, community psychology, mental deficiency, health sciences, medical sciences, hospital administration, science and technology education, occupational health, social medicine, health services research, and cellular and molecular biology.

Thirteen are specialization programs in Chile, Colombia, Cuba, Ecuador, and Venezuela that focus on areas such as human sexuality, gestalt therapy, family affairs, family rights, health services administration, occupational health, epidemiology, hospital administration, welfare, public health, and family health.

The macropolitical analysis of the advanced training systems in the seven Latin American countries targeted by this study reveals that little is known about the inner complexities of their graduate education systems (both *stricto sensu* and *lato sensu*). A comparative analysis of similar macropolitical data collected in Brazil, Canada, and the United States, shows that in the seven Latin American countries studied, consolidation of advanced training systems into organized, full-fledged, nationwide systems is still incipient—a fact that affects not only the educational process, but the quality of its end product.

Micropolitical Analysis

The nature of nursing specialization and master's programs in the seven countries studied was determined on the basis of an analysis of their geographic distribution and general characteristics. Their state was determined by an analysis of their faculty, students, curricula, teaching strategies and methods, evaluation systems, research, links with undergraduate programs and services, and national and international projects. The program product was determined by an analysis of their graduation rates, scientific production, and participation in national and international scientific events in the field of nursing.

Six fundamental elements were considered in analyzing program curricula: curriculum approach, contextual and theoretical frameworks, and design, as well as student profile and competence.[2] The student profile and competence measures students' aptitudes for leadership, humanist behavior, management and administration, as well as their professional, technical, teaching, and research aptitudes. Research aptitude is measured by the student's ability to conduct operational studies, identify research problems in the health services, and apply research results to practice. Teaching aptitude is measured by the ability to teach health education.

Graduate programs fulfill their social change role and respond to national health problems, when they are flexible enough to establish links with undergraduate programs and health and nursing services, and when they promote the integration between research and education. This study attempted to identify some of the aspects mentioned above, although a number of them were difficult to measure or evaluate, on the basis of the information received.

Geographic Distribution

In 1994 in Latin America, there were 48 graduate nursing programs offered, in the seven countries studied, by 18 universities. Thirty-two were nursing specialization programs in six countries (Chile, Colombia, Ecuador, Mexico, Panama and Venezuela), and 16 were master's programs in all seven countries (the previous six and Peru).

Geographically, graduate nursing programs tend to cluster in the Andean region, Panama, and Mexico. In at least 11 Latin American countries, there are none. The potential consequences of this unequal distribution should be of particular concern to universities and governments in countries without programs, as well as to PAHO/WHO, and other international organizations.

Specialization Programs

General Characteristics

The 32 nursing specialization programs offered by 14 universities in Chile, Colombia, Ecuador, Mexico, Panama, and Venezuela have been created and approved since 1973. Course offerings increased in 1980, 1981, 1990, and 1991.

It was impossible to identify which of the existing specialization or master's programs had evolved from programs started in the mid-1960's, and which programs begun in that decade did not survive. Twelve programs did not answer this question (on the other hand, a program history account was not requested for the present study). One reason why this question largely went unanswered may be that distinctions between creation, approval, and accreditation processes have begun to emerge only in recent years, with the incipient process of accrediting academic programs in some Latin American universities and countries.

For their analysis, specialization programs were grouped according to their focus area, i.e., critical care nursing, critical medicine-intensive care, pediatric-neonatal-perinatal nursing, obstetric, cardio-respiratory, rehabilitation, oncological, and medical-surgical nursing, respiratory care, public/community health, mental health/psychiatric nursing, nursing service administration, education and administration, maternal-child health, occupational health, and family-adult-older adult health.

Specialization programs grant specialization degrees in their respective focus areas, each of which includes many subject matters. Most focus areas are named after medical specializations. Others are named after physiological systems, services rendered (rehabilitation, intensive care, toxicology), or care recipients (healthy or sick child, high-risk newborn).

Focus areas are also named after care levels (prevention, diagnostic, medical-surgical treatment), processes (epidemiology, research, nursing process), or basic sciences (physiology, physiopathology, social sciences). Administration focus areas include planning, evaluation, decision-making, and human resource development, among others. Most specialization programs emphasize specialized practice and leadership development in nursing services.

Most (21) of the 32 specialization programs last one year. Credit/hour systems, however, are extremely varied (ranging from the 999 hours required by 10 programs to the 2,999 hours required by one). Annual admissions are the rule, with most programs able to admit 20 students each year. Full-time education requiring in-person participation predominates, although distance education, and other programs that do not require students' on-campus presence, are becoming more frequent.

Some post-basic programs, such as one in Panama, are equivalent to specialization programs in terms of course load and content. For the purposes of this study, they are considered specialization programs. However, it is imperative that post-basic and specialization programs in the countries surveyed should be distinctly defined and standardized.

Specialization programs are self-financed—in other words, their main sources of income are registration and monthly tuition fees paid by students. Only sporadically do they receive some financial help from the university.

Information obtained about physical resources, including libraries, was deficient, since about half of the 14 universities offering specialization programs did not provide it. Seven indicated that they have their own physical installations; one shares centralized facilities with another institution. Four have a central library—three of them with access to a data base, and one in the process of gaining access. Two have a sectoral library—one with access to a data base, another in the process of gaining access.

The 32 specialization programs have access to 187 scientific journals and newsletters—153 international and 34 national publications. In terms of content, 73 focus on nursing, 93 on medical sciences in general, and 16 on the humanities, social sciences, and health-related education topics. Information gathered indicates that these periodicals collections are incomplete, and that most sub-

scriptions began in 1992. This can be explained, in part, by the fact that some universities, only now, are beginning to have access to bibliographical data base systems.

Specialization programs use 129 institutions as practice areas. Most (119) are health institutions, including 97 hospitals and 22 community health centers. The remaining ten are schools, social services institutions and a genetics laboratory.

Hospitals are the main practice areas, followed by health care centers, and community health centers.

Hospitals used range from specialized clinics and hospitals to university hospitals, general tertiary level hospitals, regional secondary level hospitals, basic care units and primary level hospitals, social security clinics and hospitals, and a military hospital, among others.

Most of the institutions used as practice areas are public (92, compared to 36 private entities), and urban (122). Only seven are in rural areas.

A comparative analysis of data from specialization programs in Brazil (CNPq 1982, 140-142) reveals extremely different situations. Nursing specialization programs in the six Latin American countries studied were begun to improve nursing practice, while in Brazil the aim was to improve nursing education.

Since 1975, specialization programs in Brazil have had the dual objective of preparing candidates for master's programs and undergraduate nursing faculty, with funding provided by the Ministry of Education, through CAPES (the Higher Education Institutional Faculty Training Program).

The impact of nursing specialization programs in the six countries surveyed should be studied more in depth to determine what course they should follow given the goal of Health for All in the Year 2000, and given the scientific and technological advances and transformations in the health systems throughout the region.

Faculty

There are 326 faculty members in the 32 specialization programs—219 (67%) are nurse educators, and 107 (33%) other professionals. These are mostly physicians—54 (16.6%), psychologists—

10 (3.1%), and engineers—8 (2.5%). A total of 251 (77%) faculty members are female, and 75 (23%) male. In terms of academic level, 127 (40%) have master's degrees, 124 (38%) specialization degrees, 24 (7%) have a post-basic education, and 30 (9%) have basic undergraduate nursing degrees. Only six (18%) have doctoral degrees, three of them in nursing. Two (1%) had not finished their graduate studies, and 13 (3%) did not provide information.

Teacher's ages ranged from 30 to 60 years old. Twenty-five (8%) were between 30 and 35 years old, 32 (10%) between 36 and 40, 31 (10%) between 40 and 48, 29 (9%) between 46 and 50, and 22 (7%) over 51. Most faculty members (186 or 57%) did not report their age.

Of the 326 faculty members, 127 (39%) are part-time, and 125 (38%) full-time faculty. Only 38 (12%) are exclusively dedicated to their academic jobs. Thirty-six faculty members (11%) did not answer this question. Many more (111 or 34%) did not answer a question about their faculty status. Among those who did respond, 69 (21%) said they were tenured professors, 58 (18%) assistant professors, 28 (9%) associate professors, 19 (6%) auxiliary professors, 12 (4%) "agregados"—another type of assistant professor, and 14 (4%) adjunct professors. Seven (2%) were principal professors, five contractual, and two working on a contingency basis.

Most faculty members were permanent (254 or 78%). Thirty-six (11%) were visiting professors. The rest did not provide information. In 1992, there were 0.8 students per all categories of teachers, 1.8 students per nurse educator, and 1.6 students per full-time or exclusive dedication teachers. Even taking into account that most faculty presumably devote time to undergraduate students, the student/teacher ratio in specialization programs is adequate for the performance of their advisory role regarding student research papers.

Students

The admission process in most programs (24) is based on the presentation of undergraduate nursing credits, degrees, and certificates. None of the programs sets an age limit for admission, or requires admission exams, interviews, knowledge of a foreign language (English), or outside evaluations, and none asks students if they have the necessary time or financing to pursue their studies.

However, most specialization programs (22) require two years of experience in nursing services, or in an area related to the specialization itself. Some take into account their countries' two-year mandatory social service.

Student evaluation in specialization programs is done by means of seminars, papers, written theoretical and practical tests, objective tests, oral exams, essays, case studies, clinical work, and self-evaluations or interviews.

Between 1982 and 1992, specialized programs had an admission capacity of 1,538 students—an average of 48 students per program. A total of 1,301 students registered, that is, an average of 41 per program.

Curriculum

Four types of curricular focus were identified in the 32 specialization programs: technical-professional, preventative-healing, humanistic-investigative (holistic, humanistic-systemic, humanistic-scientific), and a human development focus.

Two contextual frameworks were found—a social and economic development and welfare framework, and a health-illness framework. The first takes into account national and regional economic, social, and political realities; the second refers to the health situation in the country, including priority health and nursing problems, both national and international, levels of care and prevention, and epidemiological, clinical, and managerial processes.

The theoretical framework followed four models —a medical (structuralist/mechanicist) health-illness model, a holistic, integrating model, a human, social and professional development model, and a personal and social interrelation model.

The medical model bases individual, family, and community care on an assessment of health problems, by using a primary health strategy, and prevention, diagnostic, treatment, and rehabilitation processes. The holistic, integrating model offers comprehensive care and a holistic concept of human beings based on basic needs theories.

The human, social, and professional development model focuses on the needs of the population, the family as an open system, and the community as a subject of care, and considers that nursing should focus on both patients and their families. The personal and social interrelation model focuses on the interactions among individuals, society, and the environment.

Student profiles in 19 specialization programs mention professional and technical skills. Other skills mentioned are stress management, administration (12 programs), research (6), and education (2).

No consistency or coherence was found among the specialization programs' six basic curricular elements mentioned earlier—curricular approach, contextual and theoretical frameworks, and design, as well as student profile and competence. Specialized program curricula seem to be in a period of adjustment or transition from the control paradigm to an initial stage that includes elements of the support paradigm. It is imperative to continue to improve curricular structures, so that components interrelate in a logical, flexible, and coherent way, and that the educational process yields a clearer product.

Strategies and Methods

Specialization programs use the following teaching methods: lectures, exhibits, workshops, seminars, participative methods, interdisciplinary and multidisciplinary activities, self-teaching, and individualized methodologies.

Strategies involve field work and practice, theoretical, practical, and investigative training, and distance supervision and simulations. Specialization program faculty use audiovisual equipment, computers, and libraries, including periodical collections.

Evaluation

Most specialization programs have already been evaluated, except those recently created. Evaluating bodies vary from one university and country to another. In general, however, each country and university has an evaluation body—often called an evaluation committee, commission or office. Academic administrators, faculty, students, nursing services staff, representatives of professional nursing associations, and outside evaluators all participate in program evaluations.

The frequency of evaluations also varies from place to place. There are permanent evaluations, and periodical evaluations ranging from trimestral to triennial. There were good results in several cases. In one, evaluation results pointed to good internal coherence and logical sequence; in another, it indicated that 86% of a program's graduates found jobs related to their area of training; yet another found graduates in leadership positions.

Evaluations have also detected weaknesses in specialization programs, for example, lack of full-time faculty, lack of community work, employer's difficulties in placing graduates due to lack of clarity regarding the functions of specialization degree nurses, academic difficulties of students who also work, and use of teacher-centered teaching methods.

Evaluation results of programs have triggered some changes—in admission policies, in the theoretical bases of curricula and program conceptualization and content (to reflect scientific, political, economic, and social transformations), and in teaching methods (to allow more student integration and participation).

Research

Specialization student research centers on the preparation of research papers. Most of this research is financed by the students themselves. Only one research paper in the 32 specialization programs was funded.

Most of the 136 specialization research papers that are known to have been produced between 1988 and 1994 in the 32 programs surveyed focused on the area of nursing care in the health system. Clinical nursing (36 research papers), nursing care/comprehensive patient care (25), health prevention and promotion (10), and maternal-child, neonatal, and perinatal (10) were the most common sub-areas. It was not possible to examine the methodologies used in these research papers, or their impact on nursing education and practice.

Linkage

Specialization programs are most frequently linked to research and nursing care. Twelve strategies are used for this, involving undergraduate and graduate work, faculty, students, practice, research and services, administration, human resources, technical consulting, nursing research and education, nursing research and care, human resource training, and nursing service improvement.

Ten strategies are used to link specialization programs to nursing service administration, and nine to link them with human resource training. The least number of strategies (3) is used to connect programs to professional practice.

Cooperation

Specialization programs are involved in 10 national and international cooperation projects, most of them begun since 1990. Project objectives are diverse: student, faculty, and service staff training, improvement of a community's nutritional status and training, support for the development of graduate programs, and research development.

Participating bodies are also very diverse. There are cooperative arrangements between international organizations and nursing schools, or nursing school associations (three projects); health services and nursing schools, or universities (three projects); two nursing schools in different universities within the same country (one project); university/nursing schools and research institutes (two projects); and a national non-academic institution and an international organization (one project).

Product

Between 1982 and 1992, a total of 1,002 specialists graduated from the 32 nursing specialization programs—an average of 31 students per program. Graduation was significantly lower than registration (1,301 students). No information was available to explain why 299 registered students did not graduate on time.

Since the 32 specialization programs surveyed only reported 136 student research papers produced from 1988 to 1994, it is not known whether or not the remaining 866 graduating specialists completed research papers. Many specialization programs may not keep systematic records in this area. Some may not require students to complete a graduation research paper; others accept both group and individual research papers.

The 32 specialization programs were represented in 42 scientific events during the last five years.

More events (20) were organized in Colombia than anywhere else. Specialization program faculty presented papers at 23 events, organized nine events, and participated in eight others. Among the events were national and international scientific congresses, a refresher course, seminars, workshops, encounters, symposia, forums, and conferences focusing on a variety of subjects, particularly those relevant to clinical specializations.

Master's Programs

General Characteristics

The 16 master's programs offered in the seven countries surveyed (Chile, Colombia, Ecuador, Mexico, Panama, Peru, and Venezuela) have names such as adult critical care, perinatal, maternal-child care, adult/older adult, family health, collective health, maternal-child primary health care, and pediatric nursing, as well as nursing, nursing services administration, and surgical and community aspects.

Fifteen programs (94%) indicate that they emphasize research in their curricula, 11 (69%) leadership in nursing services, 10 (62%) specialized practice, eight (50) education, and six (38%) institutional leadership. This intended curricular emphasis, however, is not reflected in the choice of program focus areas. For example, of the 15 master's programs reportedly emphasizing research (94%), only five (31%) have a research focus area, and only one of 11 programs that claim to emphasize leadership in nursing services actually has a leadership focus area.

Likewise, of the eight programs that say they emphasize education, only three have focus areas related to teaching, curriculum, or education administration. A better fit between curricular orientation and focus areas is found in 8 of the 10 programs that emphasize specialized nursing practice.

In some cases, focus areas are confused with program names. In others, the tradition persists of keeping at the master's level the names of basic undergraduate focus areas—i.e., medical-surgical, gynecological-obstetrical, and pediatric nursing. In Brazil, a similar medical denomination was adopted in the 1970's, when most nursing master's programs began (Semiramis et al. 1989, 30).

In general, in Brazil and other Latin American countries, there is a tendency to enlarge both the denomination and the focus area of master's programs.

The evolution of master's programs currently being offered in the seven countries surveyed, confirms that the 1980's were a decisive decade. Half (8) of the master's programs were created then: Peru (1) in 1982, Panama (1) in 1985, Colombia (4) in 1987, 1988, and 1989, and Chile (1), and Mexico (1) in 1989. In 1994, two new master's programs were created, one in Panama, and another in Colombia.

This is a partial picture, however, of the evolution of current master's programs. One Colombian university did not provide information. There is also no information on master's programs offered in the 1960's and early 1970's. Therefore, it is impossible to determine which ones ended, and which ones currently survive in a new configuration.

Also, analysis of each program's accreditation year indicates that universities and countries lack a systematic approach. In other words: there are no national accreditation systems for graduate programs in the region. In Brazil, the graduate program accreditation system was generally patterned after the university reform system of the 1970's (CNPq 1982, 170).

The funding sources for master's programs show that nine (56%) rely on university funds, eight (50%) on student registration, four (25%) on both student registration and tuition fees, two (12%) on a combination of university and federal funds, two (12%) on grants and funds provided by other bodies, two (12%) on the Kellogg Foundation, and one (6%) on projects with diplomatic, international, and national bodies.

The duration of master's programs varies among the countries surveyed: 11 (69%) last two years; and five (31%) between three semesters (2 programs) and nine months (the remaining 3 programs). There is also a wide range in the amount of program hour and credit loads: between 31 and 75 credits, and between 880 and 1,972 hours. The two studies conducted in Brazil (1982, 1989) indicate that the average program duration there is two years.

Nine (56%) of the master's programs surveyed are offered every two years, four (25%) are offered annually, one every 12 months, and one according to the demand.

Admission capacity in master's programs each time the program is offered is as follows: 11 (69%) can admit 10–20 new students, four (25%) five to nine students, and one program is able to admit 21–25 new students.

Fourteen (88%) programs require full-time attendance and 11 follow the presence mode. Of the 11 (69%) that allow part-time studies, three are presence or distance learning programs, two follow a presence, or semi-presence mode, four described their approach as "other", and two did not answer this question.

Only eight master's programs reported on their infrastructure—seven have their own facilities, and one uses centralized university facilities.

Regarding access to libraries, three programs reported that they have a central library with access to a data base, one program is building its own data base, and two have sectoral libraries (one with access to a data base, the other in process). The 16 master's programs reported a total of 148 subscriptions to national (31) and international (117) publications. Ten national and 42 international publications focus on nursing.

Eight of the 16 programs have audiovisual media equipment, six have computer centers, three have general laboratories, one has a research center, another, a simulation and "micro-teaching" room, and another, unspecified facilities.

The 16 master's programs use 47 institutions as practice areas. Forty-two are urban institutions—none is in a rural area. Thirty-three (81%) are public; six (13%) are private. Three programs did not provide information.

Most of the practice takes place in metropolitan areas in out-patient departments, nursing divisions, clinical centers, polyclinics, university and general hospitals, government health departments, health centers, communities, schools, and health and social welfare ministries.

The 16 master's programs develop at least 21 different types of activities in their practice areas, including administration, research, community work, implementation of nursing processes, clinical and educational work, teaching, primary health care, family health, and comprehensive care.

The analysis of the 16 master's programs indicates that they are taking the initial steps in the process of developing advanced nursing education, but need stronger federal, state, and local support to consolidate themselves.

Although the practice areas and activities of graduate students are known, it is imperative to conduct scientific research on the overall impact of graduate nursing programs, and the process of linking those programs with national education and health services and policies, a subject about which, currently, there is mostly anecdotal evidence from nurses. Means to support countries that have not yet developed graduate nursing programs should also be studied.

Faculty

The faculty of the 16 master's programs includes 123 teachers. Seventy-four (60%) are nurse educators, and 49 (40%) other professionals. Ninety-two (75%) faculty members are female and 31 (25%) male. Fifty-eight per cent of faculty members are between 40 and 49 years old; 22% are 55 or older. The ratio between nurse and non-nurse educators varies from one country and program to another, depending on local conditions and minimal criteria to launch graduate education programs.

The presence of other professionals and visiting professors enriches graduate nursing programs, but in cases where they predominate, program development and thesis advising may suffer. The professional background of some of the 49 faculty members who are not nurses, usually has little or no relationship with nursing; their backgrounds are: medicine (16), sociology (6), administration (4), statistics (4), education (3), psychology (2), economy (2), philosophy (2), anthropology (2), engineering (2), demography (1), linguistics (1), social communications (1), mathematics (1), law (1), and social sciences (1).

Sixty-seven (90%) of the 74 nurse educators have master's degrees. Only 3 (4%) have doctorates, while 3 (4%) have specialization degrees, and 1 (1%) has an undergraduate degree. Of the 65 that revealed their academic status, 50 (77%) are tenured, and 15 (23%) are visiting professors. Of the 63 that disclosed their job status, 25 (38%)

teach part-time, 30 (46%) full-time, and 8 (12%) have an exclusive commitment to their academic positions. Compared to other faculty members, nurse educators hold more tenured, full time, and exclusive commitment positions.

According to Córdova (1986, 102), more than 70% tenured, full-time faculty indicates a high degree of program consolidation, including effective institutional integration and performance of basic graduate level activities. Master's programs surveyed in the seven countries fulfill the tenure, but not the full-time criteria. Twelve of the programs are in universities that have human resource training plans, two in universities that do not have them, and the other two did not provide information.

Córdova also says that two doctors per master's trained professor is the acceptable faculty ratio in master's programs. Since only 4% of their faculty hold doctoral degrees, the 16 master's programs studied have not yet met this condition.

In most Brazilian graduate programs, 70% of the faculty is tenured, full-time, and exclusively dedicated to their academic jobs; doctoral programs are trying to reach the 100% doctoral-level faculty recommended by Córdova (Semiramis et al. 1989, 42). All graduate programs in Brazil have had training plans supported by the federal government, the universities, and the nursing schools. In the near future, the definition of these parameters will determine the degree of success or failure in program consolidation and faculty training in the seven countries studied.

In master's programs, only 33 of the 74 nurse educators are researchers. Sixteen began their research activities between 1980–1989 when master's programs increased in number. Twenty-three of the 33 researchers devote an average of less than 10 hours a week to research, seven devote 10–20 hours and only two more than 20 hours a week; one devotes her summer sessions to research.

Paradoxically, these 33 researchers in master's programs spend less time in that activity than the 73 identified in nursing schools at large (five of these are full-time researchers, 21 spend 20 hours a week or more on research, and 47 less than 20 hours a week).

Students

Admission to the 16 master's programs depends on the candidate's grades and professional experience, with emphasis on other requirements varying by country. Most programs require at least two years of professional experience. Few require the ability to read in English.

Student evaluations take into account leadership, interpersonal relations, creativity, communication, and participation. Evaluation systems are extremely diverse. They range from weekly performance questionnaires to summative and formative evaluations, and self-evaluations. Some programs also require students to develop protocols and essays, apply professional practice models, and complete theses and research projects.

From 1982 to 1992, the admissions capacity of the 16 master's programs reportedly was 410 students per year—an average of 25 per program. A total of 1,821 students are said to have registered during that 10-year period—an annual average of 11.3 students per program. This discrepancy between program capacity and registration might indicate a lack of reliable information systems in those programs. There are no national data collection centers in the seven countries studied that keep up-to-date information on graduate programs.

In 1992, when there were 232 registered students, the student/teacher ratio was 1.8 students per teacher (for all categories of teachers), 3.1 students per nurse educator, and 6.3 students per nurse researcher.

Semiramis et al. (1989, p. 40) write that, in Brazil, the Ministry of Education/CAPES has set a maximum ratio of five nursing students per teacher, and that new admissions depend on the availability of thesis advisors. The Brazilian student/teacher ratio is even lower for other disciplines: for example, in the exact sciences, earth science, and biology—1.02 students per teacher, in the agrarian sciences—1.14, in engineering—1.72, and in the humanities, education, and social sciences—3.96.

The 16 master's programs examined would show similar ratios if all nurse educators were considered thesis advisors, or if professors who are not nurses were also included in that function.

However, if only nurse researchers were considered capable of fulfilling the thesis advisory role, the ratio would become too high (6.3 students per teacher). Definitive conclusions cannot be reached, though, due to insufficient information. A study is needed to focus specifically on the qualitative and quantitative aspects of the student/advisor ratio.

Curriculum

The basic elements of the curriculum in the 16 master's programs reflect three approaches: technical-professional, preventative-curative, and integrating humanistic (systemic and multisystemic approach which centers on the individual as the biological, psychological, and social subject of the health-illness process). The contextual framework of the master's programs examined follows two models; one focused on health and population conditions, the other on professional aspects.

The first model takes into account demographic aspects, general and specific morbidity and mortality trends, health policies and programs, epidemiological research, family issues, issues related to the Latin American context, health as social phenomenon, primary health care strategy, strategic planning, and national health and education conditions.

The second considers current and potential job opportunities, possibilities for independent practice and expansion of the professional function, efficient resource management and realistic human resources development, professional practice, functions, standards and regulations, ethical and legal aspects, nursing and research, leadership crisis, demand for nurses, institutional and professional development, state of the university, state of nursing training, practice, and professional life.

The theoretical framework is based on four models: social medicine, systemic, administrative, and technical-professional. The social medicine model emphasizes the concepts of nursing, the individual and the environment, health as a social interrelation process, community studies, health-illness process, primary health care, family, health services and workers, and nature and community involvement.

The systemic model emphasizes integrated systems that facilitate a critical analysis of problems, as well as the solution of communication problems. The administrative model focuses on the administrative process and functions, nursing care administration, leadership, strategic management, and quality and research management.

Finally, the technical-professional model centers on the functions of education, the philosophical and historical basis of the nursing profession, a reflection on professional training and practice, orientation and intervention (research-action) for progress, and the teaching-learning process.

Student profiles of the 16 master's programs stress leadership and decision-making capabilities in a political and social context; commitment to research, specialization and teaching functions; planning skills; and ability to educate patients and their families, use concepts and theories to identify intervention strategies, research, and participate in the formulation of health policies. Also mentioned are abilities to develop health actions that create change and develop self-management projects, give nursing care at all levels, manage nursing services in a quality-minded, strategic way, and function as a leader within the profession.

Student competence, as defined by the different master's programs, included the technical and scientific abilities to act as an agent of change, apply research methodologies, teach within the area of specialization, develop human resources on the basis of epidemiological and administrative factors, apply scientific knowledge to nursing care, and show leadership capabilities in administration and education.

Students were expected to use strategies to promote change in the social systems, conduct research using a social medicine approach, perform health actions and develop community projects, present health policy and project proposals, handle methodologies and techniques to improve health service management, show scientific and technical quality in nursing actions, propose new models of nursing care, and manage educational nursing services in universities and health institutions.

Students also were expected to have the clinical and technical qualifications enabling them to function within their specialization's conceptual framework, independently analyze and solve problems, and assume leadership functions in education, research, and management.

Conceptually, the 16 master's programs are, in general, reasonably well developed. They are in a transitional stage between the control paradigm and the introduction of some elements of the support paradigm. It was impossible, however, to study the curricular design of the programs because few presented the information requested. More in-depth studies need to be done, therefore, on the implementation and evaluation of the curricular bases of master's programs in the Americas.

Strategies and Methods

A review of teaching strategies used in the 16 master's programs show a wide range of sophisticated alternatives. The most frequent are: to elicit a questioning attitude in students; to integrate theory and practice by promoting, among other things, interdisciplinary and laboratory work, and clinical practice in hospitals (including out-patient departments), other health institutions and the community; to promote self-awareness and personal and professional knowledge; to function (the teacher) as guide and advisor; to create opportunities for discussion, plenaries and exhibits; to give students tutorial support; and to encourage students to be the protagonists of their own training.

Teaching methods used to implement such strategies include workshops, essays, study groups, debates, seminars (including communications and research seminars), master lectures, guided studies and independent work, participatory research, complementary reading, work guides, text analysis and document production, critical analysis, simulations, reality-based learning, leadership development to act as an agent of change, study-work-research and problem solving methods, socio-drama, written reports, and participatory games. Both the strategies and the teaching methods show the progress and creativity of the master's programs examined.

Evaluation

The evaluation systems of the 16 master's programs are different, not only from country to country, but among programs within the same country. The institutions and bodies responsible for evaluation are also different in each country and university—there was a wide variety of entities, councils, and committees at school, university, and country levels. Evaluation periodicity also ranged from annual and quinquennial reviews to evaluations of each graduating class. Additional studies are needed to better understand the evaluation criteria used in each country, and to identify the potential of, and weaknesses in each program.

Research

Research areas and lines in the 16 master's programs surveyed were grouped according to the same criteria used for the analysis of research in nursing schools as a whole (see p. 188). However, this is a limited instrument for the analysis of the methodological and qualitative aspects of scientific production.

In the human resource development area, both the nursing education and professional nursing sub-areas were researched by master's programs faculty. However, only four sub-areas of nursing care in the health system were covered—direct care in highly prevalent illnesses, maternal-child health, nursing care of adolescents, adults, and older adults, and community health nursing. Only the nursing services administration sub-area was covered in the area of structure, organization, and management of health institutions, and society.

All other research sub-areas were covered by undergraduate research faculty who did not participate in either specialization or master's programs. This indicates that both undergraduate and specialization programs stress research at least as much as master's programs, if not more.

This is a disturbing finding, especially given that only 37 (50%) nurse educators in master's programs are researchers; the other half concentrates on teaching. Since presumably only researchers have the technical and scientific abilities to be thesis advisors, the student/advisor ratio must be lower than thought.

A study done in Brazil in 1982 indicates that 50 (62%) of the 80 faculty members—in the nine master's programs that existed at the time—were researchers, while the remaining 30 (38%) devoted more time to teaching and administration.

Student research choices echoed faculty choices. Students focused on the same research areas and sub-areas, except for the professional nursing sub-area, which appealed to faculty members, but not to students. It is unclear whether student research is part of faculty research, or if it is unrelated, both scientifically, and in terms of funding, to the master's programs. This should be investigated, as has already been done in Brazil, Canada, and the United States.

Between 1980 and 1994, master's students completed 88 research projects. Research production increased as registration grew, and faculty thesis advisors became more experienced. In 1980–1984, for example, only five student research projects began, none of which was completed. But since 1985, most students have completed their research. Only 12 student research projects have been funded throughout the period studied—nine by universities, and three by national bodies.

In the last 13 years, in master's programs, more than half of the research projects done by faculty has been funded, or 21 (57%) of 37 projects. In contrast, only five of 64 research projects begun by faculty in Brazilian master's programs were funded in the first years of that country's graduate nursing programs (CNPq 1982, 172).

Universities are the main funders of research done in master's programs (18). National and international bodies have also funded projects. Funding ranged from $500 to $10,000, with universities contributing the larger amounts. The role of universities as major funders contrasts with the Brazilian experience where that function was assumed by other national and international bodies.

Linkage

The strategies employed to link master's programs with nursing undergraduate programs include joint formulation by undergraduate and graduate faculty of programs, functions, and degree of complexity of clinical practice; assignment of master's students to seminar and research work that will allow them to interact with undergraduates; application of nursing theories to the process of nursing care; and the offering of electives in clinical practice areas.

Other strategies are: extension programs that coordinate practice with the participation of undergraduate and graduate students; faculty participation in both undergraduate and graduate programs; participation of graduate students in undergraduate education—as monitors, assistants, and practice supervisors; development of workshops for both programs; interaction of groups of undergraduate and graduate students in research projects, with different demands for each according to their level; joint internships of undergraduate and graduate students in nursing programs where they fulfill different functions; schedule flexibility that allows nursing school faculty to finish their graduate studies; and development of working groups.

The strategies to link graduate programs with health and nursing care employed joint efforts by faculty and service nurses to organize compatible schedules, refresher seminars, extension projects and intersectoral agreements, written papers, program planning, service implementation and evaluation by master's students, joint formulation of work plans and care protocols in different courses, and student supervision.

Other strategies used to this end included participation of service nurses in program evaluation, joint development of operational research, use of the education-care process, coordination of primary health care units, common definitions of work and research, participation in nursing meetings to develop national, regional, and local health policies, administrative consulting, scheduling of workshops and courses for service nurses, training nursing teams, participation in case discussion, and participation in a nursing publication.

The means used to link research with education programs and nursing care included using research methodology as a teaching tool in master's programs, doing clinical research and research that responds to current realities and can be used to create change in nursing services and education, as well as research within services where students are developing their clinical practice, and applying research results to nursing services.

Other attempted strategies included reporting research results to students and other nursing care professionals, conducting research according to nursing service needs, publicizing research lines,

and encouraging students to do their thesis work within the institution in which they serve.

In some instances, graduate programs were found to be responding directly to their country's health needs. Some of the 16 master's programs surveyed, for example, offered nurses professional training opportunities. Others were making efforts to increase to 12 hours the average nursing care patients received, and to increase the number of nurses in health institutions.

It was reported that graduates from some programs were filling leadership positions at the national level in maternal and child health care. Health care programs for older adults and older families, comprehensive family health care, and school health programs were being developed. Master's programs were training professionals to manage collective health projects, and making efforts to create a new culture of health, conduct participative research, improve the quality of health care, and expand the reach of institutional care. Research results were contributing to improve the health status of the population. It was reported, too, that master's programs were training qualified people needed to carry out health system decentralization plans.

Cooperation

The 16 master's programs are participating in six national, or international cooperation projects. Three involve universities in the United States and deal with curricular design and evaluation, approaches to nursing, and quantitative research and design of research lines. One project is conducted with an international organization, and another with a foreign embassy. Only two are national cooperation projects.

Most international cooperation projects are conducted with North American countries, rather than with other Latin American countries. Cooperation with Brazil is limited, in spite of that country's experience with graduate nursing programs, and similarities with other countries in the region.

Product

Only 152 of the 1,821 students registered between 1982 and 1992 graduated from the 16 master's programs during that period. That leaves 1,669 registered students that did not finish their studies. This may be explained, in part, by the significant program and registration growth in the second half of that period.

Data collected, however, indicates that either an insufficient number of advisors in each program, or some other factor is causing such low program conclusion rates. Further research is needed to ascertain whether this data accurately reflects reality and, if it does, to determine what action universities and education authorities should take to combat the problem.

The 16 master's programs only reported on their scientific production during the 1988–1992 period. None covered the 1982–1987 period, or explained why. This may indicate that they either had no scientific production during that period, or lack systematic information about it.

Although there seems to have been scientific production between 1988 and 1992, it was quantitatively inferior to that of other nursing programs. Of the 124 works produced during that period, 55 (44%) were master's theses, 43 (35%) technical reports, 19 (15%) published articles, and seven (6%) books.

If this information is accurate, master's programs account for only 26% of the total scientific production of nursing schools surveyed; a full two thirds of all theses were produced by other programs. This means that other nursing programs have greater scientific output than master's programs.

This may signal an anomalous situation. Graduate programs are expected to encourage research and the production of new knowledge, as is the case in Brazil, and most graduate programs in the United States and Canada.

Graduate programs, especially in the basic sciences, should emerge as a result of an institution's research tradition and progress. In contrast, both the universities and the nursing schools studied reported that their priority function was undergraduate education. This might explain the existing situation.

Between 1985 and 1992, the 16 master's programs participated in 31 scientific events: conferences (5), congresses and seminars (4 of each),

workshops, meetings, courses and internships (3 of each), colloquia (2), and assemblies, exhibits, and national and international seminars (1 of each).

Programs participated mainly as presenters (11), organizers (7), and interns (5). They were also involved in poster presentations, panels, round tables, training, and information distribution (1 of each).

Scientific events mostly focused on research (6), pediatrics (4), adolescence (3), and community health (3). Other events focused on oncology, perinatology, women's health, social medicine, nursing, nursing career issues, graduates, refresher courses, strategic planning, accreditation, and evaluation (1 of each). There was also a commemoration, and a university exhibit.

The analysis of graduates, scientific production, and participation in scientific events indicates that master's programs are taking the initial steps toward expansion and development, and that they are also managing, however slowly, to develop their own advanced faculty training.

Nevertheless, the critical mass of research faculty that is necessary to consolidate scientific production, substantially contribute to the advancement of science and technology, help find solutions to regional health problems, and redirect the role of nursing according to current health reforms, has not yet been created.

Conclusions

Nursing in Latin America has begun to develop graduate programs in the seven Spanish-speaking countries examined in this study. At both the macro and micropolitical levels, those programs differ in many ways from programs in Brazil, Canada and the United States. Further local and regional studies should be conducted on the state of those programs to determine action needed for their development.

Specialization programs are far more consolidated than master's programs in terms of number of faculty and graduates, as well as, paradoxically, research done. Master's programs do not exhibit the substantial advancement in their curricular foundations and depth of research that is expected from *stricto sensu* graduate studies (see p. 187).

Within the nursing schools of the seven countries studied, master's programs have not yet established themselves as centers for change and new scientific knowledge. In contrast, graduate nursing programs in Brazil, Canada, and the United States are advancing the development of the nursing profession, as well as the development of scientific research.

In the seven countries studied there are also no national plans formulated by education or science and technology ministries for human resource development in the areas of scientific knowledge at the graduate level.

Lack of federal or state funding for graduate programs, scholarships, and research is an obstacle to their development and consolidation. Without assistance, graduate programs cannot become centers for excellence, nor can they train human resources in the amount and level required to satisfy their countries' education and service needs, or fill leadership positions in the public sector.

Clearly, each country needs to adopt macro and micropolitical-level decisions on the future of its graduate programs.

Comprehensive graduate studies policies should be defined urgently in each country to strengthen and consolidate existing programs in the different scientific areas, especially nursing. A strategic plan for the growth and development of nursing graduate education in Latin America, based on national and international cooperation, also needs to be formulated.

Perspectives

Strengthening graduate nursing education could help alleviate the lack of qualified human resources in the health sector. It could also contribute effectively to the goal of Health for All in the Year 2000, and satisfy the demands created by reforms in the health systems.

Most nursing education programs in Latin America are now within universities as a result of changes in the region's educational system. This is a sign of progress, but it also creates a demand for graduate-trained faculty able to participate in research and extension services.

Since nursing is now competing against other university career options, it is imperative to create incentives for women, as well as for men, to choose the nursing profession. The nature of the nursing career should be publicized to attract and retain female and male candidates with outstanding intellectual and human qualities.

Within the last 50 years, a great deal of emphasis has been placed on improving the training of nursing assistants and basic-level professionals. That trend will be strengthened when graduate-trained nursing professionals perform leadership and guidance functions. Better trained nurses will be able to understand the complex context of health, with its environmental, political, ethical, economic and human problems, and will be able to participate in the search for appropriate solutions to the specific situations in each country and community.

The production of such nurses demands the creation of a critical mass of highly qualified human resources, as well as a body of scientific and technological knowledge that substantiates and transforms professional practice. For this reason, graduate nursing programs must also contribute to the development of science and technology; constant efforts in nursing and related disciplines are needed to meet this challenge.

The development of research as a fundamental element of graduate nursing programs will strengthen the links between teaching and practice, as well as the decision-making and problem-solving processes in nursing and health services. The growth and strengthening of research should be a gradual process, so that chosen research areas and lines further the profession, and help solve the health problems of the population.

Nursing graduate studies open opportunities to strengthen interdisciplinary teamwork for research and action in different contexts. The gradual creation of interdisciplinary health programs should be encouraged to improve nursing education, research, and professional development.

Continuing education in nursing helps to respond effectively to social problems and situations, and to keep the profession abreast of social, economic, scientific, and technological changes. It is also a creative and realistic way to respond to the demands imposed by the reforms in the health sector, including service deregulation, decentralization and privatization. Solid undergraduate and graduate nursing training is needed to meet this challenge.

Undergraduate and graduate nursing educational systems must be recast to satisfy future job requirements in the public and private sectors, including those of new non-hospital care models that take into account human and cost-efficiency factors.

The development of the nursing profession should go beyond individual commitments within the status quo, and seek social, individual, and collective commitments to transform the quality and efficiency of services rendered to society. The consolidation of this trend is directly linked to the creation of a strong research structure in graduate education programs which will allow a reflective and critical attitude toward professional practice and society.

The development of undergraduate and graduate nursing education programs in Latin America and the Caribbean requires the formulation of national policies and strategies to train nurse educators as researchers in nursing master's and doctoral programs. It is imperative to reach a student-nurse educator-researcher ratio, and a graduation ratio that ensures the quality of advanced training programs, especially *stricto sensu* programs.

Strong master's programs and research activities will allow the formulation of concrete plans for the creation and expansion of doctoral nursing programs. This development perspective requires quantitative and qualitative projections on the placement and number of master's and doctorate prepared nurses needed by each country in the next 10 to 20 years.

The macro and micropolitical state of graduate nursing education programs in the Americas should be investigated further to establish development goals, and national, regional and international cooperation strategies. Existing resources and strong areas identified in each country and university offering graduate nursing programs should be used.

Specific criteria, well-defined ideologies, and clarity in the implementation of basic curricular elements should differentiate each of the three current types of graduate nursing programs—

specialization, master's, and doctorate. Each type of graduate program must produce a different type of graduate, prepared for a different type of job. Nursing professionals, health and education workers, and society at large need to understand the structure and dynamic of nursing human resources and their social roles.

The creation, in the near future, of centers of excellence—national and international research, education, and continuing education networks—will promote the use of new information and telecommunications techniques to develop innovative teaching, foster the exchange of information and knowledge among nurse educators, researchers, and health service nurses, and allow more Latin American and Caribbean nurses to gain access to graduate and continuing education.

Critical Areas

A critical-holistic analysis of graduate nursing education in Latin America at the macro and micropolitical levels revealed the following critical areas for the development and consolidation of that type of education in the region.

At the Macropolitical Level

- Lack of a comprehensive policy for the creation, expansion, and consolidation of graduate programs in the health area, especially in nursing.

- Lack of comprehensive policies and criteria for the formulation of proposals, definition of characteristics, and launching of interdisciplinary nursing programs in each country studied.

- Lack of national, and international organization policies to fund graduate nursing education and research programs.

- Insufficient coverage of graduate specialization and master's programs for the advanced training of human resources in the different sub-regions of the Americas.

- Lack of a methodical, organized information system on graduate programs in each nursing school, university, and country.

- Lack of common criteria and coherent processes to evaluate and accredit graduate programs in each country's universities.

- Lack of clear and distinct definition of the specific levels and functions of the three types of graduate programs (specialization, master's, and doctorate programs) in terms of approach, required hour and credit loads, and profile and competence of their graduates.

- Inadequate use of national nursing human resources by graduate nursing programs.

- Lack of systematic plans in universities and nursing schools to train undergraduate and graduate faculty in the health professions, especially in nursing.

- Extra-regional influence in program curricula design paired with lack of exchanges among Latin American countries.

- Launching of graduate interdisciplinary programs in specific areas, such as nursing, without policies and implementation plans that set objectives and expected results.

At the Micropolitical Level

- Deficient information systems about admissions capacity, registration, graduates, and scientific work done and published by specialization and master's faculty.

- High cost of graduate programs per student—in the $2,000–$4,000 range—compounded by few scholarship opportunities and low salaries for nurses in most Latin American countries ($300 to $500 a month).

- Graduate faculty mostly holding degrees at the same level as those granted by programs where they teach.

- Quantitative deficiency in master's and doctorate-prepared nurse educators in existing master's programs.

- Visible influence of foreign models in the development of graduate curricula in the countries studied, and lack of exchange with other Latin American countries.

- Excessive time gap between student registration and graduation in master's programs, which may happen either during course work or thesis preparation.

- Failure of the graduate nursing programs to satisfy their country's internal demand, as well as the external demand from neighboring countries, due in part to their concentration in North America and the Andean region.

- Lack of clear distinctions between specialization and master's programs in terms of student requirements, curricular foundation, learning experiences, research level and impact of the program on nursing services, undergraduate education, and national health policies.

- Little difference in depth and scope of fundamental research training methods used in master's, specialization, and post-basic programs.

- Average of 4.6 nurse educators in master's programs which forces those programs to hire other professionals, in contrast with a 6.8 average in specialization programs.

- A 6.3 student/nurse educator-researcher ratio in all 16 master's programs—too high for effective thesis advising—in contrast to a 1.2 student/nurse educator ratio in specialization programs.

- Contrast between number of nurse educators in all master's programs in Latin America, excluding Brazil (74, of which 33 are researchers), and in the 32 specialization programs (219).

- Presence in nursing schools of 83 educator-researchers who do not participate in master's programs.

- Scientific production of 16 master's programs in 1982–1992 (124 works) far lower than total production of their nursing schools (474).

- Faculty, as well as student research output, generally consisting of isolated, descriptive work on nursing care, rather than quantitative and qualitative research.

- Lack of information about the impact of the scientific knowledge produced by graduate programs on nursing education and services, and about its application.

- Lack of a significant amount of research areas or programs developed by the faculty.

Recommendations

Organization of Graduate Nursing Education at the National and Regional Levels

To PAHO/WHO and Other International Organizations

- Support countries in the formulation of comprehensive graduate education policies—particularly in nursing—taking into account changes in the health sector, political and economic changes, and progress in science and technology.

- Support the mobilization of financial, technical, and political resources to implement goals and strategies for the development and consolidation of graduate nursing education in Latin America and the Caribbean in the next 10 years.

- Support countries in the formulation of graduate nursing program evaluation and accreditation systems.

- Support an ongoing analysis of the development of graduate nursing education and its impact on the creation of change in health services and nursing education.

- Support the creation of a regional expert group on nursing to periodically study the state, development, and advancement of nursing education, and help define graduate education policies and plans at a regional level.

- Encourage and support the development of technical and financial cooperation among Latin American, Caribbean and North American countries for the advancement and consolidation of graduate nursing programs, research and scientific production.

- Develop theoretical models that are appropriate to Latin American conditions to guide the reorganization of graduate studies at the national and regional levels.

- Promote a PAHO/WHO-coordinated workshop with representatives of banks and international organizations to help mobilize efforts and existing resources for the improvement of undergraduate and graduate education in the Americas.

- Formulate with each country's government a plan to expand graduate programs—particularly nursing programs—into new areas of knowledge in response to the needs and demands created by reforms in the health sector.

To Governments, Universities, and Nursing Schools

- Create at the national level, in consultation with the nursing community, an interministerial consulting group on undergraduate and graduate nursing education to define education policies and formulate a development plan with short, medium, and long-term goals.

- Design coherent plans to link the development of health services to education policies in order to formulate appropriate job placement strategies for basic and advanced trained nursing professionals.

- Open formal opportunities for those in nursing to participate in the formulation of national science and technology policies and plans, and to be part of advisory bodies in that area.

- Encourage and support the development and coordination of interinstitutional and international agreements and consortia to help strengthen graduate nursing education, research, and scientific production.

- Establish at the national, university, and nursing school levels, information systems on graduate nursing education (both *lato sensu* and *stricto sensu*), covering all aspects of the process, including program opening, management, evaluation, resources, and production.

- Encourage and promote interdisciplinary seminars and workshops in the health and nursing areas to open new channels for the advancement of graduate nursing education in the Americas.

Human Resource Training and Development

To PAHO/WHO and Other International Organizations

- Encourage the formulation and implementation of a Latin American plan to train nursing educators at the master's and doctoral levels, with strategies and qualitative and quantitative goals to gradually satisfy national quality goals and needs.

- Encourage and support faculty exchange strategies among universities in the region, to strengthen and diversify graduate faculties.

- Encourage the creation of a scholarship fund, and an information center on funding sources for the training of undergraduate and graduate nursing faculty; encourage and coordinate efforts by international and non-governmental organizations active in Latin America.

- Establish mechanisms to support graduate student exchanges among universities that have nursing programs and research centers; offer opportunities and means for internships, and seminar and course attendance.

- Encourage a review of admission requirements and evaluation system equivalencies to facilitate student transfer and exchange.

- Support national and international conferences and expert meetings on undergraduate and graduate nursing education to evaluate progress and lend continuity to regional and national nursing human resource development plans.

- Obtain financial support and scholarships for nurses from countries where there are no graduate programs, so that they may pursue advanced training, including research training, and contribute to the development of health education and care in their countries of origin.

To Governments, Universities, and Nursing Schools

- Formulate national nursing faculty training plans that are congruent with university plans to develop highly trained human resources in nursing that satisfy the needs and projections of health services and educational institutions.

- Establish a scholarship fund for the development of highly trained human resources in nursing with a selection criteria that encourages top quality programs and professionals, and focuses on least developed sub-regions.

- Define priority areas—based on health problems and reforms—to start new graduate nursing programs, redirect existing ones, and assign financial resources to train the graduate-level nurses needed by each country.

- Identify top students and encourage them to apply to graduate nursing programs.

- Encourage graduate student exchanges among different regions within countries.

- Encourage meetings and seminars of graduate students and health service nurses from different universities and nursing areas to discuss national, regional, and international programs, and to aid student job placement and student interest in priority research issues.

- Establish national human resource information centers in nursing that offer reliable and pertinent information on all types of nurses needed for decision-making in the areas of basic and advanced nursing education and health services.

Scientific Research and Production

To PAHO/WHO and Other International Organizations

- Provide advisory services for the strengthening of nursing research programs and areas.

- Provide guidance for the establishment of research centers, as well as nursing and inter-disciplinary centers for excellence, that will support the creation of nursing master's and doctoral programs.

- Establish a regional priority nursing research program that responds to regional health plans, science and technology research, and development policies.

- Maintain an updated data base of all regional nursing research and researchers, identifying main research centers and scientific production.

- Encourage periodic publication of the results of nursing research in the region.

- Continue to support Pan-American research colloquia and meetings for the development of science and technology in the field of nursing.

To Governments, Universities, and Nursing Schools

- Formulate a national program for priority nursing research according to national research policies on health research, and scientific and technological development.

- Support the creation of nursing research centers and centers for excellence in nursing—those centers will coordinate practice, research, and education, and accomplish the critical research needed for decision-making and problem-solving aimed at reaching quality and efficiency goals in health services and education.

- Devise technical and financial means to strengthen nursing research that also support master's and doctoral programs.

- Encourage exchange and communication among researchers, and the creation of networks of research centers in nursing and related disciplines, at the national and regional levels.

- Support the publication of the results of nursing research at the national and regional levels.

Scientific Communication and Interinstitutional and International Cooperation

To PAHO/WHO and Other International Organizations

- Include in the PAHO/WHO textbook program a series titled *Scientific Nursing Papers*, devoted to supporting graduate programs and research in Latin America and the Caribbean.

- Include in the PAHO/WHO textbook program other scientific education and information media such as CD-ROMs containing a nursing bibliography, and other information useful to graduate programs.

- Collect the scientific production of graduate nursing programs in different types of publications—such as textbooks, anthologies, and a series of technical documents—to subsidize programs and strengthen the libraries of universities with graduate nursing programs.

- Encourage and support national and international scientific and technical events on the integration of research into health education and services, and the role played in this respect by advanced nursing training.

- Encourage and support the creation and strengthening of national and international graduate education, research, and continuing education nursing networks in the Americas.

- Give technical and financial support to graduate programs so that they can hire Latin American and other consultants to set up publication programs in different nursing areas.

- Encourage and support regional agreements and pacts to develop consortia and other cooperative arrangements among universities from different countries, as a means to strengthen and promote graduate nursing education in Latin America.

- Assess the impact of technical and scientific agreements in the field of nursing on the development of the nursing profession in Latin America.

- Distribute improved PAHO/WHO documents listing organizations in Europe, the United

States, and Canada that fund research projects, extension work, and development of alternative health service models.

- Use available technological advances more intensively, and design alternative models to improve communications between nursing libraries and general and specialized periodicals collections at the national and international levels, in order to strengthen graduate nursing programs.

- Encourage and support the creation of regional university consortia to publish new and existing Latin American scientific journals with the scientific production of graduate nursing programs.

- Encourage master's and doctorally prepared nurses attached to graduate programs to develop nursing theories compatible with Latin American conditions, and foster scientific and technological communication and exchanges among countries and universities.

To Governments, Universities, and Nursing Schools

- Identify, in each country, the potential of nursing schools, universities, and governments to develop national and international cooperation programs and projects.

- Facilitate in each country the development of cooperation programs and projects to strengthen advanced nursing education, research, and practice.

- Identify, in embassies and international organizations based in each country, those cooperation projects that offer technical and financial resources for advanced nursing education and research.

- Encourage and support seminars and workshops on different aspects of international cooperation programs and projects in the fields of health and nursing.

- Identify which nursing schools are interested in developing inter-country and multi-country international health programs, as well as their capacity to establish agreements with foreign universities to strengthen graduate programs and research.

- Encourage and support the publication of national scientific journals, or other kinds of periodicals to disseminate research, and make available the details of graduate nursing program courses.

Notes

1. The author has also used this theoretical model for the development and analysis of the curricular foundations of Brazilian undergraduate and graduate nursing programs (1990–1992) for work in the field of international health (1994–1995) at Georgetown University's School of Nursing, and for the research of issues related to breast-feeding and women's health (1990–1994).

2. The *approach* expresses the paradigm chosen to develop the curriculum—i.e., control paradigm (preventative and restorative approach), promotion paradigm (individual, family, community, and national development approach), etc.

The *contextual framework* is constituted by the social and population issues that become the focus of disciplines and courses, thus expressing the ideology of the curriculum.

The *theoretical framework* is constituted by the theories and models that support the approach used in the organization of the curriculum, and its implementation strategies.

The *student profile* depends on the contextual framework. Graduates are expected to fit into one of the following profiles: those with undergraduate degrees become general clinical nurses—trained to work in primary health care, or in basic specializations at the secondary and tertiary health care levels; those with graduate degrees become nurse specialists—trained to work in medical specializations in primary, secondary and tertiary health care, nurse educators in nursing schools or specialized services, or nurses prepared for consultancy and national leadership positions.

Student competence refers to the specific capacity and skills needed to work in hospital settings (secondary and tertiary care), or in community settings (primary health care), as well as to function in education, research, administration and management, consulting, and leadership.

Curriculum design is the logical and flexible sequence by which a curriculum is designed, dictated by strategies for the interaction, integration, and balance of the sciences, disciplines, and courses that constitute it.

References

Alarcón Garzón, Nelly. (1995). Estudios de posgrado de enfermería en América Latina: los programas de especialización en enfermería en seis países de América Latina. Final report to the PAHO/ WHO Human Resource Development Program, Washington, D.C., U.S.A.

Castro, C.M. (1985). *Ciencia e universidade— Brasil. Os anos de autoritarismo, análise, balanço, perspectiva.* Rio de Janeiro, Brazil: Ed. A.E.

Córdova, R.A., Gusso, D.A., & Luna, S.V. (1986). *A pós-graduaçao na América latina; O caso brasileiro.* Brasilia, D.F., Brazil: EC/CAPES/ UNESCO/CRESALC.

International Nursing Council. (1992). *Guidelines for nursing specialization.* Geneva, Switzerland: Author.

Pan-American Health Organization/World Health Organization. Human Resource Development Program. (1992). Project report: Study of graduate nursing programs in the Americas and the Caribbean. Washington, D.C., U.S.A.

__(1994). *La condición mundial de salud en las Américas.* Scientific publication #549. Vol. I. Washington, D.C., U.S.A.

__(1994). *Estudio de las tendencias de investigación sobre la práctica de enfermería en siete países de América Latina.* Human Resource Development Series. Final draft. Washington, D.C., U.S.A.

__(1991). *Orientaciones, estrategias y prioridades programáticas, 1991–1994.* Washington, D.C., U.S.A.

Orozco Silva, L.E. y Romero Ortiz, L.E. (1991). Formación local de recursos humanos—Caso Colombia—Los posgrados en Colombia. Masters in university administration. School of Management, Universidad de los Andes, Bogotá, Colombia.

Semiramis, M.M.R. et al. (1989). O ensino de pós-graduação em enfermagem no Brasil. *Cuadernos de Enfermagem #3.*

SEPLAN/CNPq (1982) *Avaliação e perspectivas de enfermagem.* Programa de ciencias de la salud. Vol. 6, #38. Brasilia, D.F., Brazil: Author.

W.K. Kellogg Foundation. (1991). *Enfermería del siglo XXI en América Latina.* Abridged. Translation authorized by the National League for Nursing (U.S.A.). Bogotá, Colombia: Taller Impresos.

__(1987). *Universidade de Minas Gerais: Projeto de apoio ao desenvolvimento da post-graduação em enfermagem na América Latina.*

World Health Organization. (1986). *Regulatory mechanisms for nursing education and practice: Satisfying primary health needs.* Report of a study group. Technical Reports Series No. 738. Geneva, Switzerland: Author.

Wright, M.G.M. (1987). Metodologia de elaboração das bases de un marco conceitual: Realto de uma experiencia. En: *Anales del seminario nacional sobre el perfil y competencia del enfermero.* Brasilia, DF, Brazil: Health Department/Federal District Hospital Foundation.

__(1995). Evaluación de la perspectiva de salud internacional en el currículo de pregrado y posgrado de la Escuela de Medicina de la Universidad de Georgetown. Paper presented at the International Health Workshop for Latin America and the Caribbean, Washington, D.C., U.S.A.

__(1990). The need for a critical-holistic health development model. Paper presented at a seminar at the School of Nursing, University of Michigan, Ann Arbor, Michigan, U.S.A.

__(1994). Los programas de maestría en siete países de América Latina. Final report to the PAHO/WHO Human Resource Development Program, Washington, D.C., U.S.A.

Part Three

Graduate Programs in Seven
Latin American Countries

1 Graduate Education *Stricto Sensu* in Nursing: A Study of Its Development in Brazil

Tokico Murakawa Moriya (Coordinator)
Antonia Regina Furegato
Maria Cecilia Puntel de Almeida
Maria Helena Pessini de Oliveira
Antonia Regina Paredes Moreira

Graduate education was established in Brazil by the 1965 Education Foundations and Guidelines Act, adopted by the Federal Education Council, in response to the need to intensify teacher training to keep pace with the rapid growth of higher education, and to expand university and faculty research capacity.

Two types of graduate studies were established—master's and doctoral programs (*stricto sensu*), and specialization programs geared to train professionals (*lato sensu*) that focused on specific technical and professional areas.

In 1989, there were 13,799 *stricto sensu* graduate courses in the country—951 at the master's level and 428 at the doctoral level. There were 46,504 registered students in master's programs, and 10,122 in doctoral programs.

The first graduate nursing programs were master's in "nursing fundamentals" organized at the Anna Nery School of the Federal University of Rio de Janeiro in 1972, and at the School of Nursing of the University of São Paulo in 1973. While eight master's programs in nursing were established in the 1970's, only three began in the 1980's, and another three between 1990 and 1993.

There are now 20 *stricto sensu* graduate nursing programs in Brazil—14 master's and six doctoral. Most are located in the southeastern part of the country—the most socially and economically developed region. There are no programs in the central and western regions.

Doctoral nursing programs began in 1981, when one of the six current doctoral programs was organized jointly by the two nursing schools of the University of São Paulo—one located in the city of São Paulo, capital of the state of the same name, and the other situated in Ribeirão Preto, a city in the state's interior. Five of the six programs are situated in the country's southeastern region, and one in the southern region. All Brazilian graduate nursing programs are part of federal public institutions, except those at the University of São Paulo, a state university.

Structure

An analysis of master's programs in nursing reveals two main trends: public health/collective health courses which emphasize issues related to professional practice and the health sector, along with the epidemiological and sociopolitical factors that impact on them, and nursing care courses which focus on clinical foundations and specialization, the leadership function of nurses, and theoretical and methodological aspects of research.

The main trend in doctoral programs is to train researchers who can contribute to nursing knowledge.

Focus areas at the master's level mostly follow denominations found in undergraduate nursing programs, such as medical-surgical, public health, obstetric, pediatric, and psychiatric nursing.

Doctoral focus areas have a wider reach, and do not replicate undergraduate denominations. The first doctoral program established in Brazil was simply called "nursing," the second, "maternal and child health nursing," and the third, "nursing in the Brazilian social context."

Two other doctoral programs subsequently established at the University of São Paulo—one at the São Paulo School of Nursing in 1990, and the other at the Riberão Preto School of Nursing in 1992—retain the names of the master's programs from which they originated ("nursing" and "nursing fundamentals," respectively). The newest doctoral program is a PhD program in nursing created in 1993 at the Federal University of Santa Catarina.

The required course of study in master's programs ranges from 495 to 1,800 hours. Doctoral programs require from 900 to 2,700 hours.

The University of São Paulo requires at least 1,440 hours at the doctoral level—not counting the academic credits obtained at the master's level. For students who do not have a master's degree, the doctoral program requires 2,880 hours.

Master's degrees must be completed in not less than 1 to 2.5 years and not more than 2.5 to 5 years, doctorates, in not less than 2 to 3 years, and not more than 4 to 5 years. Most programs allow an additional six-month period beyond the final deadline.

The number of subjects offered within each focus area ranges from 11 to 122. The highest figure belongs to the joint doctoral program at the University of São Paulo, and includes all graduate courses taught at both of its nursing schools. Most programs (12) offer only between 11 and 20 courses; five offer between 20 and 39; and only three, more than 30.

There are at least two research lines within each focus area. The large quantity of research lines in the University of São Paulo's joint doctoral nursing program is due to the fact that it includes all focus areas within the university's two nursing schools.

Some research projects appear to be isolated projects, since they do not match their own programs' research lines. Research has mostly focused on nursing care, nursing organization and administration, health education and promotion, human resources in nursing, education, study of the nursing profession (role, social status, and historical and social changes), and issues related to human development.

Faculty scientific production is visibly larger than student production, although in recent years the latter has been gradually increasing. Scientific production is greater in well-established programs that have organized research groups with clearly defined research lines.

Program faculty range from 14 to 60 members. In most programs, they work full-time (40 hours a week) and, to the exclusion of all other outside work, are exclusively dedicated to their teaching, research, and advisory academic functions within the institution. A full-time status, by itself, does not necessarily preclude activities in other places. Part-time faculty work at least 24 hours a week.

In all but five programs, there are more permanent than adjunct faculty. The term "permanent faculty" is generally applied to faculty attached to the academic unit or department in charge of the nursing program, while "adjunct faculty" refers to teachers from other departments or units.

Nurses are a majority of the faculty in 17 graduate nursing programs. CAPES (the Higher Education Institutional Faculty Training Program—which coordinates graduate education in Brazil) requires graduate faculty to have at least master's degrees. In evaluating each program, however, CAPES takes into account the number of doctors in the faculty.

All faculty in eight programs holds doctoral degrees; doctorally prepared faculty in seven other programs range from 17.6% to 78.5%. Programs with fewer doctors arrange for short-term training of their faculty, either through agreements with institutions offering doctoral nursing programs, or by allowing them to hold doctoral degrees in other areas, such as education and psychology.

Until now, federal universities have not required master's or doctoral degrees to gain access to a university teaching career, and someone without a master's or a doctoral degree could become an adjunct, or even a principal professor.

Most master's programs select students through interviews, analyses of their course transcripts, and written tests on specific areas. Eight programs require presentation of a research proposal. Doctoral programs emphasize candidates' research projects, while also reviewing their scientific production and résumés, and conducting interviews.

Twelve of the 14 master's programs admit only nurses; the other two also admit other health care professionals. All doctoral programs accept only nurses. Nine programs ask applicants to submit a statement of professional experience or specialization in a specific area.

Another admission requirement in most programs is the presentation of a "release letter" from the candidate's employer, guaranteeing that the person has been relieved of all responsibilities at his or her workplace; this requirement seeks to ensure the candidate's full academic dedication. Full-time study is one of the criteria used by CAPES and CNPq (the National Research Council) to grant student scholarships.

Between 1972 and 1983, 1,757 students enrolled in graduate nursing programs—1,508 at the master's, and 249 at the doctoral level. A total of 977 (55.6%) have already graduated, 880 have defended their master's dissertation, and 97, their doctoral theses. The rest continue their academic and research activities within their respective programs.

Drop-out rates per program—except for the Federal University of Bahia, that did not report them—range from 0 to 23.1%. Six programs have a drop-out rate above 5%. The highest drop-out rates occur in the oldest programs.

Of the 1,757 total registered students, 581 (33.05%) were faculty within the same academic unit or department, 798 (45.4%) faculty in other units or departments, and 378 (21.5%) either came from the service area or were not working at the time. The doctoral student body, except those at the School of Nursing of the University of São Paulo, was mainly comprised of faculty within the same academic unit or department. The majority of students in most master's programs were faculty from other units or departments.

Infrastructure

Financial resources

Two federal bodies—CAPES and CNPq—offer financial aid and scholarships to graduate programs that are recommended by CAPES and the Federal Council on Education. CAPES funding provides infrastructure and academic support, while CNPq only funds academic areas. Universities generally limit their own funding to program infrastructure and human resources. Programs at the Federal University of Santa Catarina that are part of REPENSUL (the Southern Region's Graduate Nursing Network) get financial aid from the Kellogg Foundation in the areas of infrastructure, human resources, publications, and student scholarships.

Libraries

All programs, except for the one at the Federal University of Rio de Janeiro, have access to a central university library. Most of them also have sectoral libraries within their own units, that specifically focus on nursing.

Most libraries are computerized, and are linked to national and international networks. Their collections are adequate. The library at the University of São Paulo has an exceptionally large collection of books, and national and international periodicals on nursing. The library at the Anna Nery School of Nursing of the Federal University of Rio de Janeiro has an important historical collection on Brazilian nursing.

Research and Practice Facilities

The community itself has generally been the research laboratory and practice area of Brazilian graduate nursing programs. Health services, community centers, schools, hospitals—all are used, even if official links with graduate programs are rare.

Some programs have laboratories that focus specifically on nursing teaching and research support, basic nursing techniques, group interaction, counseling for women who have undergone mastectomies and their families, and aid to women who are breast-feeding. Other university or outside laboratories are used when necessary—for example, nutrition, physiotherapy, psychobiology, microbiology, and pharmacy laboratories.

Few nursing units have teaching and research technical support staff. Some support is offered by basic and advanced scientific scholarship students, as well as by project participants (in recent years, most projects have been integrated projects).

Evaluation

A committee of CAPES consultants uses specific criteria to evaluate graduate nursing programs on the basis of the programs' mandatory annual reports to CAPES. The committee rates programs every two years, according to the following scale: A=Excellent, B=Good, C=Average, D=Inadequate, E=Poor, and S/C for new programs that have not been rated yet.

In 1993–1994, three of the six doctoral programs were rated A, one B, while the other two were too new to be rated. Six of the 14 master's programs were rated A or A-, and five B or B-. The remaining three—all new programs—were not rated.

These CAPES ratings are a good indication of the quality of Brazilian master's and doctoral nursing programs. Evaluators use criteria and recommendations contained in *A Profile of A-Rated Programs*—a document adopted after extensive discussions among peers by representatives of all disciplines (MEC/CAPES 1994).

According to the CAPES profile, A-rated programs must have a critical mass of 75% permanent faculty and 25% visiting or adjunct faculty, research quality measuring up to international standards, well-defined and productive research lines and projects, and adequate publication quality, quantity and regularity, particularly by permanent faculty, in first-rate, preferably indexed journals subject to peer review. They must also have a high percentage of sustained theses generating quality publications in important journals, graduates that preferably devote themselves to the academic/scientific area, and a permanent faculty in charge of a significant majority of focus areas and thesis disciplines.

In A-rated programs, faculty in charge of disciplines and student advising must have at least doctoral degrees (although "experts" in a specific field are exceptionally allowed to perform these functions); there must be exchanges with other national and international centers; and the average timeframe to complete degrees must be less than 30 months for master's, and less than 36 months for doctorates.

Impact

The unanimous opinion of all graduate nursing coordinators and teachers is that graduate nursing programs have had a positive impact, particularly on health centers, scientific organizations in the field of nursing, health policies, and scientific and technological research in nursing, among other areas.

Advanced degree nurses, they said, have implemented state and municipal projects, set up research groups and community health care centers, implemented specialization courses, created professional nursing and related health care organizations, held executive positions in schools, departments, graduate programs and health care centers, helped improve the quality of undergraduate and graduate education, improved the quality and quantity of research, received awards at national nursing and other academic events, and participated more in scientific committees and events.

It was also said that graduate studies have lent nursing an equal status with other disciplines within universities, created more respect and access for nursing in scientific and technological organizations (CAPES, CNPq, and others), helped turn nursing into a social and community-oriented discipline, and helped open scientific consultancy opportunities for nursing in journals of other disciplines.

Current Trends

In our conversations with graduate nursing program coordinators throughout Brazil, we encountered widespread optimism, as well as great expectations for the future consolidation, strengthening, and expansion of master's and doctoral nursing programs. Networks to satisfy the demand for this type of program in under-served regions have already been created, and are expanding. In the southern region, REPENSUL, backed by the Kellogg Foundation, has increased its production of knowledge, and defined its research lines. This has had a positive impact on nursing care, and Brazilian nursing in general.

Schools in the southeastern region have expansion plans for the advanced training of nurse educators throughout the nation, and in the rest of Latin America. The ultimate goal is to create research groups.

RENE (the Northeastern Graduate Nursing Network) is being organized to create another doctoral nursing program that will strengthen not only the critical mass at that level, but master's and specialization programs, too. The demand for this new doctoral program originates primarily from faculty at the main northeastern universities.

Congruence

There is also a clear trend to better define the research lines of each master's and doctoral program's focus areas. (Scientific research in many programs originally began as a function of demand, with research lines organized according to the production of their certified research advisors. Currently, students choose among research lines already developed in the various focus areas.)

Another current trend seeks congruence among graduate programs, research lines, health care, and health education services. Researchers are creating research groups to implement integrated projects subsidized by development bodies. Some of those groups have evolved beyond their respective graduate programs, and now have an international and multidisciplinary scope.

Recognition

Brazilian nurse researchers have reached their current position in the production of knowledge via a period of great sacrifice. Today, nursing programs and projects seeking funding are being recognized and, consequently, funded, by research development companies and institutions. Today, people listen when nurses present their proposals, set their conditions, and explain how far they want to go. We have reached this point due to an intensive process of learning, by exchanging experiences, and by staking out cutting-edge positions. This has been possible because of nurses who had faith in their profession's potential, and launched projects—many already consolidated, others in development, and others emerging just now.

This new wave of progress in nursing is being generated by the oldest and most established graduate nursing programs, located in the southeastern and southern regions. These programs have now reached a degree of maturity that allows them to increase the production of knowledge, and expand faculty training.

Their impact in health care and education is noticeable: more service nurses than ever are entering graduate programs, and many more undergraduate nursing students are participating in graduate level research projects and groups.

Since 1994, the publication of nursing journals and books, as well as the organization of nursing events, has been on the rise.

The great expanse of Brazilian territory has created obstacles and, at the same time, fueled an intense exchange of experiences, since people move from one region to another seeking university degrees. CAPES encourages this exchange in the field of nursing. Nurses who get graduate degrees in other locations enrich their institutions of origin upon return.

It also should be noted that other scientific methodologies have used nursing to support their production. For example, advances in the positivist methodologies for qualitative research have expanded the psychological, social, dialectical, and phenomenological fields.

Another trend is for nursing schools to have graduate faculty training plans, some of which train faculty in related areas. Training is truly intensive—i.e., maximum learning/minimum time—and is funded by development bodies. Faculty training plans include two at the post-doctoral level, as well as international exchanges.

However, fear, fueled by government constitutional review policies, of losing some of their acquired rights, is making many extremely experienced, post-doctoral trained graduate faculty request early retirement. This attrition has had serious consequences for many programs.

Graduate programs have proven adept at self-evaluation. This has promoted constant renewal, restructuring, and advancement toward the goal of improved quality in education, and in the production of new knowledge.

A Final Word

Brazilian nursing has been able to grow and move forward because its graduate programs follow the same models as other academic disciplines. This, at the same time, has placed nursing—with its specific characteristics and limitations—in a situation of disadvantage when competing for funding in equal conditions with disciplines whose research is more structured and consolidated.

There is an intense debate in Brazil today on the future direction of graduate nursing education, especially regarding the purpose of this type of education. Some think that the nursing service area will gain by additional specialization programs. They argue that specialization programs should be the conduits through which knowledge, generated at the master's and doctoral levels, will reach service nurses. Others believe that service nurses should seek master's and doctoral degrees, set up their own research teams, and organize themselves to improve the quality of care.

Nursing research in Brazil, today, is actively engaged in a battle for funding, project leadership, exchange promotion, production and dissemination of current knowledge, and improvement of education and care. Nurse researchers are, thus, at the cutting-edge, when compared to professionals in other areas.

This study is part of a larger ongoing research project on graduate education stricto sensu *in Brazil from 1972 to 1994, funded by the Research Assistance Foundation of the State of São Paulo. Data for this study was collected by CAPES, which coordinates graduate education in Brazil. The authors visited all graduate nursing programs in the country, interviewing coordinators and faculty.*

2 Development of Graduate Nursing Education in Colombia

Iraidis Soto
Nelly Garzón Alarcón

"We believe that, more than ever before, conditions are ripe for social change, and that education will be its master tool—an education from the cradle to the grave, nonconformist and reflective, which will inspire a new way of thinking and will incite us to discover who we are in a society that is kinder to itself, that makes good use of all our inexhaustible creativity and conceives of an ethic—and, maybe even, an aesthetic—for our huge and legitimate desire of personal betterment."

–Gabriel García Márquez[1]

Graduate studies reportedly began in Colombia in 1935, although it is not known at which universities they were located, or what type of programs were offered.[2] The earliest documentation on the subject dates back to the 1950's.[3]

On its first statistical record, in 1955, ICFES (the Colombian Institute for the Development of Higher Education) lists 16 graduate programs in health sciences, all of them corresponding to medical specializations. Graduate programs in other areas began in the 1960's. There were two law and two humanities programs among the 32 graduate programs listed in 1966.[4]

Graduate programs grew at a moderate pace between 1955 and 1971, mostly in the health area. Part-time and evening graduate programs (40%) began in the 1970's, a fact which might have had an impact on the quality of research.[5]

For several decades, the creation and diversification of graduate programs was not a planned process responding to Colombia's needs in science and technology, but a product of isolated efforts and interests.[6] This began to change in 1980, when the Ministry of Education began to promote and supervise graduate programs through ICFES, after passage of a regulatory law setting standards for specialization, master's and doctoral programs and degrees.

From 1979 to 1983, the number of graduate programs increased from 254 to 466. By 1989, the total had increased to 616. This program explosion was due, above all, to a tremendous growth of specialization programs, mostly in the health area, which increased from 143 in 1979 to 432 in 1989.

During that period, master's and doctoral programs increased at a slower pace. Only five new doctoral programs were created. While master's programs increased from 108 in 1979 to 177 in 189, their percentage of the total dropped from 43% in 1979 to 28.7% in 1989. This may have been due to the more stringent graduate research and faculty requirements set by the 1980 decree.

In 1991, there were 860 graduate programs in Colombia—694 day-time, 164 evening, and two distance education programs. A total of 295 pertained to the health area.

Statistics show that post-secondary educational institutions, as well as undergraduate and graduate programs, have increased since passage of the 1992 Higher Education Act.

Sociopolitical Context

The following are the most important social and political events that have had an impact on the development of graduate education in Colombia: development of economic, social and human resource planning in the 1960's, and of institutional organization and systemic management in the 1970's; modernization of the Colombian state; policy of Health for All by the Year 2000, and primary health care strategy; passage of the new Political Constitution of Colombia, in 1991, which emphasizes, among other things, the right of people to health and education; passage of laws on education in general (1994), and higher education (1992); formulation of national scientific and technological development plans, coordinated by COLCIENCIAS (the Colombian Institute for the Development of Science and Technology); and, lastly, establishment of a Science, Education and Development Mission (1994), whose influential report, written by ten outstanding personalities, including the writer Gabriel García Márquez, analyzed the state of the nation with a view to reaching a sustainable, equitable, and integrated human development in the new millennium.[7]

Historical Evolution

The history of graduate nursing programs in Colombia begins in 1950 with the creation of specialized study programs in obstetric and public health nursing at the Escuela Superior de Higiene, with academic support from the Universidad Nacional de Colombia, and financial and technical support from the Pan-American Health Organization (PAHO). In 1951, the Ministry of Hygiene (now Ministry of Health), signed an agreement with the Universidad Nacional, PAHO, and the United Nations Children's Fund (UNICEF) to train general nurses at the graduate level in order to combat the high maternal and child morbidity and mortality rates then prevalent in the country.

The first such program began in 1952 with five students. It lasted ten months, full-time. Between 1952 and 1962, the program trained 140 Colombian, and eight foreign nurses.

In 1961, the Universidad Nacional de Colombia launched a baccalaureate program in nursing. In 1966, the Universidad del Valle began master's programs in maternal and child health, psychiatric/mental health, medical-surgical, and pediatric nursing. In 1967, with PAHO support, the same university started an obstetrics nursing specialization program. These programs prepared 60 nurses from Colombia and other Latin American countries. In 1972, the Universidad Nacional de Colombia began master's programs in nursing education and nursing service administration, which were offered until 1983.

Many nursing specialization and master's programs have been launched in the 1980's and 1990's, including the following: *Universidad Nacional de Colombia*—master's in nursing with an emphasis on family health and primary health care (1988), and interdisciplinary specialization in occupational health (1991); *Universidad del Valle*—master's programs in maternal and neonatal care, child health care, and adult and older adult care (1988), specializations in family health, maternal-perinatal, neonatal, and nephrological nursing (1992), and distance education master's with the same curricular focus (1993); *Universidad de Cartagena*—specialization in medical-surgical nursing with an emphasis on nephrology and surgery and recovery room care, and specialization in intensive care (1985), as well as an interdisciplinary program in occupational health for nurses, physicians, engineers and other professionals (1994).

Other programs include *Pontificia Universidad Javeriana*—master's in pediatric nursing and specialization in neurological nursing (1987), specializations in critical care, respiratory care, oncological nursing and pediatric nursing (1991); *Universidad Pedagógica y Tecnológica de Colombia*—interdisciplinary program on community management and development (1993); *Universidad de Antioquia*—interdisciplinary master's in collective health (1994); *Universidad de Caldas*—interdisciplinary specializations in gerontology and health promotion (1994); and *Universidad Industrial de Santander*—specialization in disaster and emergency care (1994).

Growth trends in graduate nursing programs have been highly irregular. For example, while clinical specializations predominated in 1965, master's programs have steadily increased since 1991, and, since 1994, there has been a growing trend toward interdisciplinary specializations. This irregular growth pattern raises a number of questions, among them whether or not academic institutions are being responsive to the interests of practicing nurses.

In 1993, ACOFAEN (the Colombian Association of Nursing Schools) released a set of policies on the professional training of nurses. One of the strategies adopted aimed to rationalize the range of nursing programs offered through exchanges and agreements among institutions. Another decision was to offer a nursing doctoral program through a consortium of universities.

Current State

A total of 31 graduate programs are currently being offered by 12 of the 22 Colombian nursing schools. Twenty-five are specialization programs, and six master's programs. Sixteen are nursing programs (12 specializations and 4 master's), while 15 are interdisciplinary (13 specializations and 2 master's).

Twenty-two focus areas were identified in the 31 programs. While this diversity of titles may be an obstacle for the placement of graduates in health service jobs, it may have little or no bearing on their employment in health or nursing education.

Most programs (19) require the on-campus presence of students. Ten require limited student presence, and two are distance education programs. Four universities offer graduate programs thanks to inter-university agreements. Most programs are located in Bogotá—the capital (11), and in the Del Valle department.

Two trends are obvious—interdisciplinary programs offered by nursing schools, and graduate programs organized by means of interinstitutional extension agreements.

All Colombian graduate nursing programs are subject to the same rules and standards that apply to all other higher education programs. This means that they are supervised by the Ministry of Education through ICFES and CESU (the National Council on Higher Education).

Although the accreditation system is voluntary, institutions offering master's and doctoral programs are expected to seek it. A National Accreditation Council oversees program quality.

University autonomy is enshrined in Colombia's Political Constitution. Each university has its own structure and regulations. Ten of the 12 universities offering graduate programs in their nursing schools are public, and two private.

Analysis

The following analysis of the state of graduate nursing programs in Colombia was essentially done on the basis of data furnished by PAHO, which systematized information received from eight Colombian nursing schools in 1993 and 1994. Some figures have been updated; others are inconsistent.

General Features

Nursing schools reported that their main priority was undergraduate education. This was followed, in descending order, by research, extension, and lastly, graduate education. Schools defined their mission in many ways—from advancing the nursing discipline and profession, to training agents for social change.

Financial Resources

Only one of the eight schools surveyed by PAHO reported on its financial resources for education, research, and extension services. No conclusions or generalizations could be reached in this area.

Students pay U.S. $1,200–2,500 per semester in five nursing specialization programs offered by public universities. Two programs—a specialization in a private university, and a master's in a public one—cost U.S. $3,750–5,000 per semester. A master's at a private institution costs more than U.S. $ 5,000 per semester. These costs are disproportionately high, considering that the monthly salary of the average Colombian nurse is about U.S. $500. The situation is made even worse by lack of scholarships and other financial aid.

Nurses, thus, look for evening or week-end graduate programs, or programs that do not require their presence in school. This situation should be handled carefully to prevent a deterioration of the quality of graduate education at the specialization level or, even worse, at the master's level, where contact between students and teacher/researchers is crucial.

Infrastructure

All master's and specialization programs have their own on-campus facilities, although they share classrooms, basic science laboratories, and libraries with other undergraduate and graduate programs. Some have a central library; others also have sectoral libraries.

Thirteen specialization programs and all six master's programs have access to national and international data bases, and are wired to other national and foreign libraries.

Seven nursing schools have general laboratories; one has a research laboratory; six have research centers; one has a practice (simulation) laboratory; 14 have computer rooms; and 14 have audiovisual media. Fourteen specialization programs reported that their periodicals collections totalled 46 titles, 13 of which specifically focus on nursing (11 foreign and 2 national). Another three national journals circulate periodically. Most schools did not report subscription dates. Some collections are incomplete.

The six master's programs receive a total of 34 publications, 11 of which focus on nursing (2 national, the rest international). Master's programs presumably have access to the periodicals collections of specialized programs within the same campus.

Practice Areas

Specialization programs practice in 31 hospital and 18 non-hospital settings providing different levels of health care. All but one are urban institutions. Thirteen are private hospitals, and 18 public. Of the non-hospital settings, five are private and 13 public.

Master's programs reported 17 practice areas, all urban—16 public and one private. Seven of these are hospitals and nine community, or other health centers. Delivery rooms, as well as neonatology, gyn/obs, and pediatric services are used in the seven hospitals. Health programs in three schools are also used. Two of the practice areas are special projects on teaching-health service integration—on family and maternal-child health care, respectively.

Faculty

All nursing school faculty, at both the undergraduate and graduate levels, are subject to their respective university's standards and regulations. Faculty must have graduate degrees at the same, or higher level than the program where they teach, as well as professional, teaching, and research experience. Universities choose faculty through different internal and external competitive exam systems, all of which have specific quality requirements.

Fourteen of the specialization programs reported a total of 116 faculty, 68 of them nurses (28 with master's degrees, and 40 with nursing specialization degrees). Sixty-two of the 116 are permanent faculty.

The six master's programs reported a total of 50 faculty, 33 of them nurses (two with doctoral degrees, 29 with master's, and 2 with specialization degrees). Twenty-six of the 50 are permanent faculty. (There are two doctorally-prepared nurses in Colombia, three doctoral candidates, and two others who have started their doctoral studies.)

Students

Between 1982 and 1992, there was a total of 145 registration slots in nursing specialization programs, but only 73 students registered, 52 of which graduated. Those who graduated generally did so on time (the same was true of master's graduates).

In the six master's programs taken as a whole, registration was low (553 out of 647 slots), as well as graduation (378). In almost every year during that period less than 50% of the registration slots were filled.

Traditional criteria and systems are used to evaluate specialization and master's students—oral and written exams, objective tests, papers, essays, seminars, case study presentations and research protocols. Master's programs use more frequently self-evaluations, research essays, and participation in the analysis of specific situations.

Admission to graduate programs depends on undergraduate nursing grades, and on having a duly registered professional degree. Most programs require one to two years of previous professional experience, plus completion of the mandatory social service year. Only one program does not require prior experience.

Some master's programs also require a psychological aptitude test, proof of sustained interest on the part of the student for the research line chosen, submission of a case study on the chosen area, and a job performance evaluation by the candidate's immediate supervisor.

Curricular Aspects

Master's and specialization programs run the gamut in terms of curricular focus, referential/contextual and conceptual frameworks, and student profile and competence.

Master's student profiles range from the ability to provide family health care to the ability to participate in health policy design. Student competence ranges from the capacity to apply a social medicine approach to research to the capacity to perform educational and administrative tasks.

Student profiles in specialization programs are also extremely diverse—from directing and implementing nursing care to conducting operational research. Student competence includes the ability to provide integral care while promoting self-care and illness prevention, and to work in multidisciplinary teams.

All six master's programs indicated that they focus on research and on leadership development. The 14 specialization programs that responded indicated that their focus was specialized nursing practice, although some also mentioned research (9), health service leadership (10), and institutional leadership (9).

Both master's and specialization programs reported a wide range of focus areas. The 14 specialization programs that responded mentioned 34 focus areas, while the six master's noted 18. Three master's (50%) focus on education, administration, social sciences and education, and outpatient/inpatient hospital care. Two also focus on specialized nursing care.

Five of the specialization programs focus on administration, education, social sciences and

hospital care. Three others concentrate on prevention, diagnostic, medical-surgical treatment, and rehabilitation.

A whole range of teaching methods and strategies are employed in both types of programs, from the traditional to the innovative. However, video conferencing, virtual reality, and similar techniques are not yet used.

Research

The 11 nursing schools that gave information in this area identified a total of 82 nurse researchers within their faculties. Most (45) had master's degrees, 36 had specialization degrees, and one had a doctoral degree. Thirty-nine devote less than 20 hours a week to research. Forty either do not teach at the graduate level or did not give information about this. The remaining 42 teach at both the specialization and master's level.

For the purpose of analysis, research areas or lines reported by the master's programs were classified under 22 theme areas, including nursing care in prevalent health problems (11), women and health (6), occupational health (6), health promotion (5), and community health.

Students in the six master's programs undertook 32 research projects between 1988 and 1992, i.e., an average of four per year. Most of their thesis work focused on health program evaluation, impact, and efficacy (10), health education (5), attitudes of nurses toward patients (2), community/patient epidemiological profile (2), and breast-feeding (2).

Twenty-eight research projects were reported in 1994 by faculty working in master's programs. Some had been concluded years before the beginning of the master's program itself and focused on unrelated subjects. Given their thematic diversity, it was not possible to classify these projects. Some of the most frequent themes were professional identity, older adult, family, elementary student, and adolescent health care, and women and health.

Case Studies

Nursing specialization students are generally required to complete, individually or in groups, a case study-type research, which must subsequently be approved by the faculty. Specialization programs reported a total of 84 case studies completed between 1988 and 1993, i.e., an average of 13 per year. Case-study themes were also very diverse and bore little relation with faculty research lines. The main themes were nursing care models/plans/protocols (18), medical treatment, and diagnostic and nursing treatment (18), and nursing care in different clinical situations (13).

Scientific Production

Most of the scientific production of the 11 nursing schools that provided information in this area consisted of case studies. Published articles followed, with book production being the smallest category (although it increased in 1990–1992).

The scientific production of master's programs is tiny—six articles published in foreign reviews, 13 technical reports, and 26 theses. No books were reported.

Specialization programs reported participation in 33 scientific events, mostly national, in 1985–1992. In most of them (21), they were presenters and organizers. The six master's programs reported participation in 17 national scientific events, mostly as presenters (10).

Evaluation

The majority of specialization and master's programs reported semestral, and graduating class evaluations. Those evaluations are based on the opinions of students, graduates, and employers. The concept of public or community is not taken into account.

The main changes brought about by evaluations in master's programs include integration of family health care and primary health care; the review and update of content, methods, learning activities, bibliography, and evaluations themselves; and more emphasis on a social approach to research.

Linkage

Master's and undergraduate programs are connected in a number of ways—for example, through elective courses, coordinated practices and complementary course subjects, graduate student monitoring and advising of undergraduates, and joint graduate/undergraduate student research teams.

Linkage with health and nursing services is ensured by extension projects and intersectoral agreements that allow master's students to plan, implement, and evaluate health services; student advising and supervision; and the development of operational research.

Connections between nursing research, education, and services generally occur when research takes place in the same health services used by students for clinical practice, and when graduate faculty participates in undergraduate teaching and research.

Specialization programs are linked to the undergraduate level through joint participation in research projects and extension programs, and by specialization students monitoring undergraduates.

Service and research cooperative extension projects link specialization programs to health and nursing services. Another connection is the presence of service nurses in specialization faculties, or their involvement as program evaluators or planners. Education-service integration is yet another type of connection.

Cooperation

Nursing schools are involved in very few international and national cooperation programs that would benefit their graduate programs.

The 14 specialization programs that responded to this question reported four projects: three are agreements to develop nursing care services, and one is a research project. Master's programs only reported one interinstitutional cooperation project.

Conclusions and Recommendations

- Strengthen information systems to allow ongoing evaluation of program efficiency—i.e., applicants, admission capacity, registration, and graduation.

- Create a historical record of all graduate programs.

- Evaluate the scientific production of graduate programs, and their contribution to the development of nursing.

• Define the nature and characteristics of faculty classified as researchers, and their relationship with graduate programs.

• Define criteria to express program focus and emphasis, so that it fits the degree granted and the employment area for which students are being prepared.

• Encourage administration, faculty, and students to reflect on the following issues: Is it necessary to set science and technology development policies in the field of nursing? Do the interests and potential of academic units respond to the interests and motivations of practice nurses? What are the development policies and goals pursued by interdisciplinary programs offered by nursing schools? What are the job placement strategies and alliances being promoted by nursing schools to help nurses with graduate degrees? and, What strategies are being pursued to create a scientific nursing community, at both national and international levels?

References

1. Gabriel García Márquez. (1994). Por un país al alcance de los niños. In *Colombia al filo de la oportunidad. Informe de la Misión de ciencia, educación y desarrollo.* Bogotá, Colombia: COLCIENCIAS.

2. ICFES. (1988). *Los postgrados. Documentos para la reflexión y para la acción.* Serie No. 1: Autoevaluación en la Educación Superior. Bogotá, Colombia: Author.

3. Franco A., Augusto, & Tunnerman B., Carlos. (1978). *La educación superior en Colombia.* Bogotá, Colombia: Fundación para la Educación Superior/Tercer Mundo.

4. Orozco, L.E., & Romero, L.E. (1991). Formación local de recursos humanos—Caso Colombia—Los posgrados en Colombia. Master's in university administration. School of Management, Universidad de los Andes, Bogotá, Colombia, p. 16.

5. Ibid., pp. 21-22.

6. Ibid., p. 16.

7. *Colombia al filo de la oportunidad.*

Acknowledgments

The authors would like to acknowledge the contribution to this study of the following people: Evelyn Vásquez Mendoza, *Universidad Nacional de Colombia*; Marta Lucía Vásquez, *Universidad del Valle*; Gloria Estela Gómez, *Universidad de Antioquía*; Diana Pastorizo Orozco, *Universidad de Cartagena*; Rosa de Caballero, *Pontificia Universidad Javeriana*; Oliva Otalvaro de Ramírez, *Universidad Pedagógica y Tecnológica de Colombia*; Rocío Rey Gómez, *Universidad Industrial de Santander*; and Alba Lucía Vélez Arango, *Universidad de Caldas*.

3 Graduate Nursing Education in Chile

Olga Polanco
Mila Urrutia

All graduate nursing programs in Chile take place in universities. In 1994, only two universities offered Chilean and foreign professionals that level of training: the Pontificia Universidad Católica de Chile, and the Universidad de Concepción.

The Universidad de Concepción offers the only master's program in the nation; it has two majors—medical-surgical nursing and community health nursing. The university also offers a specialization program that focuses on adult intensive care, neonatology nursing, and pediatric nursing.

The Pontificia Universidad Católica de Chile has two specialization programs: adult nursing, and child nursing. Students in the first program may focus on cardiological, respiratory, geronto-geriatric, nephro-urologic, neurosurgical, or oncological nursing. Those in the second may choose pediatric intensive care, high-risk newborn, child cardiology, or oncology. The psychiatric and cardiovascular surgery nursing options previously offered are now being reviewed to make them more flexible. An equivalency system recognizes nursing students' experience and systematic self-training.

Several interesting possibilities are being developed for the immediate future, including creating a master's in nursing education, opening primary health care and natural family planning tracks within existing specialization programs, and launching a learning-through-experience equivalency. There are already a number of multidisciplinary programs that admit nurses, both at the Universidad de Concepción (human sexuality, gestalt therapy, and health management) and at the Universidad Católica (family studies).

Graduate faculty are hired by means of internal and external competitive exams. Only university professors with an academic degree equal or higher than the program in which they aspire to teach may take these exams. Aspiring master's faculty must have a specialization degree, a background in research, and graduate school accreditation.

Student admission is generally annual and limited. Almost all programs require the students to be present on campus. To be admitted, students must have a minimum undergraduate grade-point average of 5 on a scale of 1 to 7. Those entering pediatric specializations must have a least one year of experience in that area (although three years of experience are widely considered to be a preferable standard). Graduate programs share classroom and laboratory infrastructure with undergraduate programs.

Students have access to the central university library and to libraries at their own schools and programs, as well as to all peripheral libraries. Access to all university periodicals collections is unlimited. Nursing programs report that they use 24 nursing journals, 30% of which are in Spanish.

Some 15 clinical practice areas are used, including public and private institutions providing all levels of health care.

Research

Nursing academic units report the following research areas and lines:

- *Adult and older adult nursing*: Geronto-geriatric nursing, oncological nursing, issues related to nursing practice, health promotion, and self-care strategies.

- *Maternal and women's health*: Breast-feeding, natural family planning, and risk factors.

- *Maternal and perinatal health*: Pediatric nursing, mother-child relationship, child self-care, child nutrition, school health care, and therapeutic environment.

- *Mental health nursing*: Sleep (need and disturbances), healthy and ill child and adult, women's sexuality, attitudes of health professionals, and community mental health.

- *Health care area*: Primary and secondary prevention for chronic illness patients, hypertension, diabetes mellitus, obesity, human sexuality, stress management, and adaptation.

- *Education*: Curricular evaluation, clinical evaluation.

- *Administration*: Work ethics, leadership.

In Chile, nurse researchers are primarily based in nursing education programs. Nineteen of the 21 professional nurse researchers have master's degrees, and two have specialization degrees.

For 1982–1992, the two Chilean universities with graduate nursing programs reported the production of 130 works—66 (50.8%) articles, 25 (19.2%) case studies, 22 (16.9%) master's theses, 12 (9.2% books), and 5 (3.8%) technical reports. Articles are often written in advance of theses, which may explain, in part, why they are the single largest category.

Specialization Programs

Graduates of nursing specialization programs are expected to fit the following profile—they must be technically accomplished in their practice area; they must be able to identify problems that need to be researched; and they must be capable of leading a nursing team and actively participating in a health team in their area. To produce professionals fitting this profile, specialization program curricula focuses both on the general aspects of the discipline, as well as on the specialization area's specific techniques and procedures, all with an emphasis on professionalism.

Strategies used to link specialization programs with the undergraduate level involve program analysis, assessment of the learning needs of specialists, and consultation and inquiries in specialized centers. Linkage with health and nursing services is attempted through teaching-service integration, and by fostering research and integrated work by specialization students in health care services, and making results available to those services.

Specialization programs respond to Chile's health needs by preparing nurses to confront priority health problems, and respond to needs identified by their peers.

Program evaluation, conducted more or less periodically, indicates that graduates, although relatively few in number, are solidly trained. No changes were reported in programs due to evaluations, perhaps because some programs are new, or because faculties are small. A decade after the inception of traditional nursing programs, there has been only one attempt to give academic credit for professional experience—which has turned out to be very costly for the institution offering it.

The impact of graduate programs on the undergraduate level is revealed in a better trained undergraduate faculty, better undergraduate program content, and innovations in teaching-learning methods. Their impact on clinical services can be seen in the improvement of teaching-service integration, better coordination within work teams, greater recognition for the role of nurses, and better implementation of research techniques, procedures, and findings.

Their impact on the development of nursing can be seen in the growth of scientific associations, and of the literature in the various specialization areas. Participation of nurses in multidisciplinary events has also improved tremendously.

Graduate nursing programs, however, have very little influence on national health policies. Only one agreement has been concluded with the health system—to support training of nurse specialists.

Student academic performance is measured by evaluating their clinical work on the basis of established guidelines, as well as on the basis of contests, grading of individual work, and self-evaluations. The final stage includes a mandatory certification exam after submission of the thesis or final paper.

Graduate nursing faculty is constituted by 28 part-time, permanent professors who teach every time programs are offered. Nurses account for 96.4% of all faculty. The majority (57.4%) have master's degrees, 28.6% have specialization degrees, and 3.6% are pursuing master's degrees. At the time this study was completed, all faculty were above the auxiliary professor category.

In 1983–1991, eighteen case studies were produced, none of which was funded. Health promotion was the focus of 22.2% of the studies, while 27.8% focused on nursing practice, 16.7% on health self-care, 11.1% on perinatal nursing, and 5.5% each on continuing education, nursing administration, and therapeutic environment.

Other than helping set up a neonatal intensive care unit in the city of Los Angeles, Chile, specialization nursing programs have not officially participated in any national or international event.

A Master's Program

The master's program at the Universidad de Concepción was created in 1991. It was accredited by the National Commission on Science and Technology. Students can choose to major in community health nursing or medical-surgical nursing. Focus areas are research, community health, and care of adult patients with medical-surgical health problems. The program is essentially geared toward leadership development and research. It lasts two years, and requires completion of 40 credits (18 basic core, 16 specialization or elective, and 6 cognate credits). Registration is annual. Up to ten students can be admitted each year.

The program is part of the university's Department of Nursing. It does not have its own facilities; classrooms, laboratories, and other resources are shared with specialization and undergraduate programs. Students have access to the book and periodicals collections in both the central university library and the peripheral library. Most general and specialized nursing journals available are in English.

Clinical practice areas are mostly located in hospitals and municipal clinics, all of them public and urban. The teaching-learning methodology is essentially classroom-centered. It includes analyses, debates, and individual work. By focusing on community health as a foundation of primary health care—which is a national priority—the master's program is responding to Chile's health needs.

The only state-sponsored program evaluation system is the one implemented by the National Commission on Science and Technology. In addition, the Universidad de Concepción has its own self-evaluation systems.

The master's program has had a visible impact on the development of the nursing profession—by training faculty, increasing the number of nurse researchers, and fostering scientific communication and participation in national and international events. It has also contributed to undergraduate program content research, and to continuing education for nurses. At the community and hospital levels, it has had less of an impact—affecting mostly the application of research findings to clinical practice.

Over a ten-year period, less than half of the program's total 70 admission slots have been filled. About 80% of students matriculated during that period have graduated, 2.85% dropped out, and 17.2% are still writing their theses.

In 1987–1992, nine thesis research projects were conducted, all self-financed. Two have been published; no information is available on the rest. The health service area was the focus of 55.5% of that research work, with the remaining 44.5% focusing on primary health prevention.

Fourteen part-time faculty work in the master's program. One has a doctoral degree; the rest have master's. Nurses account for 57.1% of the faculty, while the rest are mostly sociologists and anthropologists (there is also an administrator, and a professor with a master's in mathematics).

Nurse researchers are reportedly the only nursing school faculty conducting research. Six have done research on subjects such as school health, nursing education, stress, human sexuality, and sexually-transmitted diseases. There have also been many scientific communications and presentations in national and international events.

In general it can be said that graduate nursing education in Chile has produced good results. Due to the training acquired at that level, many graduates are currently filling executive positions—particularly in the field of education. Nevertheless, there is still a need for new specialization and master's programs.

4 Graduate Nursing Studies in Ecuador

Carmen Falconí Morales

In the 1990's, Ecuador, like most of Latin America, has experienced a drastic change from economic protectionism to free-market style development, and the subsequent redefinition of the country's relationship to the international economy. Macroeconomic stability has been the top priority, at the expense of social development.

In Ecuador, too, this has had a significant impact on human resource training in the health area. A 1993 report prepared by representatives of the Pan-American Health Organization (PAHO), and the World Health Organization (WHO) in Ecuador notes an increase in nursing program registration during the first half of the 1983–1993 decade, followed by a sharp decrease during the second half.

On one hand, primary health care continues to be the foundation for the transformation of health services in the context of the modernization of the state. The FASBASE project funded by the World Bank, for example, is trying to decentralize health care by setting up 40 health areas, and strengthening local health systems.

On the other hand, the new market-oriented policies have opened the door to calls for the privatization of social security and public services through mechanisms that have failed, as yet, to generate a national consensus.

The university system is currently plagued by a proliferation of private universities—or rather, "pseudo-universities"—little scientific production, financial crisis, and a resistance to innovation. At the same time, society itself is clamoring for social change, and a solution to chronic national problems.

In the midst of this situation, ASEDEFE (the Association of Ecuadorian Nursing Schools), began, at the beginning of the present decade, a drive to develop nursing education with its "Human resource development policy" (1992). Until then, professional nurses had little access to Ecuadorian graduate programs.

After an initial planning effort, four of the 10 ASEDEFE member schools are already implementing a total of six graduate nursing programs (four specialization, one master's, and a staggered graduate studies program).

The programs and inception dates are as follows: *National School of Nursing, Universidad Central del Ecuador*—specializations in pediatric nursing (1992) and critical medical care (1994); *School of Nursing, Pontificia Universidad Católica del Ecuador*—specializations in multidisciplinary family health (1993) and critical care (1994); *Universidad de Cuenca*—master's in primary health care, focusing on maternal-child health and child-adolescent growth and development (1993); and *Universidad de Guayaquil*—a staggered graduate studies program in community health (1992).

These six graduate programs are governed by the same standards that apply to all other university graduate programs. CONVEP (the National Council of Universities and Polytechnic Schools) is in charge of approving, advising, and evaluating these and all other graduate programs in Ecuador.

While some state-of-the-art technologies are beginning to appear in Ecuador, it is ironic that today, at the end of the century, tuberculosis, cholera, malaria, and other preventable infectious diseases have still not been controlled. The specializations and master's programs being offered are trying to forge a new nurse, one with a better scientific, technological and humanistic preparation that is capable of confronting this paradox and others, and to help create change in our health system.

Graduate Education: Main Features

As part of the *Study of Nursing Specialization and Master's Programs in Latin America* (see pp. 181-208), the 1993 survey conducted in Ecuador collected information from three universities—the Universidad Central del Ecuador, the Pontificia Universidad Católica del Ecuador (both in Quito), and the Universidad de Cuenca. A summary follows:

Financial Resources

Two of the three universities surveyed are public and one is private. None provided sufficient information about their financial resources. Two of them, however, consider that there is a clear downward trend in graduate program funding.

All three universities grant specialization and master's scholarships. Undergraduate education is their top priority.

The three specialization programs are primarily financed by university funds and student registration fees. The cost—$500–$1,000—is high by comparison with the minimum wage for nurses. Two of the universities say that they also had other funding—one from IESS (the Ecuadorian Social Security Institute), and the other from UNICEF (the United Nations Children's Fund).

Infrastructure

The three universities have their own facilities for the development of graduate programs. Two have access to a data base; the other one is computerizing its central library.

The resource material used at the graduate level is insufficient and lacks diversity—it is generally limited to North American and some national journals, and some PAHO/WHO publications. Most of the 14 publications reported were received on a monthly basis. Foreign publications accounted for 71.4% of that total, while 28.6% were national publications.

The three universities have different degrees of access to facilities such as general laboratories, research centers, simulation rooms, computer centers, audiovisual equipment, and practice areas.

Eleven institutions, all of them urban, were used as nursing care and research practice areas— 81.8% of them are public, and 18.2% private.

Faculty

All three universities required a graduate degree in the specialization area to teach at the graduate level. Other requirements included experience and knowledge in the specialization area, a graduate degree in education, prior teaching or health services experience, and credentials as a specialist in the subject.

Most of the 28 faculty members reported had master's degrees (53.6%), 28.6% had specialization degrees, 14.2% had basic baccalaureate level degrees, and only one had a doctoral level degree. Most faculty (85.7%) devote less than 20 hours a week to research, 10.7% devote 20 hours, and only one (the professor with a doctoral degree) more than 20 hours.

Of 21 specialization faculty who reported their status, 48.3% were fully tenured professors, and 33.3% associate professors. Most were between 40 and 45 years old (52.4%). Nursing professionals accounted for 71.4% of all faculty, while 23.8% were physicians, and 4.8% belonged to other professions.

Curricular Aspects

The three specializations follow a technical-professional approach, with an average requirement of

1,520 hours, and a maximum admission capacity of 20 students per term. All require the student's on-campus presence.

Each has a different student profile. One emphasizes mastering the specialization's skills (integrated nursing care), as well as administrative, and research and computer skills applied to nursing. Another stresses acquiring the necessary scientific, technical, and humanistic preparation to do nursing work in ambulatory units and hospitals. The third focuses on the skills needed to assist high-risk patients inside and outside intensive care units, and to be part of a multidisciplinary team.

Student competence depends on the predominant curricular approach of each program and reflects traditional nursing functions—i.e., solid scientific, technical, and humanistic, as well as administrative, educational, and research knowledge; direct care, identification of risk factors, research, administration, and education; and knowledge and skills to care for children in hospital and ambulatory settings.

Most of the teaching strategies used by the three universities follow knowledge transmission models. Problem-solving teaching methods are also used, but on a much smaller scale. Strategies and teaching methods such as seminars, sociodramas, case studies of patients and families, as well as practical experience in hospitals and the community are commonly used.

Research, Evaluation, Impact

Research lines focus on maternal and child health care, as well as adolescent care (the latter are not a priority group in public health programs). Self-care approaches and strengths in teacher training are also researched.

Since graduate programs only began in 1992, evaluation experiences so far have been very uneven, and many aspects of the evaluation process still need to be formulated. At this point, it is impossible to identify any changes generated by evaluation results.

It is also too soon to assess the actual impact of graduate programs. Nevertheless, some results are already visible in terms of coordination between specialization and undergraduate programs, connections between graduate programs and health services, and contributions of graduate research to health service development.

Other visible effects are greater promotion of scientific events and increased participation of nurses in their planning and implementation, as well as increase in the annual production of scientific articles and other publications, which went from ten in 1982 to 34 in 1992.

The Master's at the Universidad de Cuenca

The primary health care master's program at the Universidad de Cuenca, which focuses on maternal-child care and adolescent growth and development, has a duration of two years, with a course load of 1,280 hours. This student-financed, presence model program began with 12 students (the maximum admission capacity is 25).

The program uses as practice areas a number of organizations that depend on the ministries of public health, social welfare, and education, as well as community-based organizations. All are urban-based, although 25%—those belonging to the Ministry of Public Health—say that they are urban/rural organizations.

The curriculum stresses a technical-professional approach. Problem-solving methodologies are used, and research is integrated to the learning process. The student profile emphasizes the promotion of maternal, child, and adolescent health in the community.

Changes due to evaluation results are impossible to assess since systematic evaluations have not been performed. The impact of the master's program is also impossible to assess, since the first class has not yet graduated. The master's program, however, has already established links with undergraduate programs and health services.

Graduate faculty, for example, also teaches at the undergraduate level and learning experiences at both levels can be combined. There is also coordination between the master's program and the public health, social welfare, and education ministries for the operation of a number of maternal, child and adolescent primary health care units, and the planning, implementation, and evaluation of health care, research, and popular education projects.

During the program's first year of existence, students performed research work without any financial support. Like specialization students, master's research articles have focused on bio-psycho-social studies of mothers and newborns, school and preschool age children, and adolescents.

Forty per cent of the ten-member master's faculty are nurses, another 40% are sociologists and lawyers, and the remaining 20% are physicians and nutritionists. None of the professors revealed his or her academic status. Sixty per cent are part-time faculty. Most (40%) are between 40 and 45 years old, 30% are between 46 and 50 years old, and the rest are under 40.

There is no information on graduates, since the master's program had just begun when the 1993 PAHO/WHO survey was conducted.

In a separate development, the Pontificia Universidad Católica del Ecuador has designed—but has not yet implemented— a master's program in nursing administration that would last two years and require 66 credits.

Main Conclusions

Graduate education is in an introductory stage in Ecuador. Information about graduates is incomplete because only the pediatric nursing specialization at the Universidad Central del Ecuador had graduated a class when the *Study of Nursing Specialization and Master's Programs in Latin America* was conducted, in 1993.

At that time, the master's program at the Universidad de Cuenca and two new specializations— one in critical care and family health (Pontificia Universidad Católica del Ecuador), the other in nursing in critical medicine (Universidad Central del Ecuador)—were being developed.

Currently, five graduate programs have already graduated classes. The pediatric nursing program has resumed, and the Universidad de Cuenca's master's program has issued a call for new admissions. The first master's degrees have been granted by the staggered community health graduate program at the Universidad de Guayaquil.

From the information collected, it seems that there is more demand for specialization, than for master's programs.

Graduate nursing faculty consists primarily of specialized or master's prepared nurses. There is only one nurse educator with a doctoral degree.

At both the specialization and the master's level, the technical-professional curricular approach is the most frequent. The master's at the Universidad de Cuenca uses, in addition, a human development approach.

Strengths

The greatest accomplishment has been the development of graduate nursing education in the midst of an adverse socioeconomic situation. This cannot be sufficiently stressed, since nursing's accomplishments are in stark contrast to the situation prevailing in other health disciplines and, even more so, in other professional arenas.

The strength of the programs developed so far is that they reflect the dichotomy of Ecuadorian health services; their research lines were designed in response both to primary health care needs, and to needs identified in the tertiary level in which most nurses work.

Graduate nursing education is having an incipient impact on the undergraduate level and, due to graduate student research, on the health services. However, since graduate programs were established only recently, objective measurements of their impact have not yet been made.

Weaknesses

Available bibliographical material and periodical publications are insufficient for graduate-level studies.

Graduate education is expensive, given the average salaries of Ecuadorian nurses. Most graduate programs subsist only due to university funds, student fees, and small contributions from different organizations. Systematic support from national and international health, education and science and technology organizations is needed to overcome these, as well as technological limitations.

None of the graduate programs explained how they were contributing to the development of health science and technology in Ecuador.

Another weakness is that, in a small country such as Ecuador, two specializations in the same area—critical care—were concentrated in the same city, one offered by a public university, the other by a private institution. Unfortunately, there are no national or regional networks to extend graduate nursing specialization and master's programs to the interior of the country.

Bibliography

ASEDEFE. (1991). *Política de investigación de enfermería en el Ecuador 1991–2000.* Quito, Ecuador: Author.

ILDIS/Friedrich Ebert Foundation. (1993). *Informe social.* Quito, Ecuador: Author.

Ministry of Public Health. (1992). *Proyecto Fortalecimiento y Ampliación de los Servicios Básicos de Salud en el Ecuador (FASBASE), 1992–1998.* Quito, Ecuador: Author.

—(1993). *Recursos humanos de salud en el Ecuador.* Quito, Ecuador: Author.

—(1994). *Reforma del sector salud.* Quito, Ecuador: Author.

School of Nursing, Pontificia Universidad Católica del Ecuador. (1983). *Plan decenal de desarrollo 1983–1993.* Quito, Ecuador: Author.

World Health Organization. (1993). *Una formación profesional más adecuada del personal sanitario.* Technical Report Series, No. 838. Geneva, Switzerland: Author.

This analysis is based on the data base of graduate nursing education/Ecuador, 1994, created by the Graduate and Continuing Education Committee of ASEDEFE (integrated by Lía Pesántez, Libia Soto, and the author).

5 State of Graduate Nursing Education in Mexico

Rosa María Nájera
Leticia Moriel

The official role of graduate education in Mexico has traditionally been to train high level faculty for the very same higher education institutions that produce them in the first place; training staff for the production and service areas has been a collateral function.

The needs of the production structure and the technological challenges created by the country's recent commercial and economic opening, require closer links between graduate education, and the production and service areas. Today, graduate education must respond not only to the demands and needs of academia, but also to the demands of science and technology, and the goods and service production sectors.

Evolution

In 1924, a baccalaureate program, conceived as a first step toward the acquisition of master's and doctoral degrees, was established at the Escuela de Altos Estudios—which later became the School of Philosophy and Sciences of the Universidad Autónoma de México (UNAM). That program's main objectives were to train faculty for teacher's colleges and middle schools, and research and higher-level university faculty.

In 1945, UNAM's Organic Law established the concept of graduate programs as post-baccalaureate education. Although a Graduate School was created at UNAM in 1946 to coordinate all post-baccalaureate studies at the university, it was only in 1960 that graduate education formally began. This explains the relative youth of graduate education in Mexico.

Expansion

Until the end of the 1970's, Mexico was very dependent on foreign universities for the training of high-level scientists and professionals, since national graduate programs were few and insignificant.

The 1970's marked the beginning of a rapid expansion—even a proliferation—of graduate programs. Something similar occurred in undergraduate programs. Both the number of graduate programs and student registration increased. In 1970 there were 226 graduate programs offered by 13 universities; in 1980 there were 1,232 programs offered by 98 institutions.[1] Registration increased from 5,763 students in 1970 to 16,459 in 1979.

In 1992, a total of 173 higher education institutions (106 public and 67 private) were involved in graduate training, with 51,466 students registered. In 1994, there were 868 graduate programs—265 (30.5%) were specializations, 488 (56.2%) master's, and 115 (13.3%) doctorates. Master's are the most sought after graduate programs, followed by specializations and doctorates; most students (59.6%) registered in master's programs, while 36.9% went to specialization programs, and only 3.5% to doctoral programs.[2]

233

In 1992, graduate registration (51,466 students) was 4% of the total higher education registration (1,206,621 students). This percentage is substantially lower than those of Germany and Canada (16%), the United States (30%), the United Kingdom (46%), and France (50%). These figures indicate the need for careful planning to efficiently consolidate graduate programs.[3]

Graduate registration was mostly concentrated in the social and managerial sciences (38.1%) and the health sciences (27.6%), with agricultural studies showing the lowest registration rates (22.7%).[4] These figures indicate that graduate education is just beginning to develop in Mexico, and that it is concentrated in only a few areas of knowledge.

Qualitative issues are less obvious and more complex. A basic problem, which has not been entirely solved is the lack of criteria to judge graduate programs. Due to the qualitative evaluation process set up by CONACYT (the National Science and Technology Council), there is now a standard of excellence against which to measure graduate programs.

Unlike other graduate programs, those in the health area, particularly in medicine, have been developed in close coordination with employer institutions. This has influenced the organization of nursing specializations.

The following factors, among others, have contributed to the expansion of graduate education in general, and to nursing graduate studies in particular: increasing literacy and education levels in all segments of the population, growing demand in the job market for people with graduate degrees (given the devaluation of undergraduate degrees), need for a better quality higher education faculty, creation of CONACYT in 1970, and pressures from faculty, government officials, and professional groups.

Other factors have included the National Health Plan—an off-shoot of the National Development Plan proposed by the government, the formulation of government policies regarding graduate education, and the creation of CONAEVA (the National Evaluation Committee), and SNI (the National Researcher System).

Graduate Nursing Education

The dynamic of nursing graduate programs in Mexico has been different from those in other disciplines. From the 1970's on, due to the lack of specific nursing graduate programs, a large percentage of nursing undergraduates pursued master's degrees in collateral areas. This trend continues today, although to a lesser degree. While outside degrees strengthen the scientific development of the nursing profession, their impact has been diluted by the fact that they do not directly affect specific nursing practice and knowledge.

Nursing graduate education began in Mexico in 1979 with a pioneer effort at the Universidad de Nuevo León. The specializations initially offered were later replaced by a master's program in nursing with four specialized options, also in nursing.

Through the early 1990's, only two of the 45 nursing schools with undergraduate programs opened graduate studies specifically in nursing, while three other nursing schools chose to create multidisciplinary master's. Although multidisciplinary programs are no doubt important, and are contributing to professional enrichment, the truth is that, at least for the time being, they are detracting from the study of basic nursing.

In recent years, Mexico has experienced a dynamic development not only in graduate education, but also in research—an area which has been given significant support. This has not happened in nursing, where lack of both graduate programs and researchers explains the discipline's poor academic development, and the dearth of quantitatively and qualitatively significant nursing research and knowledge production. It is symptomatic that the number of nursing professionals opting for interdisciplinary master's has significantly increased in recent years, and that many have begun their doctoral studies in those areas.

Several universities, however, are offering innovative or alternative graduate programs. Although they are not nursing programs, some nursing professionals are participating in them. This deserves further study.

The analysis that follows uses information from a survey conducted in 1993 for the *Study of Nursing Specialization and Master's Programs in Latin America* (see pp. 181-208).

General Information

Only 45 of the 340 nursing schools in Mexico offer baccalaureate-level education. Six of them also have graduate programs—three in nursing and three multidisciplinary. The following information was obtained from the five nursing schools that responded to the survey questionnaire. All are part of public and state universities (four autonomous). Each university has a different graduate program administrative structure.

Priorities

Four of the five universities report that undergraduate education is their first priority; only one says it is graduate education. Basic research is a high priority for two universities, while applied research is a high priority for only one (three give it "medium" priority).

Undergraduate education, thus continues to be the main function of universities, with emphasis still on basic rather than applied research.

This might be explained, in part, by two facts. First, in an economically weak country such as Mexico, higher education must be strengthened to prepare young people for an extremely competitive job market; second, graduate programs cost more to create and maintain, particularly when they involve a basic or clinical level.

Nursing schools, like universities as a whole, emphasize undergraduate education. Unlike them, however, nursing schools do not prioritize any type of research. Given that research should be the basis for graduate education, this is absolutely remarkable. In fact, one wonders how knowledge can possibly be generated in a master's program in which research is not considered a priority.

Mission and Legal Framework

Judging from the answers—each university mentions a string of unrelated qualities—the concept of mission has not yet been assimilated by the nursing schools that responded to the survey.

In terms of legal framework, each graduate nursing program is subject to its university's regulations—in other words: no graduate nursing program follows its own set of rules.

Funding

Most (3) of the nursing schools surveyed did not reveal the funding sources for their graduate programs. That may either mean that they don't know, or that graduate and undergraduate programs are sharing the same budget, or perhaps even that the universities themselves are picking up the graduate program tab.

One university did report that only nutrition studies get less funding than nursing, while medicine receives five times more. Funding for research—and, by extension, for graduate nursing programs—is insufficient and limited.

While government aid for graduate students, especially at the master's level, has slightly improved, scholarships are still unattractive, and there are no funds to support student research.

Faculty Selection

Most (3) schools report that they evaluate their graduate faculty and almost all (4) have faculty training policies. Nurse educators are subject to the same academic standards as the rest of the graduate faculty, and are selected according to the same criteria—they must have a degree in the corresponding area of studies, or a related area, at least one year of prior teaching experience within the university, and an outstanding teaching and research record.

Difference Between Specialization and Master's

Nursing schools either have master's or specialization programs. None of the schools who answered the survey have both. A common program of most schools (more than 50%) is graduate nursing administration. Four schools define their specializations in medical terms (pediatric, psychiatric, intensive care, etc.). In some cases, there is little difference between the goals of specialization and master's programs. A clear distinction between them is needed.

Representation

Although there are few graduate nursing programs in Mexico, master's programs have managed to get representation in a number of national and international committees. Two belong to the U.S.-Mexico Public Health Association. Two others belong to the Distance Graduate Education Advisory Council, and the Graduate Academic Council—both national organizations. This high degree of participation is one of the strengths of graduate education in Mexico.

Research

Research should be the foundation of graduate education, especially at the master's and doctoral levels. The capacity to conduct research should be an accreditation requirement for all graduate programs.

Research areas and lines in Mexican nursing master's programs coincide with the name and objectives of the programs themselves, with the only exception being a "nursing education" research area whose research lines are unclear.

Although some important accomplishments must be acknowledged, serious deficiencies persist in graduate research. Graduate faculties have few nurse researchers (15). All, however, have master's degrees, and all are pursuing a line of research. More than 50% teach at the graduate level and devote 20 or more hours a week to research.

Since 1988, scientific production has increased significantly in relation to the six previous years. This is true, in particular, of case studies and master's dissertations. Publication of books and articles remains weak.

From 1982 to 1992, nursing schools produced 55 scientific works, none of which was a book or article. The breakdown is as follows: 11 technical research studies (1 per year), 20 specialization case studies (3 concluded, 17 still under review), and 24 master's dissertations.

Annual production rose from 2 works in 1982 to 13 in 1992 (13 of the 20 case studies were produced after 1989 and 23 of the master's dissertations, after 1988). None of the case studies produced by specialization students was funded. Most were on integrated adult care and integrated geriatric care.

A more in-depth study needs to be done of the deficiencies in the area of research. This problem is not only affecting graduate nursing education—it is also preventing the professional growth and expansion of nursing in general.

Specialization Programs

The four specialization programs surveyed are named after medical specializations. They all last a year, with a course-load ranging from 1,140 to 1,329 hours. All give a specialization diploma. According to their brochures, these programs allegedly prepare students for "leadership" and "research."

Nursing specialization programs are unable to satisfy the demand for this type of professional. This can be partly explained by several facts—i.e., there are no national conceptual guidelines or national planning frameworks for these programs; in addition, the structure of graduate studies is obsolete. The lack of communication among higher education institutions also prevents them from generating and supporting graduate programs. It is inconceivable that a country as populous as Mexico lacks a national specialization program.

Other problems include lack of faculty and established research groups, and lack of experience and tradition in supporting graduate programs. There are also no academic exchange systems for faculty, researchers, and graduate students.

Infrastructure

All nursing schools surveyed have their own physical installations with, at least, minimal operational conditions. It is unclear whether they share facilities with undergraduate programs. Specialization programs use as practice areas a wide range of health institutions, most of them public.

Curricular Aspects

There is no general curricular approach—each institution follows its own.

Sixty percent of the institutions surveyed mentioned, in both their conceptual and referential frameworks, that they take into account the needs of the population, and regional and national economic, social, and political conditions. Forty percent mentioned other aspects.

Student profiles appear to be based on a behaviorist learning theory, since they are mostly lists of tasks rather than a conceptualization of skills and functions expected from graduates once they begin their professional life.

While emphasis is placed on nursing interventions at all three care levels, in different population groups, and in hospital and other settings, no specific mention is made of the scientific method as a tool to approach real life practice. All teaching methods and strategies used are traditional, except for a problem-solving method used in clinical practice by one of the nursing schools surveyed.

Students and Faculty

Nursing specialization programs have the same student admission requirements as any other specialization programs—applicants must have an undergraduate degree, and two to five years of prior professional experience, and they must take an admission test.

A majority of specialization faculty are nurses and physicians specialized in the program areas or in related areas. A high percentage of the nurse educators are full-time faculty. However, the rest of the faculty—slightly under 50%—has a background in other health-related disciplines, social and economic sciences, and administration. Most of these are part-time faculty with undergraduate degrees.

Linkage

To properly fulfill its function, graduate studies must be linked to undergraduate programs. In Mexico, ways have to be found to foster these connections. The main strategies in that respect mentioned by the nursing schools surveyed were undergraduate practice supervision by graduate students, and faculty participation at both levels. Participation of health service staff in teaching was also mentioned, though infrequently.

Evaluation and Impact

Most specialization programs in Mexico do not have a comprehensive, periodic, and systematic evaluation process. Only two educational institutions reported that their programs were periodically evaluated and that, as a result, some changes had been made.

Sixty percent of schools offering specializations indicated that they conduct formative evaluations, 20% evaluate subject matter accreditation, and the remaining 20%, academic performance. Two

schools require students to complete at least one research work before they can take the final exam needed for a degree.

Most questions in the survey that were intended to measure the impact of specialization programs in the health services and the nursing profession in general were not answered. This indicates that the issue has not been widely considered.

Academic staff and information exchange and interaction is scarcely developed in specialization programs: only one institution indicated participation in this type of activity (in this case, three local events).

Master's Programs

Our analysis will be limited to the master's in nursing program at the Universidad de Nueva León, the only one in the country (all others are multidisciplinary). While acknowledging its limitations, the program's positive aspects—such as its efforts to create a community-based nursing model—should also be mentioned.

The master's in nursing program, begun in 1981, focuses on nursing service administration, as well as on mental health/psychiatric, maternal-child, and pediatric nursing. It seeks to develop nursing leadership, services, specialized practice, research, and education. The program has a duration of three semesters, requires the on-campus presence of students, and admits up to 20 of them, either full or part-time.

In its conceptual and referential frameworks, the program takes into account demographic criteria, health policy trends, and nursing concepts. Student profile emphasizes self-training. Student competence stresses leadership. Teaching methods promote a questioning attitude in students, as well as the use of the nursing care process in all professional activities.

Students and Faculty

Student admission requirements for this master's in nursing are identical to those of all other master's programs at the university. Results are extremely weak: only 24 of the 1,572 students registered between 1984 and 1992 graduated during that period.

It is imperative to do a more in-depth study of all possible causes of this inefficient results ratio—from program design and operations, to the entire accreditation process. Such inefficiency is inconceivable, particularly since this is the only master's program in nursing in the country, and since it is backed by CONACYT and a number of foreign organizations. The level of preparation of undergraduates entering the program may have something to do with this situation. A serious study of undergraduate nursing education should also be undertaken.

The criteria used to evaluate students' academic performance and readiness for graduation consists of testing their level of attainment of established objectives.

The 13-member faculty of the master's program consists of 11 master's prepared nurses and two specialized physicians. Although nine are full-time nursing school faculty, exclusively dedicated to their academic work, only four of them devote their full time to this particular program. The rest are part-timers.

No information was provided on research work done by students and graduates. This may either indicate that the program, in fact, does not have this information, or that they refused to answer. This is a serious situation—information and access to a data base are indispensable in today's academic world.

Funding and Infrastructure

The master's program is funded by the university itself, by scholarships granted by CONACYT, and by student fees. CONACYT has judged this to be one of the few graduate programs in the country to have reached a "level of excellence."

The infrastructure consists of the program's own physical facilities, including a library with access to a data base, as well as audiovisual teaching media. The bibliographical sources available are provided by subscriptions to 18 nursing and health journals, half of them in English and the other half in Spanish.

The program uses the University Hospital as a practice area, as well as a number of teaching-service units it operates throughout the city with the Department of Health.

Linkage and Evaluation

Links between the master's program and the undergraduate level are jointly planned community work—with distinct functions and levels of involvement in the clinical area—and use of research as an educational tool.

The master's program has been evaluated twice by the university's Academic Council, although its ratings are not known. Post-evaluation changes essentially have been limited to clarifying that nursing is the main curricular focus and redirecting the theoretical bases of nursing practice.

Impact

None of the priority impact areas listed in the questionnaire are main priorities for this program, which rates them as average priorities. However, the program does give the highest priority rating to its impact on both "patient satisfaction due to efficient care and community participation," and "participation in scientific events."

In contrast to specialization programs, this master's program in nursing does have technical cooperation agreements—three with foreign universities and one with CONACYT—for advisory services, curricular evaluation, quantitative research, and research project development.

Conclusions

Lack of qualified personnel to spur technological and productive development is a national problem. Mexico urgently needs a substantial number of highly-trained people. Given the current crisis, the country does not have the luxury to delay efforts.

Graduate education is the best means to prepare high-level personnel—but first, it needs to be recast and reconceived, so that it can actually meet expectations.

Traditionally, graduate studies have been sequentially conceived and organized. The training of researchers, thus, has required a long academic process, which not only has not guaranteed their preparation as such, but has delayed their entry into the job market.

The three essential functions of higher education—undergraduate studies, graduate studies, and research—must be interconnected within themselves, and also linked with service activity to create and consolidate a global scientific culture within society and the profession itself.

The minimal conditions for graduate programs to perform adequately are congruency between training capacity and number of registered students, efficient results, and an appropriate program duration.

Graduate studies should be scientific—i.e., objective, rational, and critical—as well as of the highest possible quality. They should take place in a rigorous and appropriate academic environment, where knowledge and its applications are pursued as indispensable contributions to the development of the country and the profession.

Recommendations

A National Graduate Education Committee should be created to:

- Encourage the development of graduate education by strengthening existing programs and improving their quality.

- Encourage the rational growth of graduate education on the basis of a participative and rigorous planning that takes into account social impact and academic excellence criteria, as well as on the basis of the graduate program's own internal organic logic and its links to scientific, humanistic, and technological research.

- Agree on priority areas for the creation and consolidation of graduate programs and the channeling of special resources.

- Create a national fund, with public and private help, to support graduate programs.

- Establish a profile for graduate studies, as well as performance and organizational standards, and evaluation and coordination criteria and mechanisms; set guidelines to reorganize the range of graduate programs currently available.

- Propose specific projects to increase graduate studies by undergraduate faculty.

- Establish mechanisms such as scholarships and financial aid to encourage faculty permanence and increased student registration.

- Formulate criteria and create mechanisms to recognize equivalencies among related programs in order to accredit competence and knowledge.

References

1. Department of Public Education. (1995). Programa Nacional de Posgrado. *Modernización Educativa 1986–1994.* Vol. 6. Mexico, D.F.: Author

2. ANUIES. (1994). *Anuario estadístico de posgrado.* Mexico, D.F.: Author

3. *Programa Nacional de Posgrado,* p. 31.

4. *Anuario estadístico de posgrado,* pp. 27-28.

Bibliography

ANUIES. (1994). *Anuario estadístico de posgrado, 1994.* Mexico, D.F.: Author.

___(1994). *La educación superior en México.* Colección Temas de Hoy en la Educación. No. 1. Mexico, D.F.: Lito Enfoque.

Arredondo Galván, Martiniano. (1992). *La educación superior y su relación con el sector productivo.* Mexico, D.F.: ANUIES.

Banco Nacional de Comercio Exterior S.N.C. *La educación ante los desafíos de una economía abierta.* Vol. 44, No. 33. Mexico, D.F.

Cano Valle, Fernando et al. (1986). Relación de las instituciones de salud con los estudios de especialidades en las universidades. Lecture given at the National Congress on Health Programs, UNAM-UAEM. Mexico, D.F.

Casillas García de León, Juan. (1987). Desarrollo nacional del posgrado en el área de la salud. Lecture given at the National Congress on Health Programs, UNAM- UAEM. Mexico, D.F.

Department of Public Education. (1995). Programa Nacional de Posgrado 1989–1994. *Modernización Educativa.* Vol. 6. Mexico, D.F.: Author.

Federal Executive Power. (1994). Educación superior y de posgrado e investigación científica, humanista y tecnológica, ch. 7. In *Programa para la Modernización Educativa 1989–1994.* Mexico, D.F.: Author.

Gago Hughet, Antonio. (1994). La política del desarrollo del posgrado. In *Revista Comercio Exterior.*

Martushcelli, Jaime. (1994). *Las políticas del sector de salud, referidas a los estudios de posgrado y sus perspectivas.* Mexico, D.F.

Muñoz Izquierdo, Carlos. (1993). Tendencias recientes sobre la distribución potencial al desarrollo y alternativas para su planeación. Unpublished paper prepared for the Universidad Autónoma de Chihuahua. Chihuahua, Mexico.

Villalobos, María Mercedes. (1986). Educación del posgrado en enfermería. *Educación Médica y Salud.* Vol. 3, No. 2. Washington, D.C.

6 Evolution, Current State and Perspectives of Graduate Nursing Education in Panama

Mayra E. Lee

Graduate education is insufficiently developed at the Universidad de Panamá, as the university itself acknowledges. This has contributed, to some extent, to a pattern of underachievement in research and faculty training at the institution.

The university has intensified its efforts to create graduate programs, not only to satisfy the demand for them and to combat the dearth of scientific research, but also to overcome the elitism and alienation from national realities often produced by costly foreign academic training. In a parallel effort, most private universities in the country are also organizing graduate studies in different specializations.

Currently, the Universidad de Panamá is committed to an overall transformation of its graduate education system, including its organization and structure. To this end, graduate education coordination and control bodies are being created at regional university schools and centers. Although these bodies have a certain degree of independence and flexibility, they are all under the university's Office of the Vice-Chancellor for Research and Graduate Education.

General Information

Several types of graduate studies currently exist in Panama: doctoral degrees, master's programs, graduate courses, and graduate specialization courses. Graduate education in Panama depends, legally and administratively, on the national higher education system, constituted by the Universidad de Panamá—an autonomous institution charged by the Constitution with approving, advising, supervising, and evaluating graduate programs.

The annual cost of graduate education varies according to student and program. Students generally pay their own tuition. Programs occasionally receive some financial aid from international organizations such as the U.S. International Development Agency (U.S. AID), the Kellogg Foundation, the Pan-American Health Office, the Confederation of Central American Universities, the Organization of American States (OAS), the A.E.C.I. (the Spanish Agency for International Cooperation), and the Fullbright scholarships from the United States. In recent years, there has been an upward trend in this kind of aid.

Graduate faculty are hired through the university's own internal competitive examination. Among other standard requirements, candidates must have a university degree—preferably at the graduate level—a research and publications track record, and professional experience in their specialized area. Graduate faculty are evaluated each semester, as well as at the end of each academic year. Students, coordinators, and the graduate advisory committee all participate in faculty evaluations. Evaluation criteria includes objectives accomplished, course content, and teaching quality.

Graduate Nursing Education

Graduate nursing programs, like all others, are subject to the graduate education standards set by the Universidad de Panamá.

There are currently a number of projects to develop innovative graduate nursing programs. These include a distance education program, and a proposal to develop graduate studies in all nursing specializations needed in the country—as requested by health care service institutions.

Another option for nurses are master's programs in the health area. The main one is a multidisciplinary public health master's started in 1986 at the School of Medicine of the Universidad de Panamá, with a duration of three academic semesters.

In 1992–1993, nursing research and the academic and administrative restructuring of the School of Nursing were discussed at several national and international events focusing on the health area. The events were organized by the Office of the Vice-Chancellor for Research and Graduate Education and the School of Nursing of the Universidad de Panamá, the Social Security Administration, and the National Nurses Association of Panama.

The mission of the School of Nursing at the Universidad de Panamá is to develop graduate nursing education at the highest level. The emphasis is on developing students' research capacity and helping them reach a higher cultural and educational level by furthering their humanistic knowledge.

Three School of Nursing faculty members have PhD degrees. Research is one of the functions of the Universidad de Panamá faculty at all levels, particularly at the specialization and master's levels. Seven technical research reports and 20 master's dissertations have been produced at the School of Nursing.

Graduate nursing programs are represented in several national committees focusing on health, education, research, and publication issues where they help set, supervise, and evaluate human resource development policies.

The School of Nursing of the Universidad de Panamá currently has six specialization and two master's programs.

Nursing Specialization

The six nursing specialization programs offered by the School of Nursing are nursing service administration, community health, pediatric, obstetric, mental health/psychiatric, and critical care nursing. Each is geared to train specialists in the pertinent area, with emphasis on institutional leadership, practice, education, and research.

Specialization programs require the completion of 27-35 credits and an 880 hour course load. Graduates get a specialization certificate in the pertinent area. In 1982–1992, the School of Nursing graduated 495 of its 556 registered students (total registration capacity: 575).

The academic level of specialization faculty ranges from the nursing science baccalaureate to the doctorate. There are currently three doctoral level faculty at the School, 38 with master's degrees, and 45 with other graduate degrees.

Students applying for admission to nursing specialization programs must have a 1.3 grade point average on a scale of 3 in their prior nursing training or nursing science baccalaureate degree studies, and at least two years of professional practice. Their applications must be backed by an institution, whose requirements the candidate must also satisfy.

Funding and Infrastructure

Nursing specialization programs are funded by the Universidad de Panamá, which receives government funding, but also generates income through student registration fees and other means. Occasionally, international funding has been received from the United Nations Population Fund and others.

Nursing specialization programs have their own facilities, including simulation laboratories, a computer center, and audiovisual media equipment. Aside from having access to the university's central library, specialization programs also have access to data bases, which they use for international information updates and exchanges. The School of Nursing subscribes to almost 50 national and international nursing journals.

Sixteen public and private institutions, in both urban and rural areas, are used by the School of Nursing for clinical practice, thus ensuring well-rounded training for their students.

Curricular Foundation

The curricular approach in nursing specialization programs emphasizes the development of student leadership abilities and students' capacity to act as agents of change in their future professional practice. It also emphasizes an epidemiological, humanistic and systemic approach.

The conceptual framework is based partly on systems, motivation, and holistic theories, including the concepts of family as an open system, the community as the subject for primary action, and primary health care.

Nursing specialization programs work to produce graduates who can apply concepts and theories to nursing care and administration, use a critical, humanistic approach in their professional practice, conduct research, play a leadership role in substantially improving the quality of health care, and use strategic thinking to provide scientifically and technologically advanced health care.

To produce such graduates, programs use teaching strategies which include community experience, practice in institutions, films, mixed methods that emphasize active student participation, and audiovisual media.

Linkage

By granting academic credit transfers and equivalencies to health care service staff, the School of Nursing fosters connections between those services and its specialization programs. Another strategy is to include nurses from different health services in specialization program planning, so that they help faculty choose the program's clinical practice areas.

Yet another linkage strategy is to encourage students to conduct research on specific problems that they themselves have identified in the community, or in clinical practice centers, since such research generally responds to concerns voiced by health care institutions.

Evaluation

Specialization programs are periodically evaluated by a curricular committee equally integrated by nursing association, service, and education representatives. As a result of these evaluations, teaching methods have changed in recent years, with the acquisition by the School of Nursing of new technologies, including audiovisual and computer equipment.

Program content also has been modified to reflect social, economic, and political changes in the country. For example, the School of Nursing is currently considering the full-time involvement of health service staff in assisting regular faculty. It is also considering active participation of health service staff, students, and administrative staff in programming. Another development is the growing interest of nursing staff throughout the country in the School's distance education and post-basic programs.

Another result of the evaluations is that the National Nurses Association of Panama has requested authorization to plan a doctoral program to be developed by the School of Nursing.

Impact

The main impact of nursing specialization programs has been in teaching health care service coordination, which has strengthened mutual strategies and commitments between the nursing education and service sectors. This has also had an impact on teaching content. Professionally, one of the main impacts has been on increased participation in scientific events.

At the national level, nurses are also participating more in the various working committees on national health policies. They are also increasingly willing to acquire new knowledge and enter new arenas—such as the legislative arena, from which they had been traditionally removed.

There is also more individual and collective involvement in research activities. In order to graduate, specialization students are required to complete a study on a specific problem in an assigned area. Each study must propose an intervention plan, including active and responsible community participation, to deal with that problem.

In 1994, nursing specialization programs had four cooperation projects based on practical training for nursing students in maternal child care and family planning, food and nutrition education in rural communities, nutrition education for mothers of children under five, and reproductive health training for nurses at the Universidad de Panamá.

Evaluations at the conclusion of the programs found them "excellent."

Master's in Nursing

Master's programs, in general, are a priority of the Office of the Vice-Chancellor for Research and Graduate Education at the Universidad de Panamá. The School of Nursing has two master's programs—one on adult critical care nursing; the other on maternal and child health nursing.

The master's in adult critical care nursing, which is geared to nursing professionals, has a duration of two years, with 937 academic hours and 38 credits. The master's on maternal and child health nursing lasts three academic semesters, with 880 hours and 38 credits. It has two focus areas—administration and education.

Master's programs in nursing began in 1985, with an admission capacity of 15 students per program. Through 1992, both programs had graduated 23 of the 27 registered students.

Master's programs are financed with university funds, including registration fees. Infrastructure and subscriptions to national and international scientific journals are shared with specialization programs.

Clinical practice areas used by master's programs are mostly in public institutions (71%), all urban. Private institutions are only used by the adult critical care nursing master's.

The maternal and child health nursing master's has produced 16 research works on educational, administrative, and health care issues.

Faculty and Students

Faculty in master's in nursing programs have master's degrees, at least, and extensive teaching experience.

Students applying to master's programs must fulfill the following requirements: a 1.5 or higher grade point average on a scale of 3 (after admission, they are expected to maintain at least a 1.75 semestral average), a baccalaureate nursing degree, professional certification with two years minimum experience, professional practice evaluations during their last two working terms, and satisfactory completion of a basic nursing test.

Diagnostic, summative and formative evaluations are later used to evaluate students' academic performance and determine if they will graduate.

Master's students have helped plan, organize, implement, and evaluate national and international events such as the Third Pan-American Colloquium on Nursing Research, and the National Forum on Maternal and Child Health Nursing.

Curricular Foundations

The curricular focus of the two master's programs in nursing are, respectively, care of acutely ill adult patients, and maternal and child health. The curricular approach seeks to train professionals capable of creating change in nursing practice.

Both master's in nursing programs have clear student profiles. One program expects graduates to offer high quality nursing care to patients in a critical or catastrophic state, educate patients and their families on needed patient health and lifestyle changes, and develop critical care policies and programs that use appropriate technologies. The other program expects that, while providing care in the maternal and child health area, its graduates will use concepts and theories to identify intervention strategies.

One program wants to produce graduates that apply, in their future professional practice, advanced knowledge on the interrelation of bodily systems and the vital dynamics of life, and the psycho-social, physiological and therapeutic components of nursing care of critical patients. The other wants to produce graduates that show leadership in maternal and child health education or administration, and the ability to use strategies to create change in that area.

Master's programs use teaching strategies and methods such as master lectures, research seminars, laboratory work and clinical practice in critical care departments, guided studies, and complementary reading.

Linkage and Impact

Different strategies are used to link master's in nursing programs with other School of Nursing programs and activities, as well as with nursing care services.

Among them are connections with the undergraduate level, assistance to health and nursing services, and contributions to the solution of national health problems (through, among other things, participation in the nursing care process, and research used to create change in the service and education areas that respond to current needs).

The impact of master's programs at the undergraduate level is reflected by a better prepared undergraduate faculty, improved teaching-service coordination, the introduction of new teaching methodologies at the undergraduate level, and more overall participation in, and promotion of, scientific events.

Conclusions

Advanced nursing programs at the specialization and master's levels respond to a growing social need for professionals who can confront new challenges with more developed critical skills.

Although specialization and master's programs are in great demand, participation in them is limited by high costs and scarce student financial aid.

These programs have already had some impact in the nursing profession in Panama—but it has been a diluted and often unnoticed impact. One of the areas of greater impact is teaching-service coordination and the research of concrete problems. More emphasis, however, is needed on qualitative research.

7 An Analysis of the Historical Development of Graduate Nursing Education in Venezuela

Idelma Villalobos

Graduate programs are a historically recent phenomenon in Venezuela—the first graduate courses began some 50 years ago.

In 1937, the Ministry of Health and Social Assistance organized short-term courses on pulmonary disease and public hygiene in response to diseases such as malaria and tuberculosis which were then sweeping the country. In 1941, the Universidad Central de Venezuela took over the courses, lending them a higher academic status. Thus, officially began graduate education in Venezuela, which has been strengthened since the restoration of democracy in 1958.

Evolution

The evolution of graduate education in Venezuela has been slow, and virtually limited to the medical area. The first graduate education experiments were more due to the initiative of individuals or groups, than a consequence of academic policies.

Parallel to developments within universities, graduate education activities were sponsored by a number of prestigious scientific institutions such as ASOVAC (the Venezuelan Association for the Advancement of Science) in 1950, IVIC (the Venezuelan Institute for Scientific Research) in 1958, CONICIT (the National Council on Scientific and Technological Research) in 1967, and in 1974,

FUNDAYACUCHO (the Grand Marshall of Ayacucho Foundation).[1]

The development of graduate education has been an insidious process. Many programs have been criticized for their lack of substance, relevance, and social impact. Although some were based on some sort of social reality, others were developed in a vacuum and contributed very little to the development of science, technology, culture, and the quality of life in Venezuela.

Today, graduate education offers an opportunity for professional and personal development only to a tiny segment of the population. It is a distorted system, in terms of geographical distribution, disciplines covered, and access limited to some social sectors. Only 3% of higher education students are graduate students, and less than 1% of all Venezuelan professionals enjoy, or ever have enjoyed the benefits of that level of training.

The structure of graduate education is barely operative. It is a heterogeneous structure with extremely weak connections to the sectors of education, production and services, science and technology, politics, and culture. All of this is an obstacle to acquiring the resources graduate education needs to develop in a meaningful and quality-oriented way.[2]

Graduate education has been characterized by the use of traditional teaching methods that yield poor results—methods centered on scholasticism, theoretical classes, and hierarchical teacher-student relationships.

Growth

Since 1973, graduate education has been growing in terms of number of courses, specializations, and levels. That accelerated growth has been accompanied by a firm interest in its development and regulation. Alvaray[3] identifies three distinct periods of growth.

The first five years of strong growth (1973–1978) are marked by the creation of university graduate programs. By 1978, graduate courses had increased by 243% (from 139 to 329), with an average annual growth rate of 28.7%. This was due to increased funding—a consequence of a rise in the price of oil. At the same time, a large number of Venezuelan professionals registered in foreign universities to pursue graduate studies in a range of disciplines.

In the second period (1978–1985), graduate courses first increased by 28% (from 329 to 423), but then the annual average growth rate dropped to 4%. During this period of stagnation, however, the flow of Venezuelan students to foreign universities continued unabated.

In the third period (1985–current), there has been a new rise in the graduate education growth curve, with a 184.86% increase (423 to 782), and a 14.1% average annual growth rate. This has been called the "black Friday" period—after February 28, 1983, the date in which the Venezuelan currency was devalued. This economic factor, which has curtailed graduate studies by Venezuelans in foreign universities, has spurred the creation of new courses and programs in national higher education institutions.

Definition

Graduate education in Venezuela was not a well defined system when the National Council of Universities adopted its *Standards for Graduate Studies Accreditation* in 1983. The *Standards* compensated, in part, for the absence of graduate education criteria in the University Act. In 1984, a National Consultative Council on Graduate Education was created. Since then, the Council has outlined policies on graduate education as a tool for development. To be accredited by the National Council of Universities, university programs must follow criteria based on these policies.

The Council, which answers directly to the Ministry of Education, regulates and approves all higher education programs. Universities are required to follow its decisions. In 1993, a national policy on graduate education was officially adopted.

Graduate education includes refresher, extension, and expansion courses, as well as specialization, master's and doctoral programs. Specialization and master's programs have the same academic status, but different objectives.

Current Situation

In Venezuela, in 1991, there were 782 graduate programs—350 specialization (45%), 358 master's (46%), and 74 doctoral (9%) programs. The biggest categories were medical graduate programs, with a growth rate of 11.3%, exact and natural sciences (14.3%), and education and the humanities (26.2%).

Graduate programs were concentrated in the most populated cities and regions, where most higher education institutions clustered. Currently, as these institutions begin to cover the rest of the country—and as the growth rate of graduate programs in the capital drops—programs are beginning to appear in provincial cities such as Maracaibo and Valencia.

The Universidad del Zulia, in Maracaibo, however, began graduate education as early as 1961 with a specialization in psychiatry.[4] This was followed by the creation of a graduate studies division at the university's School of Medicine and, later, in other schools. This organizational infrastructure was sufficiently developed in 1983 to require the creation of a Central Graduate Program Coordination division within the Office of the Vice-Chancellor for Academic Affairs.

Sociopolitical Context

There is a political awareness today in Venezuela of the impossibility of maintaining the government's traditional paternalism and excessive spending. The social and political events taking place in the country have imposed a need for more logical and more austere planning.

The financial burden of the country's external debt, the drop in the price of oil, the financial and banking crises, and the economic recession, have resulted in cuts in the higher education budget.

Social changes and a deterioration in the living conditions of Venezuelans have had an impact in the educational sector—increases in the drop-out rates at the elementary and secondary levels, lower registration rates for non-traditional university careers, and an increase in university drop-out rates fueled by students' need to find jobs to support themselves.

Universities have had to cut the number of faculty sent to foreign universities in pursuit of advanced degrees, and are barely managing to keep their existing faculty up to date.

Higher education deficits have fueled conflicts within universities. The "cushy" habits fostered by the state have been a crucial obstacle to fully understanding the problem.

From a social viewpoint, low productivity and undefined economic policies have hurt the country's credibility, both domestically and internationally. A reflection of this is the drop in foreign investment, and the flight of capital abroad.

Venezuela's development plans require highly trained professionals who can respond to the needs of the country. Traditional academic education has been indiscriminate—with no prior studies made of supply and demand forces in the labor market. It is imperative that quantity and quality requirements are set in this area, to put a brake on the kind of massive, unproductive training that has left the country with some 50,000 unemployed professionals.

In nursing, the opening of distance education programs has increased registrations and graduations. This is putting serious pressure on nursing schools to increase opportunities for graduate nursing studies.

Graduate Nursing Education

Graduate nursing programs are incipient in Venezuela. As with graduate medical studies, it was the Ministry of Health and Social Assistance that started post-basic nursing courses in 1966. They were specialization courses in areas such as hemotherapy, surgical and medical-surgical techniques, and nursing service administration, designed to follow the standard three to four-year basic nursing courses.

University-level nursing studies were begun in 1967 at the Nursing School of the Universidad del Zulia by the Missionary Medical Sisters of Coromoto Hospital in Maracaibo.

That same year, a nursing program was created at the Universidad de los Andes, in the state of Mérida. In 1972, another nursing program began at the Universidad de Carabobo, in the state of the same name. Since then, five other nursing schools have been created, all in autonomous and experimental universities.

In 1985, there were less than 20 nurses in Venezuela with graduate degrees. Most had studied abroad. That amount did not satisfy the needs of qualified nursing staff in the education and service areas.

An interinstitutional committee was created to solve this problem. The committee advised a dual strategy—to create graduate nursing specialization programs to satisfy health care service needs, and master's programs in nursing to fulfill educational needs.[5]

The 1985 advanced nursing education policy divides training into two stages—the first graduates general nurses with a solid technical background; the second—open to first stage graduates—awards a baccalaureate degree in nursing.

In contrast to graduate medical studies, nursing programs emerged after the demand for nurses was studied, as a means to ensure, not only high quality training, but also social relevance and connection to the development of the community they expected to serve.

Geographic Distribution

In 1989, graduate nursing studies began at the Universidad del Zulia in the city of Maracaibo, with a specialization in critical care nursing. It graduated students through 1994.

In 1990, the Universidad de Carabobo in the city of Valencia, began a two-track master's in nursing science program; so far, the nursing service administration track has graduated 14 students, while the perinatal nursing track has produced two. In 1992, the university added two other master's tracks—medical-surgical nursing, and geriatric and gerontological nursing—neither of which has yet graduated students.

Graduate nursing studies exist in cities such as Maracaibo and Valencia—the second and third in importance in the country—where universities already have undergraduate-level nursing programs. The fact that there are no nursing programs in the universities of Caracas, the capital and center of power, has contributed to the slow development of graduate nursing studies in Venezuela.

Curricular Organization

Nursing specialization studies have a duration of, at least, one academic year. Students are required to concentrate full-time on their studies, acquire no less than 30 credits, and submit a special graduating paper.

Both specialization and master's programs require students to devote 40% of their course load to their chosen focus area. Specialization students must spend 20% of their remaining time doing research, and 40% in professional practice activities. The ratio is reversed for master's programs.

Doctoral programs require that students obtain both a certain amount of credits, and the approval of an oral presentation and a written doctoral thesis before a jury of doctors, or recognized authorities in the thesis subject. At least one of the members of the jury must be affiliated with an outside academic institution.

Faculty

Undergraduate faculty is hired by means of competitive exams. Whenever needed, this same faculty is called on to teach at the graduate level. Most have fourth and fifth-level academic degrees. However, there has been some regression in this area as the university budget cuts have weakened faculty training programs.

Faculty get no special compensation, whatsoever, for teaching at the graduate level. While their numbers have continued to grow, nothing has been done to ensure replacements for the current generation. Some are retired faculty who have returned as unpaid volunteers to teach exclusively

at the graduate level (although others have simply severed all links with the teaching profession).

Due to the lack of graduate faculty, temporary faculty is being hired, also by means of competitive exams. Budgetary constraints prevent their permanent hiring. All satisfy the graduate nursing degree requirements.

Students

Admission to the nursing specialization programs at the Universidad del Zulia is open to candidates who, among other things, have a baccalaureate degree in nursing with a 12 point or higher grade-point average on a scale of 20, and at least two years of professional nursing care experience.

Admission to the master's program offered by the School of Nursing of the Universidad de Carabobo, is restricted to applicants with, among other things, a baccalaureate degree in nursing with an overall grade-point average of 13 points or more (14 points or more for subjects related to the master's focus area), and more than two years of experience in nursing administration or three years of experience in maternal-child or medical-surgical nursing. Applicants must either be financially sponsored by an institution, or prove that they can pay for their studies. They must also have approved technical English language courses.[6]

In 1994, the critical care specialization at the Universidad del Zulia had graduated eight students, while the Universidad de Carabobo's master's had graduated 23 (nine in perinatal nursing and 14 in nursing service administration). Nineteen students are currently preparing their theses.

Scientific Production

There has been little scientific production in the field of nursing in Venezuela, although the volume has gradually increased as nursing specialization and master's programs have started. Research work, however, has been mostly for internal consumption, and has not been widely disseminated.

Research work has been isolated, done more to satisfy degree requirements than to generate knowledge for nursing practice. In spite of this, the increase of graduate nursing programs in the country has allowed for the development of research lines, although those lines still are not developed within multidisciplinary projects.

Funding

The National Council of Universities receives funds from the Ministry of Education, which it then distributes among the various autonomous and experimental universities, according to criteria that takes into account registration, research production, admissions, and number of participants in research projects. Graduate programs are assigned 1.5% of the total funds allocated to universities.

The annual cost of graduate programs for students depends on their academic level, and the number of credits taken. Specializations offered by medical schools are less expensive because students are rendering a service—about 80% of all medical assistance is given by residents in different specializations.

Funding for specialization students is provided by government institutions such as the ministries of health and education, as well as by universities interested in maintaining specific services. Funding for master's students also comes from private companies. There are no nursing scholarship programs. The Graduate Regulations currently in force demand students to devote themselves exclusively to their studies, and not work in the public or the private sector, with or without remuneration.

Infrastructure

All nursing specialization and master's programs have their own physical infrastructure. Some theoretical classes take place in nursing school classrooms; others in classrooms at nearby hospitals where clinical practice takes place.

Programs have access to central libraries and computerized data bases. For quick consultation, there are also libraries at the clinical units used as professional practice areas.

The amount of periodical publications acquired by universities, however, is insufficient, and access fees to data bases are costly for students. Textbooks tend to be old, since high costs also prevent university libraries from purchasing updated editions. Limited book donations by the Pan-

American Health Organization (PAHO) textbook program do not satisfy user needs.

The nursing research infrastructure at the Universidad del Zulia has one main objective—to find alternative solutions to regional and national problems. Conditions for scientific research are difficult due to lack of basic equipment, inadequate space, and scarce bibliographical information. This has a negative impact both on the work itself, and on researcher productivity.

Strengths and Weaknesses

Social changes taking place in the country have had an impact on society as a whole, particularly in the nature and structure of health services—which are in a state of crisis regarding both quality, and coverage. Health services today are not adequately responding to the existing health problems.

A positive development in terms of research is the growth of organized communities which are used as professional practice laboratories. Those communities are aware of their rights, and want to actively participate in the solution of their own health problems.

Another strength is that trained people in the service area, the universities, and communities are "discovering" the need for team-work, and that the current crisis is spurring a multidisciplinary approach to health problems which are, themselves, multifaceted.

A weakness in the development of graduate nursing education is the retirement of many experienced professors; many faculty functions are left unfulfilled, particularly thesis advising. This has become a national crisis—many students who have finished their studies can not get their degrees because they have not been able to conclude their research work and theses.

The lack of connections—which generally plague universities in the health disciplines—between the teaching-service-research sectors, and between the undergraduate and graduate levels, has contributed to a lack of necessary feedback in the system. This is reflected in isolated efforts, low productivity, and limited social impact.

There are plans to integrate education, service, and research in the near future. Advice and aid is being sought for this from PAHO and the World Health Organization (WHO).

The ASOVESE (the Venezuelan Association for Advanced Nursing Education) has taken the initiative to develop models jointly with nurses working in different health areas. These models will be proposed to the Ministry of Health and the universities. The main objective is to negotiate the necessary agreements, and launch efforts to build an efficient infrastructure for graduate nursing programs—particularly in terms of human resources.

Refresher and extension courses have been redirected to satisfy the needs of the country and the region; programs begun to tackle community problems may ultimately evolve into new specialization and master's level courses.

Conclusions and Recommendations

- National economic and social policies require the creation of graduate programs that respond to the specific needs of supply and demand.

- New graduate programs in general—particularly in nursing—should emerge as a result of state development projects geared to the satisfaction of the population's health needs; to accomplish this, clear, well-defined and concrete health policies are needed.

- True development of education-service-research integration will be achieved through multidisciplinary work teams capable of finding solutions to the country's health problems.

- Long-term research projects should be extended to related undergraduate courses—to get feedback, and encourage in undergraduate students both an interest in research, and a critical attitude toward it.

- Existing graduate courses should be strengthened, and options for fourth-level nursing students should be increased, as needed.

- Training of nursing professionals in the research field and their incorporation to collaborative research groups is necessary.

References

1. Bracho Díaz, Domingo. (1989). Report prepared for the Central Graduate Program Coordination. Universidad del Zulia, Maracaibo, Venezuela.

2. Morles, Victor. *Plan para un diagnóstico de la situación actual de la educación de postgrado en Venezuela.*

3. Alvaray, Gisela. (1993). Análisis y crecimiento del postgrado 1973–1991. *Postgrado*, Vol. 1, Caracas, Venezuela.

4. Avila Girón, Ramón. (1961). Curso de posgrado de psiquiatría. *Revista de la Universidad del Zulia*, July-September-October-December, p. 41, Maracaibo, Venezuela.

5. National Council of Universities. (1993). *Documento sobre políticas de educación de postgrado.* Secretariado Permanente No. 16. Caracas, Venezuela: Author.

6. Universidad de Carabobo. (1990). *Documentos sobre políticas de postgrado en enfermería.* Valencia, Venezuela: Author.

Part Four

Graduate Programs in
North America and the Caribbean

8 State of the Art and Trends in Graduate Nursing Education Programs in Canada

Wendy McBride

Canada enjoys one of the most developed and accessible health systems in the world. Under the Canada Health Act, all citizens and landed immigrants have access to health services in hospitals or community health clinics, regardless of their income. The costs of health services have been covered by a combination of federal transfers to provinces, provincial health insurance programs paid for by employers, employees and individuals, and general taxes. The principles of the Canada Health Act are that health services are universal, accessible, equitable, affordable and publicly administered.

Nursing is regulated at the provincial level through professional associations of registered nurses and, in some cases, colleges of nursing. Nurses are employed in the continuum of public health, acute care institutions, industry and community-based clinics. In 1994, there were 264,932 registered nurses in Canada. The ratio of practicing registered nurses to the Canadian population was one nurse for every 125 persons.

All registered nurses are required to have a post-secondary education. In 1994, the highest levels of education reported by nurses employed in nursing were: 81.9% diploma (completion of secondary school plus 2 to 3 years of study at a community college or hospital nursing school); 17.7% baccalaureate (completion of secondary school plus 4 years at a university, or completion of a nursing diploma plus 2 to 3 years at a university); 1.3% master's (undergraduate degree plus 2 years at graduate level); 0.1% doctorate (master's degree plus 2 to 4 years study and completion of doctoral dissertation).

In response to societal needs, Canadian graduate education programs in nursing initially focused on nursing education or nursing administration; however, in recent years, there has been a shift to clinical specialization. Graduate education in nursing, as in most other fields, is usually built on baccalaureate level education. The exception is the direct-entry graduate program of McGill University in Montreal.

Graduate Nursing Programs

In Canada today, there are 18 schools offering master's programs and 6 offering doctoral programs, with several other schools in the process of developing programs. In some cases, one school/faculty offers more than one master's program. The degrees that are given are either a Master of Science in Nursing, a Master of Nursing or a Master in Health Science (Nursing).

A wide range of programs is offered, and there is considerable flexibility in the combination of majors, minors, and focus or specialty. For example, Master in Nursing degrees may include a certificate in midwifery or in neonatal nursing, a minor in nursing administration or teaching, a clinical nurse specialty, and a major in community health, rehabilitation, human response to illness, perinatal nursing, or nursing of the older adult.

Master of Science degrees can allow for a focus on health promotion, adaptation to illness, women's and children's health, chronicity and health, primary or tertiary care, nursing administration or nursing education. Graduate degrees are also offered as Master of Health Science Administration, Master of Clinical Health Science (Nursing) and Master of Science (Nursing).

Doctorates are encouraged in nursing, but some graduates hold degrees in interdisciplinary programs like social work, child and youth care, policy development and analysis, or in clinical health sciences, with a focus on nursing.

By 1993, the total number of students enrolled in Canadian university schools of nursing was 12,368. Of these, 784 were enrolled in master's programs and 35 in doctoral programs in nursing. University faculty have, as a minimum requirement, a master's, with a doctorate strongly preferred. Because of the policy of baccalaureate as entry to practice, and the growth in graduate programs, many faculty are working on increasing their academic credentials. In 1993, 179 tenured and non-tenured faculty were working on advanced degrees.

Infrastructure

University schools of nursing in Canada are generally well-resourced, although they are currently under increasing financial pressure because of budget cuts and decreasing funding transfers from the federal and provincial governments.

The admission requirements for all graduate programs are set by the individual schools or faculties. In general, any student admitted to a master's level program must have successfully completed an undergraduate degree (in nursing), and at least one year of clinical practice.

A master's degree is required for admission to a doctoral program; a number of courses in the doctoral program are subsequently required before a thesis can be written. A certain number of hours of clinical practice are also required where clinical specialties are the focus of the doctoral program.

As with any practicing nurse in Canada, a graduate prepared nurse must pass an examination that tests nursing competence and knowledge before being registered to practice.

Curriculum

There are two kinds of master's programs: those with a thesis, and those with a heavier research component and a clinical project in place of a thesis.

The focus of the curriculum and its contextual or conceptual framework varies, depending on the program and the institution. When a master's level program has a focus on nursing education, there will be a requirement for practice teaching. Where a clinical specialty is the focus, clinical practice or service is integrated into the program.

Accreditation and Evaluation

In most cases, graduate level programs are offered only at those schools which have a history of high quality programs at the undergraduate level. Those undergraduate programs are accredited by the Canadian Association of University Schools of Nursing, of which I am Executive Director, and must undertake a review which includes completing a self-study, and an in-depth review of their infrastructure, curriculum, financial and clinical resources, research, and many other aspects.

All graduate programs at the university level must be approved by the graduate studies committee and the senate of the university. Standards of education also are established by the provincial governments. In the case of professional education such as nursing, the professional association at the provincial level approves and monitors the standards of education at the baccalaureate level through a formal approval process, and the program itself is accredited on a voluntary basis by the Canadian Association of University Schools of Nursing.

In 1994, the Association published position statements on undergraduate and graduate level education, after years of extensive discussion among nurse educators. Master's education was defined as the preparation of nurses with advanced skills in the practice of nursing, with the master's curriculum also including a research component.

At the doctoral level, the emphasis should be on the process of building theory and advancing nursing knowledge.

Summary

Canadian nurses with master's and doctorates are operating as consultants to governments, nursing associations and other organizations in many countries.

The main issues being discussed today by the Canadian Association of University Schools of Nursing relate to advanced nursing practice—including definitions and preparation. We recognize that we lack clarity on titles, and that currently there are multiple titles for practitioners with the same level and function (for example, the titles Clinical Nurse Specialist, Expanded Role Nursing, Nurse Practitioner and Nurse Educator).

We are working to meet the many challenges facing nursing education and nursing educators, particularly at the graduate level. The Pan-American Conference on Graduate Nursing Education has been an opportunity to work together toward this goal with other nurses from the Americas.

9 Post-Basic Education in the English-Speaking Caribbean

Mary Grant

Introduction

Over the past three decades, the English-speaking Caribbean has witnessed a progressive increase in the incidence of chronic non-communicable diseases. In fact, acute communicable diseases have been replaced by chronic non-communicable diseases as the principal causes of death.[1]

The following problems represent the most common causes of disability, morbidity and mortality, not only in the First World, but in the Caribbean as well: hypertension, heart disease, diabetes, obesity, accidents, sexually transmitted diseases/AIDS, unwanted pregnancies, substance use and abuse, malignant disease (cancer), and stress-related disorders.[2] It appears that we in the Caribbean are becoming victims of our own lifestyle, and it is evidenced in the alarming rate at which the above diseases/disorders are occurring.

In the English-speaking Caribbean, the nursing profession is faced with rising expectations and demands from society as well as increased complexity of practice. In addition, it is still struggling with the problem of limited human and material resources, which has seriously affected practice. Despite these factors, the profession is still deeply committed to developing and maintaining standards of practice, as evidenced by the following:

- A standardized nursing curriculum has been adopted throughout the English-speaking region which has facilitated the establishment of a regional nursing examination. The first one was administered October 6–7, 1993. Quality assurance programs have also been instituted throughout the region.

- Policies and procedures for evaluation and approval of nursing schools and nursing education programs in the Commonwealth Caribbean have been established through collaborative efforts.

- Standards for nursing education and service, as well as a regional nursing policy, have also been developed to be used in the further development and strengthening of nursing (a pioneer effort was the 1972 publication of *Nursing in Jamaica, Blueprint for Progress*, by the Nurses Association of Jamaica).

- Legislation has been enacted to govern nursing practice. For instance, in Jamaica, the Nurses and Midwives Act (1964) and Regulation (1966), brought the control of the preparation and practice of nurses, midwives and assistant nurses under one statutory body, the Nursing Council.

- There is a professional organization in each territory to represent the nursing profession. Most are members of the International Council on Nursing (ICN).

- All national nursing associations are members of the Caribbean Nursing Organization, founded in 1957. Nurses from Haiti, Guadeloupe, Martinique, Bonaire, Aruba, Curaçao, and Puerto Rico are also members.

- The Regional Nursing Body (RNB) was established in December 1972 under the auspices of the Caribbean Community (CARICOM). This non-statutory, autonomous, collaborative advisory organization for nurses in the Commonwealth Caribbean reports to the Caribbean Conference of Ministers responsible for health.[3]

- An annual research conference is conducted by the Department of Advanced Nursing Education of the University of the West Indies, which is attended by nurses from within and outside the region.

History

The West Indies School of Public Health, founded in 1943, was the first truly Caribbean institution. Located in Kingston, Jamaica, the school trains public health nurses, as well as public health inspectors, for Jamaica and other Caribbean Islands.

The School, which graduated its first class in 1944, began on the basis of recommendations by a commission chaired by Lord Moyne, sent by the British Government in 1938 to study social and economic conditions in the British Caribbean Islands. At the time, there was agitation for change in the West Indies due to the appallingly low socio-economic conditions, and the high morbidity and mortality rates from communicable diseases. The comprehensive report of the Moyne Commission was published in 1945; it highlighted the atrocities regarding health, education and welfare in the territories found by the Commission.[4]

Prior to the implementation of the Advanced Nursing Education Programme at the University of the West Indies, Mona Campus, in 1966, Caribbean nurses who wished to obtain post-basic preparation in teaching and/or administration had to travel overseas to Great Britain or North America. Some did not return home after their studies; others who returned had difficulty readjusting to the local situation.

In a effort to solve this problem, an Advanced Nursing Education Unit was established at the University of the West Indies. In October 1966, it began to offer two concurrent programs leading to certificates in nursing administration and education. These programs were conducted in accordance with an agreement among the Government of Jamaica, the University of the West Indies and the Pan-American Health Organization/World Health Organization (PAHO/WHO). The project, scheduled for an initial five-year run, was financed by a number of participating governments and by PAHO/WHO, which also provided technical assistance.

In 1977, a nurse practitioner program that trained family and pediatric nurses was launched at the University of the West Indies. The program was financed by the Ministry of Health and managed by the Advanced Nursing Education Unit which, with the Nurses Association of Jamaica, had proposed it.

After years of efforts to secure financing, a bachelor's degree programme for registered professional nurses finally started in 1983, also at the University of the West Indies.

Three years earlier, in 1980, a family nurse practitioner program had started in St. Vincent, financed by the United Nations Fund for Population Activities (UNFPA), and involving all Eastern Caribbean countries, except Barbados. In 1986, Eastern Caribbean governments suspended the program indefinitely, due to their inability to assume funding responsibility.[5]

That same year, also with PAHO/WHO help, a six-month post-basic psychiatric program started in Kingston, Jamaica, to prepare registered nurses for the care of psychiatric patients in the community, at Bellevue Hospital, and in the rehabilitative program.

Current Situation

Post-basic nursing education in the English-speaking Caribbean has a duration of at least six months, leads to a certificate, diploma, or other award, constitutes an additional, recognized qualification, and prepares the individual for greater responsibility with commensurate material rewards.[6]

Presently, all post-basic nursing programs are offered outside the university, with the exception of the Advanced Nursing Education Programme at the Mona Campus, a three-year program which offers registered nurses a Bachelor of Science degree in Nursing. Registered nurse applicants with three years work experience can enter the program in year two, thus completing their degree in two years. Those who only complete the first two years of the program obtain a certificate in nursing education or administration.

The rest of the post-basic nursing programs in the region award either a diploma or a certificate, and are under the purview of their respective governments.

Infrastructure

Although, through the years, there has been upgrading of libraries, physical facilities and resources, there are still many glaring deficiencies. Most of the facilities used as teaching areas were not specifically designed for educational purposes. The prevailing practice, especially in Jamaica, is to house nursing programs wherever facilities are available. Office space is limited, often requiring educators to share offices. Equipment is also limited, having been acquired either as gifts from students, or major donors.

Although most of the programs have libraries, the reading materials need updating and expanding in scope. Where research laboratory facilities are required, the nursing programs utilize government facilities, when and where possible. It must also be noted that even when a program has a lab, it may not be utilized due to limited resources.

In each facility there are areas identified for practice/demonstration, but generally they also are used for a number of other purposes, e.g., as classrooms, and practice or reading rooms. Clinical practice is usually conducted in a health care facility associated with the specialty.

The research infrastructure of post-basic university nursing programs is extremely limited. For example, computer laboratories, research assistants, and services to facilitate literature search and funding are difficult, if not impossible, to access. Outside of the university, infrastructure for research is non-existent.

Instructors

Instructors must be qualified in their area of specialty, which means, at the very minimum, that they have a certificate. Many instructors, however, have additional post-basic training, and several others have first degrees or master's in a variety of fields. Most instructors have graduated from one of the programs at the Department of Advanced Nursing Education of the University of the West Indies.

Curriculum

The contextual frame for the post-basic nursing curricula includes clinical, education, administration/management, and research aspects. Its conceptual framework addresses these major concepts: life cycle; holism; health promotion; health education; nursing process, theories and research; primary, secondary, tertiary, and extended care strategies; nursing management; nursing education; social and psychological theories; professionalism; and adult learning.

Students

Many post-basic nursing programs are not getting the high enrollments they enjoyed in their first years. This is due, among other things, to insufficient funding sources, the limited number of candidates due to decreased intake in basic programs, increasing migration of registered nurses, and the growing tendency of nurses to change careers.

Graduates of post-basic nursing programs are expected to demonstrate, among other things, that they can function as advanced independent practitioners and that they can conduct research and/or use research findings to improve nursing practice.

Teaching-Service Integration

Teaching and service are linked through jointly planned experiences that help to maintain nursing standards; service staff serve as mentors and offer guidance to nursing students; teachers serve as resource persons to the service area.

On the other hand, training needs in specific areas of nursing are identified by respective Chief Nursing Officers or Principal Nursing Officers, and communicated to educators. Such needs are identified on the basis of epidemiological trends in health and education, major health problems, evaluation of educational programs and nursing services.

Evaluation

Students are evaluated on the basis of their course work, projects, and written and practical examinations, as well as their continuous clinical assessments. At the end of the course, students use a rating scale to evaluate the teachers, who are evaluated as well at their respective institutions, using the performance appraisal system in place.

While program evaluations every five or ten years have been proposed, a formal system has not been devised. There have been attempts, however, in the newer programs, to address this problem.

Repercussions

There have been positive as well as negative repercussions evolving from post-basic nursing education in the English-speaking Caribbean. On one hand, nurses recognize the need to build on basic education and training; nursing specialties tailored to meet the unique needs of the Caribbean have been developed; today, there are increased numbers of qualified persons to improve the quality of health care; and the standards of nursing are higher.

On the other hand, there is the failure in assigning new graduates to jobs where they can utilize their newly acquired knowledge and skills; and the inadequate recognition or reward given to newly qualified nurses, which leads to frustration and ultimately migration to what they perceive as "greener pastures."

Scientific Activities

There is increased awareness among nurses of the need for research-based practice, as well as greater participation of nurses in research and research conferences. Technological expertise has increased among nurses in the Caribbean. However, they are unable to implement research findings due to inadequate human, financial and material resources.

Graduates armed with scholarly expertise are becoming increasingly involved in national as well as international scientific forums, as evidenced by membership in scientific organizations, publications in specialized journals, and presentations of papers at international forums.

Health Policies

Post-basic programs empower nurses to identify health policy needs, and to formulate and implement policies for improving nursing practice. However, governments have failed to develop policies to accommodate practice changes arising from the educational programs, especially those addressing expanded roles for nurses.

Summary

The strong and weak areas, trends, current problems, and strategies for change in post-basic nursing education in the Caribbean, are the following:

Strong Areas

Post-basic nursing education develops a resource pool of nursing experts in the region, available for consultation regionally and internationally; acts as a unifying force for nurses; enhances regional co-operation in nursing matters; contributes to the development of instruments and tools which facilitate nursing practice—e.g., critical care protocols; improves the standards of nursing practice; and increases the technological expertise of nurses in the use of computers, life support systems and other procedures pertaining to advanced instruments.

Weak Areas

Post-basic nursing education often trains for export, and the loss of vital human resources seriously threatens regional development; due to limited financial resources, clinical experience is limited to only one country, usually the site of the training program; there is a lack of part-time post-basic courses; there are no graduate nursing programs in the region (master's, doctorates)—many nurses pursue other disciplines in order to obtain a higher degree; post-basic courses are mainly located in Jamaica.

Trends

Current trends in post-basic nursing education include more opportunities for candidates to challenge aspects of the nursing programs themselves, an increased emphasis on the development of nursing degree programs, the identification of a resource pool of nursing experts throughout the region for the development and implementation of graduate nursing programs, the promotion of research efforts among all nurses, especially nurse educators and post-basic students, and planning for the development of the Caribbean Institutes of Nursing Research.

Problems

The current health service need in the Caribbean requires more nurses prepared at the baccalaureate level or higher; greater access is needed to regional educational programs; resources in support of post-basic nursing programs are limited; post-basic nursing education programs should be accredited by the University of the West Indies—e.g., Nurse Practitioner Program, Public Health Nursing; teaching/learning strategies that facilitate a student-centered approach should be adopted; graduates have few opportunities to apply their newly acquired knowledge and skills—e.g., research and health assessment skills.

Strategies for Change

The following strategies are being put in place to address the problems mentioned above:

- Development of baccalaureate, master's, and doctorate degree nursing programs, and collaboration with overseas nursing programs to that end; targeting of regional resources to further support post-graduate program implementation.

- Accreditation of all current post-basic programs, placing them under the ambit of the University of the West Indies.

- Decentralization of the baccalaureate nursing program— offering post-graduate programs in other campus territories.

- Availability of post-basic programs through distance teaching experiences; offering post-basic programs on a full, as well as part-time basis.

- Incorporation of more experiential learning methods in the curriculum; reinstatement of the Caribbean field experience and negotiation of fellowship awards to cover its cost.

- Networking among nurses in the region—sharing ideas regarding post-basic education; developing a list of nursing experts with the assistance of the Regional Nursing Body.

- Fostering stronger linkages with Caribbean nursing organizations and principal nursing officers by submitting profiles of the graduates and making final reports of graduates available to them, as well as to the applicant's sponsor (e.g., PAHO).

References

1. Editorial. (1990) Chronic non-communicable diseases. *Cajanus*, 23(1), 1-3.

2. Segree, Winsome. (1991) Healthy lifestyles-A challenge for the future. *Cajanus*, 24(3), 1991, 131-141.

3. The Regional Nursing Body consists of nurse representatives from the following governments and organizations: Anguilla, Antigua*/Barbuda, Bahamas, Barbados*, Belize*, Bermuda, British Virgin Islands, Cayman Islands, Dominica*, Grenada*, Guyana*, Jamaica*, Montserrat, St. Kitts-Nevis*, St. Lucia*, St. Vincent and the Grenadines*, Suriname, Trinidad and Tobago*, Turks and Caicos Islands, University of the West Indies-Pan-American Health Organization (PAHO).

*Founding and full members.

4. Hewitt, Hermie. (1994). Contributions of nursing leaders to the development of nursing education in Jamaica, 1946–1987: A methodological approach. *The Jamaican Nurse*, 33(2), 31.

5.   Dr. Mary Seivwright. Report prepared for the Department of Advanced Nursing Education. University of the West Indies, Kingston, Jamaica.

6.   Nurses Association of Jamaica. (1972). *Nursing in Jamaica. Blueprint for progress.* Kingston, Jamaica: Author.

Acknowledgment is made to Hermie Hewitt, RN, RM, BSCN, MPH, Lecturer, Department of Advanced Nursing Education, and Sheryll Lopez, RN, RM, BSCN, MED, Assistant Lecturer, University of the West Indies, Jamaica, for their contribution to this study.

10 Research and Practice in Nursing Education in Cuba

Zoila Barroso Romero

Introduction

Mastering knowledge is not enough today to guarantee quality work. What is important is the capacity to use knowledge in an effective and creative way. This is the challenge for the nursing profession—not only how to focus on the study of the urgent problems facing the individuals and groups it serves, but how to examine nursings' own problems, and those of the health system as a whole.

By enhancing the technical and scientific skills, human qualities and social and ethical aptitudes of health personnel, nursing research can contribute much to the advance of health interventions.

Research is an extremely valuable tool: it can be used both for diagnostic exploration, and the analysis of the causes of distortions found in practice.

Research requires a mobilization of knowledge that goes beyond the traditional biomedical area to include epidemiological aspects (with their collective approach), as well as psychological, socio-anthropological, ethical and even economic aspects. This diverse knowledge is applied not only to the sick individual, but to the healthy community as a whole, considered in its relationships, in its context.

A way to introduce nursing staff to research is through a teaching-educational process that allows students to face real issues imposed by daily practice, to identify problems and propose solutions. When confronted in practice by different situations and problems, students have to search for information, explore, analyze, and adopt a scientific attitude that will enable them to tackle problems and propose plans to intervene and solve them.

This way of learning should begin at the undergraduate level. Teachers must be able to instill a scientific attitude in their students, in a systematic manner, so that students can assimilate it and use it at the graduate level. Learning this should be seen as an essential part of their development.

Some ways students can be familiarized with research include clinical, community, and laboratory practice, and hands-on classroom training.

The Cuban Experience

The master's programs in primary health care and public health at the School of Public Health, in Cuba, have long applied this method. Both master's programs have a common basic cycle, in which students learn the skills they will need to do research in institutions and communities, followed by a specific cycle.

Basic Cycle

In the basic cycle, knowledge is acquired in both a theoretical and a practical way, with a focus on classwork. At the end of the basic cycle, student teams are placed in municipalities and health areas convened and accredited by the School, where they will do diagnostic research on the prevailing health conditions.

The first step is field work using the multidisciplinary teams in place in those areas, getting in touch with community organizations (social, economic, political, religious and mass organizations), interviewing residents and using all the techniques they have learned to assess every element they consider important, and gather as much information as possible.

Once this information is analyzed and problem areas are identified and explained, students formulate alternative solutions and propose intervention strategies for those territories. All of this is compiled in a report. A copy of the report remains at the school library as consultation material; another goes to the institution that hosted the research.

The process ends when students present, debate and defend their report before a panel composed of School of Public Health faculty, and staff from the host institution.

The teaching-service integration not only allows students to put into practice knowledge acquired in class, but assures interaction with the health services, which benefit from the educational activity.

Student research also helps policy-makers reflect on problems found in their territories, while the proposed strategies for intervention help solve those problems. This entire process ultimately has a positive impact on the quality of services available.

Specific Cycle

The second part of the master's programs is the specific cycle, where students focus on their field of specialization—primary health care or public health. The many community activities that take place during this cycle serve to place the students in the context in which they will practice after graduation.

Each student is assigned a research subject at the beginning of the cycle. The subjects are suggested by faculty members, the school administration, the students themselves (for example, it could be a subject relevant to the student's place of origin), or a state institution within the National Health System. Tutoring is available for students. It is done, preferably, by faculty members, although students can propose other alternatives.

At the beginning of the specific cycle, each student must submit a completed research protocol for review by faculty members. Later, throughout the cycle, students must develop their research in addition to their other learning activities. At the conclusion of the cycle, they are given a certain amount of time to prepare a final report, which they will present and defend before a faculty panel selected according to established guidelines.

Useful Research

The fact that research subjects are part of an institution's research line, or are of interest to the School of Public Health, or another component of the National Health System encourages students and prevents their research reports from becoming obsolete—a frequent fate of research done for purely academic purposes. The successful teaching-service relationship forged between the School of Public Health and the units of the National Health System has facilitated the research of learning needs; this, in turn, has promoted course design and training of nursing staff in the community.

The teaching-service agreements between the School of Public Health and three nearby municipalities assures the development of research and academic activities within the services. This benefits the quality of care, since it commits the School to the systematic training of nursing staff, thus upgrading their technical and professional competence.

Nursing research in Cuba faces the same problems faced by the region as a whole. We are making efforts at multiple levels to attain a sustained development in nursing research because we are aware that research is the appropriate way to improve the training of nursing professionals, increase scientific production, identify problem areas, promote written communication, and facilitate interdisciplinary research.

Most importantly, nursing research can help improve health actions, the well-being of both healthy and sick populations, and the quality of life.

11 Graduate Nursing Education in the United States

Gilda M. Martoglio
Thomas P. Phillips
Irene Sandvold

There are now more than 2 million individuals licensed to practice nursing in the United States. They practice in a wide variety of settings which range from homes and clinics where their primary work may be to teach and work with individuals and families to promote health and prevent illness, to critical care units in hospital settings where they are responsible for nursing care that involves some of the most sophisticated technology available.

Nurses must now do more than simply provide care. They must, together, be a strong force in the development of health care policy, as their perspective is critical to the planning that insures quality health care for everyone. While there are currently nurses in leadership positions who have not had academic preparation for these roles, it is generally acknowledged that nurses do need additional formal education to prepare them for positions of responsibility, or in other words, a post-basic education.

In the United States, post-basic education for nurses—understood here as any formal education that follows completion of a basic nursing program—occurs through two principal mechanisms: continuing education and graduate degrees.

Nurses, from the most basic to the doctoral level, all take continuing education courses from time to time. Traditionally, those courses have only awarded a certificate of completion, and have usually not been applicable to graduate degrees in nursing, although some schools of nursing now do give credit for certain continuing education courses and experiences. Continuing education opportunities are provided most often by hospitals, agencies, and other kinds of employers, private, for-profit organizations that teach as a business, professional organizations and, in some cases, colleges and universities with continuing education departments.

As to graduate degrees, there is a strong movement in the United States to encourage nurses to move into academic settings and to seek an advanced degree. Graduate level programs, at both the master's and doctoral level, are now quite common.

Many nurses are able to attend a program that is near their home or work site. Other offerings such as evening and weekend classes, intensive "mini-mesters," and summer formats, make graduate level courses more readily available to other students. Some schools are making graduate courses available to nurses living in remote areas through various distance education mechanisms. However, students are usually encouraged to spend time on the university campus, so that they will have an opportunity to interact with other health care providers with different perspectives, and to allow them to experience university life.

This paper focuses on academic programs which award nurses master's and doctoral degrees in nursing.

Master's Programs

Master's level programs in nursing are now available in more than 250 schools of nursing; there is at least one graduate level program located in each of the 50 states and Puerto Rico. In 1992, these programs reported 28,370 students enrolled (Moses 1994). Students normally admitted to these programs have a baccalaureate degree in nursing or its equivalent.

The clinical areas of study in nursing most commonly available are: adult health (medical-surgical), maternal and child health, gerontological, psychiatric-mental health, public health/community health, nurse-midwifery, and nurse anesthesia. Other areas of study are: nursing education, administration, and informatics.

Generally, students select two of the nursing study areas listed, one "clinical" and one "nonclinical," putting primary emphasis on one of them. Most master's students are also required to take a number of core nursing courses, among them courses in nursing research and theory. In addition, students are usually required to take "cognate" courses—i.e., non-nursing courses which enrich their understanding of the nursing courses. Finally, students also take true elective courses which may be taught in other departments of the university. This allows nursing students to interact with students in other disciplines.

A major problem currently facing master's programs is the continuing increase of nursing content, and with it, of time allocated to nursing courses. It is becoming increasingly difficult to provide the student with time to take the cognate and elective courses.

Nursing faculty are responsible for all nursing instruction, both in the classroom and in the clinical area. While certain portions of classroom work or clinical supervision may be delegated by the faculty to non-faculty lecturers or clinical personnel, the faculty remains responsible for the quality of all teaching and for evaluating that teaching, whether didactic or clinical. This is critical to maintaining high quality programs.

The curricula of master's programs requires from one calendar year to two academic years to complete if the student is able to study on a full-time basis. At present, the majority of students studying at the master's level in the United States (75%) study on a part-time basis, so that more time is needed to complete a program.

Almost all master's level programs stress six basic areas of study: disciplinary knowledge, clinical practice, learning and teaching, management and leadership, research, and professionalism. The master's program that has been described is the most common found, but some schools have their own unique curricula.

Early master's programs provided courses in research, and may have offered research seminars; usually, they also required the student to complete a thesis. Today, schools take a wider range of views about the kind of research experience that master's level students are provided. While students still take research courses and are likely to be involved in research seminars, more often than not, the thesis requirement has become optional. Instead of a thesis, the student may be asked to develop a research idea thoroughly, or to participate in a group research activity.

Two factors have contributed to this change. Students who are really interested in research may now move on to one of the many available doctoral programs where research is most appropriately emphasized. On the other hand, faculty have learned that it is very difficult to direct student theses and still have time to do the research that they must to become permanent members of the faculty.

In the United States, the National League for Nursing (NLN), the national accrediting body for schools of nursing, provides consultation to schools of nursing that wish to begin graduate level programs at the master's level. Aside from providing guidelines and offering considerable assistance, NLN accredits master's level programs after at least one class of students has graduated. They do not pre-accredit programs before students are admitted.

The most common kind of nurse providers that are being prepared within the general framework of master's level education are described individually, as follows:

Clinical Nurse Specialists

Master's programs began to change in the 1950's, in response to rapid advances in technology. The graduate's clinical competence and potential to change the quality of nursing care became the overriding interest of virtually all master's level programs. Preparation for nursing administration and nursing education, which previously had been the focus of almost all of these programs, were suddenly less popular, began to get fewer resources from the schools, and eventually became secondary in most settings.

Education for clinical nurse specialists is characterized by two primary thrusts. The first is to provide the student with a comprehensive knowledge of the content of one clinical specialty area. The second is to prepare clinical nurse specialists for a variety of roles that, ideally, the graduate will assume in practice, teaching, consultation, research and administration (American Nurses Association 1986). In other words, having prepared the student with a sound clinical knowledge base, the "role" thrust teaches the student how to apply that knowledge in practice.

Although clinical nurse specialists have been prepared for 40 years, they have not often been able to work in the "ideal" roles that were originally envisioned for them. Instead, they have worked in a wide variety of positions.

The original conceptualization of the clinical nurse specialist also dictated that graduates should become "agents of change" by being role models and advocates for nursing within their specific settings.

Nurse Practitioner Programs

The nurse practitioner movement in the United States began in the mid-1960's as an attempt to extend the nurse's area of practice to encompass some of the responsibilities that had previously been undertaken by physicians. It was a response to an increased demand for primary care services and to the shortage and maldistribution of physicians that existed at that time. Organized nursing education was slow to embrace the concept of the nurse practitioner because it was not clear to them that the new responsibilities being identified and taught were appropriate for nurses.

The federal government, however, was very interested in increasing the ability of nurses to deliver primary health care. During the late 1960's and early 1970's, the Division of Nursing of the Department of Health and Social Services supported 50 certificate and master's level programs for nurse practitioner education across the country. Since that time, federal funding has been an important force in the successful development of the primary care nursing role. The government has undertaken studies to follow the development of the nurse practitioner (Sultz et al. 1976, 1978, 1980), and gathers data to follow its growth (Moses 1994).

Over time, it has become clear that the primary health role of the nurse practitioner is consistent with the evolutionary and progressive nature of nursing itself.

After a slow start, nurse practitioner programs are being developed in large numbers. Currently, there are at least 350 programs in the United States, including both master's level and certificate level programs. Some of the latter are at the post-master's level (National Organization of Nurse Practitioner Faculties 1994).

There are now approximately 27,900 nurses who have been formally prepared to work as nurse practitioners and who are nationally certified (Moses 1994). They generally are involved in practices which allow significant autonomy and provide collegial interaction with physicians and other health care team members, such as nutritionists and social workers. Nurse practitioners are gaining more recognition, and the scope of their practice has been broadened by the fact that 45 of the 50 states now allow these nurses some kind of prescriptive authority.

While schools of nursing are free to develop their own curricula for nurse practitioner programs, the National Organization of Nurse Practitioner Faculties has published a curriculum guide which is valuable in assisting faculties in this process. The guide focuses on the following five domains in which competence is important: management of client health/illness status, monitoring and ensuring the quality of health care practice, organizational and role competencies, the healing role of the nurse (the personal, egalitarian, collaborative approach to enhancing care), and the teaching-coaching function of the nurse (National Organization of Nurse Practitioner Faculties 1990).

Like other master's level programs, the nurse practitioner curricula usually require 3 to 4 semesters of full-time study. A recent study of 112 nurse practitioner programs indicated that the average number of hours required for clinical practice was 597, with 62% of these requiring between 400 and 700 hours (Morgan et al. 1994).

Both the preparation and the practice of nurse practitioners continues to evolve. A number of schools have begun to prepare nurse practitioners for acute care areas, such as neonatal nursing.

Nurse-Midwifery Programs

There are currently some 6,368 certified nurse-midwives practicing in the United States (Moses 1994). Early programs that prepared nurse-midwives were not located in graduate schools of nursing, or other academic settings. Since the 1970's, however, new programs have more often been initiated by academic institutions than by non-academic ones. Currently, there are 10 certificate level programs that only admit registered nurses, and 32 master's level programs that generally require applicant nurses to have a baccalaureate degree in nursing prior to admission. Although nurse-midwifery is moving rapidly toward master's level preparation, there is a need to continue some certificate level programs at this time.

The American College of Nurse-Midwives publishes a guide, *Core Competencies for Basic Nurse-Midwifery Practice* (1993) for certificate and master's programs that wish to become accredited, and plan to prepare students in a way that will be acceptable to the profession. The competencies address the areas of antepartum, intrapartum, postpartum, neonatal, family planning, and well-woman gynecology.

The curriculum is taught within an overall framework of family centered care, with a consistent emphasis on health promotion and disease prevention. The content is now evolving to include more emphasis on women's health care throughout the life span, as well as more emphasis on primary care and the management of selected acute and chronic conditions.

Nurse Anesthesia

In the United States, there are currently 21,776 nurses prepared as nurse anesthetists and working in positions with the job title "nurse anesthetist" (Moses 1994). Post-graduate programs preparing nurse anesthetists have historically developed in hospitals and other clinical settings, but this is now changing. The Council on Accreditation of Nurse Anesthesia Education Programs has determined that all programs preparing nurse anesthetists must award a master's degree to any student entering a program by January 1, 1998. It is not specifically required that the master's degree be in nursing.

There are currently 89 nurse anesthetist education programs in the United States, 50 of which offer a master's degree in a non-nursing area, and 31 of which offer the master's degree in nursing. The remaining eight programs have not yet moved from the certificate to the master's level. The Council must fully accredit a program before students may be admitted; programs must be a minimum of 24 months in length and must graduate in terms of 19 specific outcome criteria areas (Council on Accreditation of Nurse Anesthetist Educational Programs 1994).

The large number of programs that award non-nursing master's degrees reflects a traditional reluctance on the part of graduate schools of nursing to incorporate nurse anesthetists programs into their curricula.

Advanced Practice Nurses

The term *advanced practice nurse* was adopted in 1993 by the American Nurses Association, which describes it as follows: "...an umbrella term given to a registered nurse (RN) who has met advanced educational and clinical practice requirements beyond the 2-4 years of basic nursing education required of all RNs."

Four groups of nurses come under this umbrella term—nurse practitioners, clinical nurse specialists, certified nurse-midwives, and certified, registered nurse-anesthetists. Currently, all four categories of clinically oriented nurses are being prepared in graduate schools of nursing. Because it is cost-effective, or to satisfy the increasing desire of students to study both nurse practitioner and clinical specialist content, some schools offer core courses to both of these groups, and then allow them to develop along separate tracks; other schools have begun to bring the two roles together entirely. As a result, they graduate a broadly prepared nurse, able to work in both primary and acute care settings. These graduates are generally said to have been prepared as *advanced practice nurses*, and they may be eligible to take certifying examinations as both clinical nurse specialists and nurse practitioners.

The rapid manner in which educational curricula are changing, and the variety of titles given to the graduates of these programs, both by the programs and by the 50 individual state boards of nursing that regulate nursing practice, make it difficult to understand what the graduate has been prepared to do simply by knowing their "title." Often it is necessary to know the curriculum content in order to know the expertise of a program graduate. The current period of rapid growth, change, and inevitable confusion, challenges nursing education to prepare graduates for the future.

The work of the advanced practice nurse has been extensively studied. Their contribution to advanced practice, per se, has been carefully assessed, as has the quality of that work, its value to clients, the outcome of care provided, and their cost effectiveness compared to other health care providers. The contributions of nurses who have completed graduate study have, essentially, brought nursing to its current high level of sophistication in the United States.

Administration and Education

In the early 1970's, government contracts were awarded to three schools of nursing to develop doctoral level programs to prepare nurse administrators. This initiative triggered the development of master's nursing administration programs by training needed faculty. Due to this and, partially, due to initiatives of the graduate schools themselves, there are now a number of strong nursing administration programs in the United States, and that area—which was predominant prior to the advent of the clinical specialization, has regained strength. Nursing education, also popular in earlier years, has also regained some strength, but not as much as nursing administration.

Other Areas of Concentration

Other areas of concentration that have become more popular in recent years, and are currently taught in some schools either as primary or secondary areas of choice, include *informatics* (the application of information science to nursing), *case management* (a system of health assessment; planning; service procurement, delivery, and coordination; and monitoring to serve client needs), and *transitional nursing* (working with patients who move from the community to the acute care setting and back again). There is ongoing discussion about whether some of these focus areas should be free standing or whether the content should be included in all graduate level nursing curricula as essential for every master's level nurse.

Alternate Master's Programs

At least two other approaches to preparing nurses at the master's level should be mentioned. Both have been developed to allow individuals who do not have a baccalaureate degree in nursing to move into graduate level education.

For many years a few schools have offered what is referred to as a "generic" master's program. These programs admit students who hold a bachelor's degree in a field other than nursing, often in science or in another area that gives them a suitable background. At this time, many graduate schools of nursing have begun to admit these non-nurse applicants, with positive results. Typically, the school will admit these students to a three year program of study, which provides the nursing content of an undergraduate program followed by master's level content.

A second, and increasingly common approach, is to admit graduates of both associate degree and diploma nursing programs directly into master's programs. These students are usually required to have completed some courses on their own prior to admission, and are then placed in a "bridge program"—a series of courses that moves them "over" the baccalaureate into the master's program. These students can typically complete the master's degree in three years of full-time study.

Doctoral Programs

As nursing education began to move more solidly into academic settings, it was inevitable that nurse faculty members would be required to meet the same kinds of requirements for promotion and tenure as their colleagues in other disciplines. Those requirements include a terminal doctoral degree and evidence of scholarly productivity in the faculty member's field.

For the most part, nursing in the United States has chosen the research doctorate as its model, rather than the professional doctorate. The fact that nursing is an applied discipline sometimes makes it difficult for nurses to work optimally within the university setting. For example, using the research model, faculty are rewarded first for research and scholarly activity, second for teaching expertise, and only third for their clinical expertise and their ability to serve as clinical role models for their students. The realities of the faculty member's need to gain tenure and to remain employed, may often be at odds with the ability to maintain the advanced clinical skills so important to relay to students, and to actively participate in the nursing field.

The solid relationship between academia and doctoral preparation began with the earliest nursing doctoral programs. At Columbia University's Teachers' College in the early 1920's, and at New York University in 1934, the doctoral programs were located organizationally within graduate schools of education (Kalisch & Kalisch 1978).

The development of additional doctoral programs was slow. In 1954, the University of Pittsburgh began a Ph.D. program which focused only on the area of maternal/child nursing. Boston University initiated a short-lived Doctor of Nursing Science (D.N.S.) program to prepare nurse psychotherapists. Probably the first modern-style doctoral program in nursing (offering a range of clinical and/or role related areas of study), began at the University of California, San Francisco in 1964. That program first offered the D.N.S., but some twenty years later offered the Ph.D. as well (Kalisch & Kalisch 1978).

By 1971, a study of nurses with earned doctoral degrees showed that 26% of the respondents held degrees from Columbia University, more than three times the number received from any other university; 51% of the respondents had received degrees from the other 6 universities offering doctoral degrees in nursing; and the remaining 49% had received doctoral degrees from universities which did not offer the doctorate in nursing (Phillips 1973).

Since that time, the number of doctoral programs in the United States has increased steadily. By 1983 there were 27 such programs; the number continued to rise until 1991, when the number had risen to 54, and growth began to slow considerably. Among the factors that may have been responsible for the decrease in growth was that at that time, federal funding for doctoral programs became more difficult to obtain.

There are currently 57 programs in 33 states within the United States (Sigma Theta Tau International 1994). With the growth of these programs, most nurses now seek their doctoral degree in the discipline of nursing, rather than in one of the social, biological, public health, or other related disciplines, as was the case earlier.

The number of nurses who have enrolled in doctoral programs in the United States has also risen steadily over the years. However, reliable figures are available only since 1973. In that year, there were 375 nurses enrolled in doctoral programs, 43% of whom were studying on a full-time basis. During the early 1980's there was rapid growth, and by 1992 doctoral programs reported a total of 2,727 students, 41% of whom were in full-time study (National League for Nursing 1994). In 1992, there were an estimated 11,284 nurses with doctoral preparation in the United States. Of these, 4,241 held a doctoral degree in nursing, while 7,043 held a doctorate in a related discipline (Moses 1994).

Types of Doctoral Degrees

For a number of years, nursing faculties debated the merits of offering one type of doctoral degree rather than another, and some argued that only one degree should be offered by all doctoral programs. Today, there seems to be a certain consensus that there is probably no one degree that is going to meet all of the needs that faculty and students have. The determination of the degree to be offered depends on many factors. Chief among these, is that a curriculum should flow from the identified needs of the community that will support the program and send students to it, and from the philosophical and conceptual interests and strengths of the nursing faculty.

There should be clear conceptual differences between the kinds of degrees that are awarded in nursing. The Ed.D., awarded by Teacher's College, Columbia University, a professional degree that prepares nurses to be educators, is in complete concert with the preparation that its students receive.

The three other current doctoral degrees are the Doctor of Philosophy, the Doctor of Nursing Science, and the Doctor of Nursing degrees. (A fourth degree, the Doctor of Science in Nursing degree, awarded by the University of Alabama at Birmingham, is so similar to the Doctor of Nursing Science degree that it will not be discussed separately).

As previously stated, the Doctor of Philosophy (Ph.D.) degree is a research degree, typically overseen by the Graduate School of a university, and subject to approval by that school. A typical Ph.D. program will require the student to complete at least six semesters of work beyond the master's degree, pass certain comprehensive examinations, and prepare a defendable dissertation. The Ph.D. degree is currently awarded by 49 of the 57 schools that award doctoral degrees in nursing.

The Doctor of Nursing Science (D.N.S.) degree was originally conceived as a professional, rather than a research degree. It was first awarded by Boston University to nurse psychotherapists. This professional practice oriented degree was an excellent fit with the program that awarded it.

Since that time, however, the D.N.S. has been the degree of choice for a number of doctoral programs, but the fit between the degree and the curriculum has not always been clear. While the faculty of a number of these programs feel strongly that their graduates are being prepared for practice (and for research that focuses on practice), others often find it difficult to see significant differences between the curriculum of the D.N.S. and that of a Ph.D. program.

The D.N.S. curriculum should be clearly different from that of the Ph.D., and should emphasize clinical practice and clinical research. That this often is not the case relates to a number of factors. One is that, over time, nurse faculty members have come to value the Ph.D. more than the D.N.S. because the former is a "research model" associated with those disciplines that are seen as entrenched in academia—a position highly desired by an upwardly mobile profession.

The D.N.S. degree is a valid, and highly respectable degree, and should not be valued less than the Ph.D. It should probably be reserved for programs that stress the applied nature of nursing, and which prepare graduates whose primary concerns are practice and clinical research that will support that practice.

The third doctoral degree offered in nursing, the Doctor of Nursing (N.D.), is less easy to describe because it is offered to students graduating from different kinds of programs. It was first offered by Case Western Reserve University as a first professional degree in nursing (generic doctorate), and was modeled after the doctor of medicine degree (M.D.).

Applicants are expected to have completed a baccalaureate degree in an area other than nursing. On completion of the N.D. degree, they are prepared for beginning positions in nursing practice. Graduates seeking leadership positions are expected to continue their education at the master's level, where specialization occurs. A second school, the University of Colorado, also offers a generic doctoral degree at this time. It must be made clear that these generic doctoral programs are first level nursing programs, and not terminal doctoral degree programs.

Rush University also offers a Doctor of Nursing degree. It is neither a basic nursing degree, nor a terminal doctoral degree, but a unique and additional degree which is practice based. The student may earn it after completion of the master's degree in nursing, but before the terminal doctoral degree (the Doctor of Nursing Science at Rush University).

Financing

For many years, the Congress of the United States has provided funds through Title VIII of the Public Health Service Act to assist both students and schools. These funds have been very important to the success of graduate nursing education, but still only supplement personal, private and state funds.

Most graduate students in the United States must rely on a number of resources to pay the cost of their education. In 1992, 70% of all master's students and 86% of all doctoral students reported that they relied heavily on their own personal savings and incomes; and 54% of all master's students and 34% of all doctoral students reported that they received reimbursement for educational expenses from their employers. Only 8.7% of all master's students and 17.8% of all doctoral students received some kind of federal traineeship, scholarship, or grant (Moses 1994).

Congress authorized $15 million in 1994 for the direct support of students under the Professional Nurse Traineeship program. Students are required to study full-time to be eligible to receive a traineeship. Government funds received by students are not sufficient to pay the entire cost of their education. They are handled by the schools which select, according to their own criteria, the students who will receive them.

Funds from the federal government to support the educational programs themselves have also been available on a competitive basis to schools of nursing. Applications submitted by schools are judged by a jury of peers (other faculty members from across the country), who decide which applications are most deserving. Specific funds given by Congress for programmatic support began at a level of $5 million in 1976, and gradually rose to a level of $28.9 million in 1994. While it may appear that funding has increased significantly, inflation has reduced the buying power of the dollar each year. A majority of nursing programs have received this type of grant.

Although Title VIII monies have been the primary source of federal funds for nursing education, other legislative authorities have in the past, and/or still do, provide some funds for graduate nursing education. For example, there are monies especially targeted to educate nurses in psychiatric-mental health nursing, and maternal and child health. Although these particular targeted funds have dwindled, they were once very important sources of support for post-graduate nursing education.

Congress also provides funding for nursing research, having appropriated approximately $50 million for that purpose in 1995. A significant portion of that money assists nursing education, since a high proportion is awarded to nurses who are members of graduate faculties, and the funds are used to pay for the costs of research. Such funds often provide a portion of a faculty member's salary and benefits, the cost of research assistants (who are often students), and other resources that may benefit the school. Without this funding, it is doubtful that faculty members would be able to fulfill the research and publication requirements to achieve tenure and keep their jobs.

It is clear that funds provided by Congress have made an important contribution to the ability of graduate schools of nursing to initiate and expand programs. Governmental support will probably be important in any country considering beginning or expanding graduate level nursing education.

Other Costs

Graduate programs are expensive and only a portion of the costs are covered by the tuition students pay. A recent study which looked only at the costs of educating nurse practitioners and nurse-midwives in the United States attempted to analyze the costs of those programs by dividing the costs into four categories: direct instruction (mostly faculty salaries), instructional department overhead, School of Nursing overhead, and campus-wide overhead.

Findings indicated that the average cost for one student in these programs was $15,591 per year, and that the average cost of producing a graduate was $29,663. However, the average costs for nurse practitioners were $17,544 per student-year, and

$34,096 per graduate, while the average costs for nurse-midwifery were $12,618 per student-year, and $22,915 per graduate. It is estimated that federal funds constituted about 27% of the funds to support these graduate educational programs (U.S. Department of Health and Human Services 1994). Remaining costs would have to be covered by student tuition and a variety of other sources, including state funds and gifts.

Recommendations

The experience of the United States in developing graduate level programs has been, for the most part, unique. It has not followed European or other models, but has developed from specific needs and trends within the country. What has worked in the United States may or may not work well in another country. With this in mind, the following recommendations are offered to faculties in countries wishing to begin, or to further develop, graduate educational programs.

- Graduate programs are ideally developed for a country as a whole, with national planning as to number, placement, and focus of each program. In larger countries, planning may best be done at the regional, state, or district level. In either case, planning at the widest level possible may prevent duplication of programs, and allow the optimal use of scarce resources.

- Graduate programs should be developed on the basis of the specific needs of the community that the program will serve, rather than on what seems to be working, or has been seen as important elsewhere.

- Regardless of the needs that are identified, programs should be initiated only when the school is able to identify adequate resources, faculty, and clinical practice opportunities for the students who would be involved.

- It is particularly important for academic programs to be developed in settings where the college or university administration is clearly supportive.

- When developing new graduate level programs, it is important to build positive relationships with other health care disciplines in the school, and in the community. Involving colleagues at the beginning of the planning period will help secure their cooperation when the program is operational.

- Graduate programs in nursing should be built on the solid base of an undergraduate program, though the undergraduate program should never be compromised by transferring scarce resources to the developing graduate program.

- By developing a "core" set of courses that all graduate level students will need, it will be easier to add additional areas of concentration as the program grows.

- Schools developing doctoral level programs should carefully choose the research, professional or practice model most appropriate for them, both in terms of the needs of the students, and in terms of the viability of the program within the university.

References

American Nurses Association. (1993). *Advanced practice nursing: A new age in health care.* Washington, D.C.: Author.

American College of Nurse-Midwives. (1992). *Educating nurse-midwives: A strategy for achieving affordable, high-quality maternity care.* Washington, D.C.: Author.

__(1993). *Core competencies for basic nurse-midwifery practice.* Washington, D.C.: Author.

Clawson, D.K., & Osterweis, M. (Eds.). (1993). *The roles of physician assistants and nurse practitioners in primary care.* Washington, D.C.: Association of Academic Health Centers.

Congress of the United States. (1986). *Nurse practitioners, physician assistants, and certified nurse-midwives: A policy analysis.* Health Technology Case Study 37. Washington, D.C.: Office of Technology Assessment.

Council on Accreditation of Nurse Anesthesia Educational Programs. (1994). *Standards for accreditation of nurse anesthesia educational programs.* Park Ridge, Illinois: Author.

Fenton, Mary V. (1984). Identification of the skilled performance of master's prepared nurses as a method of curriculum planning and evaluation. In *From Novice to Expert: Excellence and Power in Clinical Nursing Practice* (pp. 262-274). Menlo Park, California: Addison-Wesley.

__(1985). Identifying competencies of clinical nurse specialists. *Journal of Nursing Administration,* 15(12), 31-37.

__(1992). Education for the advanced practice of clinical nurse specialists. *Oncology Nursing Forum,* Supplement to 19(1), 16-20.

Frik, S.M., & Pollock, S.E. (1993). Preparation for advanced nursing practice. *Nursing & Nursing Health,* 14(4), 190-195.

Geolot, D.H. (1990). Federal funding of nurse practitioner education: Past, present, and future. *Nurse Practitioner Forum,* 1(3), 159-162.

Georgopoulos, B.S., & Christman, L. (1990). *Effects of clinical nursing specialization: A controlled organizational experiment.* New York: The Edwin Mellen Press.

Germain, C.P. et al. (1994). Evaluation of a Ph.D. program: Paving the way. *Nursing Outlook,* 42(3), 117-122.

Jamann, J.S. (Ed.). (1984). *Doctoral programs in nursing: Consensus for quality.* Washington, D.C.: The American Association of Colleges of Nursing.

__(1985). Proceedings of "Doctoral Programs in Nursing: Consensus for Quality." *Journal of Professional Nursing,* 1(2), 90-122.

Kalisch, P.A., & Kalisch, B.J. (1978). *The advance of American nursing.* Boston: Little, Brown and Company.

Kelley, J.A. (1993). *Looking ahead to 21st century master's nursing education.* Atlanta: Southern Council on Collegiate Education for Nursing.

__(1993). *The big picture: Making decisions about master's curriculum in nursing.* Atlanta: Southern Council on Education in Nursing.

LaRochelle, D.R. (1987). Research studies on nurse practitioners in ambulatory heath care: A review 1980-1985. *Journal of Ambulatory Care Management,* 10(3), 65-75.

Moon, B.J. (1990). Prescriptive authority and nurse-midwives. *Journal of Nurse-Midwifery,* 35(1), 50-52.

Moses, E. (1994). *The registered nurse population: Findings from the National Sample Survey of Registered Nurses.* Washington, D.C.: U. S. Department of Health and Human Services.

National Council of State Boards of Nursing, Inc. (1992). *NCSBN position paper on the licensure of advanced nursing practice.* Chicago: Author.

National League for Nursing. (1986). *Patterns in specialization: Challenge to the curriculum.* New York: Author.

__(1994). *1994 Nursing data review.* New York: Author.

National Organization of Nurse Practitioner Faculties. (1990). *Advanced nursing practice: Nurse practitioner curriculum.* Washington, D.C.: Author.

__(1994). *National directory of nurse practitioner programs.* Washington, D.C.: Author.

Naylor, M.D., & Brooten, D. (1994). The roles and functions of clinical nurse specialists. *Image: Journal of Nursing Scholarship,* 25(1), 73-78.

Page, N.E., & Arena, D.M. (1994). Rethinking the merger of the clinical nurse specialists and the nurse practitioner roles. *Image: Journal of Nursing Scholarship,* 26(4), 315-318.

Phillips, T.P. (1973). A sociological study of selected factors associated with the productivity patterns of nurses with earned doctoral degrees. Unpublished doctoral dissertation. The Catholic University of America, Washington, D.C.

Price, et al. (1992). Developing national guidelines for nurse practitioner education: An overview of the product and the process. *Journal of Nursing Education,* 31(1), 10-84.

Public Health Service Act of 1993, Title VIII, 42 U.S.C., 1993.

Safriet, B. (1992) Health care dollars and regulatory sense: The role of advanced practice nursing. *Yale Journal on Regulation,* 9(2), 417-487.

Sigma Theta Tau International. (1987–1994). *Proceedings of the National Forums on Doctoral*

Education in Nursing. Issued annually. Indianapolis: Author.

___(1994). Nursing doctoral programs. *Reflections, 20*(3), 15-17.

Steele, Shirley, & Fenton, Mary V. (1988). Expert practice of clinical nurse specialists. *Clinical Nurse Specialist, 2*(1), 45-52.

Sultz, H.A., Zielezny, M., & Kinyon, L. (1976). *Longitudinal study of nurse practitioners, Phase I.* Washington, D.C.: U.S. Department of Health, Education, and Welfare.

___(1978). *Longitudinal study of nurse practitioners, Phase II.*

___(1980). *Longitudinal study of nurse practitioners, Phase III.*

U.S. Department of Health, Education, and Welfare. (1971). *Future directions of doctoral education for nurses: Report of a conference.* Publication No. NIH 72-82. Washington, D.C.: Author.

U.S. Department of Health and Human Services. (1992). *A survey of certified nurse-midwives.* Publication OEI-04-90-02150. Washington, D.C.: Author.

___(1993). *Enhancing the utilization of nonphysician health care providers.* Washington, D.C.: Office of the Inspector General.

___(1994). *Federal support for the training of nurse practitioners and nurse-midwives.* Report of HRSA Contract No. 240-93-0043. Washington, D.C.: Author.

___(1994). *Survey of beneficiaries of nursing education projects.* Report of HRSA Contract No. 240-91-0016. Washington, D.C.: Author.

Contacts

American Association of Colleges of Nursing
Suite 530
One Dupont Circle, N.W.
Washington, D.C. 20036
Telephone: (202) 463-6930
Fax: (202) 785-8329

American College of Nurse-Midwives
Suite 900
818 Connecticut Avenue, N.W.
Washington, D.C. 20006
Telephone: (202) 728-9896
Fax: (202) 728-9897

American Nurses Association
Suite 100 West
600 Maryland Avenue, S.W.
Washington, D.C. 20024-2571
Telephone: (202) 554-4444
Fax: (202) 488-8461

Council on Accreditation of Nurse Anesthesia Educational Programs
Suite 304
222 South Prospect Avenue
Park Ridge, Illinois 60068-4010
Telephone: (708) 692-7050
Fax: (708) 692-7137

National Council of State Boards of Nursing, Inc.
Suite 550
676 North St. Clair
Chicago, Illinois 60611-2921
Telephone: (312) 787-6555
Fax: (312) 787-6898

National League for Nursing
350 Hudson Street
New York, New York 10014
Telephone: (212) 989-9393
Fax: (212) 989-2272

National Organization of Nurse Practitioner Faculties
Suite 530
One Dupont Circle
Washington, D.C. 20036
Telephone: (202) 463-6930
Fax: (202) 785-8329

The views expressed in this paper are those of the authors, and not necessarily those of the Department of Health and Human Services.

Part Five

Selected Presentations

12 Nursing at the Crossroads of Change

Rachel Z. Booth

In the United States, where nursing is the largest health care profession, Americans are looking increasingly to nurses to provide an expanded spectrum of primary and home care, long-term care, and community and public health services.

By the year 2000, the demand for nurses with master's and doctoral degrees for advanced practice, teaching, and research, is expected to be more than twice the anticipated supply.

Currently, more than 29,000 registered nurses have been certified as nurse practitioners in the United States. Among other services, nurse practitioners perform physical exams; diagnose and treat common acute illnesses and injuries; provide immunizations; manage high blood pressure, diabetes, and other chronic problems; order and interpret X-rays and other lab tests; and counsel patients on healthy lifestyles, and health care options. Of 48 states that grant nurse practitioners authority to prescribe medications, 11 allow them to do so independent of physician supervision. In 20 states, nurse practitioners can practice independently, without physician supervision or collaboration.

Within hospitals, patient care is benefiting from a new breed of acute-care nurse practitioners who are managing patient care units, handling many of the clinical responsibilities once performed by medical residents, and tracking patients through hospitalization and after discharge.

In 1994, the American Association of Colleges of Nursing (AACN), of which I am the current president, set up a task force to establish a standardized core curriculum for all graduate nursing students, as well as the core curriculum areas for advanced practice nursing (nurse practitioners, nurse midwives, nurse anesthetists, and clinical nurse specialists). The AACN's *Master's Essentials* reflect recommendations made by the task force after a year and a half of work, which included input from regional conferences attended by a wide range of nurse educators, clinicians, and administrators from all over the country. The AACN document and the *Curriculum Guidelines* for nurse practitioner programs developed by the National Organization of Nurse Practitioner Faculties, are expected to be used interdependently by curriculum planners when designing nurse practitioner content.

The AACN's core curriculum for all student's in master's education programs covers research, health care organization, financial and policy issues, ethics, professional role development, theoretical foundations of nursing practice, and human diversity and other social issues. The curriculum reflects our belief that education at this level should take place in an interdisciplinary environment, and produce nurses who are proficient at using research findings as the basis for their clinical and organizational decisions, and who have a clear understanding of health care policy, organization and financing. Nurses must also be able to make ethical decisions and counsel patients when ethical issues arise, and deliver culturally sensitive and appropriate care.

The sharp increase in the numbers of elderly adults, and the increasing racial and ethnic diversity of our population in the coming decades, demand that master's programs provide learning experiences in the classroom and in clinical practice that lead to an understanding of the diverse cultural, ethnic, racial, gender, and age differences that shape human behavior.

The core curriculum for advanced practice nurses also developed by the AACN includes the following areas: advanced health/physical assessment; advanced physiology/pathology; advanced pharmacology; and other areas such as health promotion throughout lifespan, case management skills, clinical practicum, communication/family, advanced assessment of psychological problems, clinical decision-making, and clinical experiences.

Development of sound diagnostic reasoning skills is a prime aim of the AACN core curriculum because graduates must be able to assess, diagnose, and manage patient problems, including prescribing medications within their specialty areas. Although it assumes that advanced practice students have an undergraduate base in physiology, pharmacology, and health assessment, the AACN recommends that they take further advanced courses in those areas.

The AACN considers that training an advanced practice nurse to play a direct role in patient care, make diagnoses, prescribe drug regimens, and assume accountability for these decisions, requires a *minimum* of 500–600 clinical hours.

As we turn our attention to doctoral education, we notice the number of faculty with doctorates at AACN-member schools has skyrocketed from 15% in 1978, to 48% in 1994. Even more phenomenal are the expanding numbers of nurse scientists with doctorates who have made nursing research one of the fastest growing fields in health research today. The number of nurse researchers has climbed dramatically, from about 600 fifteen years ago to nearly 6,000 today.

To keep pace with such exceptional growth, the AACN recently revised its landmark *Indicators of Quality in Doctoral Programs in Nursing. Indicators* will guide nursing deans as they develop nursing curricula, and assist schools that are planning new programs to assess their readiness to offer doctoral education.

The health care environment is undergoing revolutionary changes—an explosion in technology, a declining dominance of hospital acute care, a rising demand for primary care in the community, and a need for a wider, more cost-effective choice of providers. All are changes that nursing must adapt to, influence, and lead, if we are to continue to protect and improve the health of the public for a new century.

13 The International Health Program at Georgetown University

Maria da Gloria Miotto Wright
Denise Korniewicz

The new dynamic of economic and social development in the world emphasizes the economic, demographic, cultural and environmental interdependence between developed and developing countries. International health is becoming an important field of study and practice, mainly due to the increasing complexity of international relations. Health problems do not recognize the geographic boundaries of nations; instead, they open or reinforce new areas of international cooperation.

An International Health Program

Georgetown University's School of Nursing plans to start an interdisciplinary and cooperative program in international health within its undergraduate curriculum. The program will be offered as a minor requiring 18–19 semester hours; courses will be elective, and flexible enough to allow appropriate practical field experiences at a national and international level.

The objectives are to develop an interdisciplinary cooperative joint venture for an international health program within the university environment; expose the undergraduate student to the international health field; apply a critical-holistic analysis of international health, society, population, and environment related to the development of community, state, country, or region; develop an international health perspective consistent with national health problems; and increase the opportunities for students to participate in national and international practice programs, and to further their education about international health at the graduate level, or via continuing education.

The program will be planned and implemented as an interdisciplinary curriculum model. It will be open to all undergraduate students who are interested in a minor in international health.

The following institutions are participating in the program: *Georgetown University*: School of Nursing, School of Foreign Service, Kennedy Institute for Bioethic Studies, School of Medicine, and schools of Biology, Demography, Economics, and Nutrition. *International and national organizations*: PAHO/WHO, Inter-American Development Bank, World Bank, U.S. AID, and U.S. Department of Health and Human Services.

The central themes of the international health program at the undergraduate level are: society and development, population and development, and environment and development. Three interdisciplinary cooperative courses will be offered: *Introduction to International Health*; *International Health, Population Problems and Development*; and *International Health, Society, Environmental Problems and Development*. The program will also include interdisciplinary cooperative practical experiences, both in international health programs in the United States and abroad.

At the national level this means acquiring practical experience in international health through field trips or events, work in community organizations or programs, and research projects. At the international level, the program includes field trip experiences or events (visit to a specific country in Latin America and participation in an international health issues conference); community organization programs, projects, or actions in a specific Latin American country; and a multidisciplinary cooperative international research project.

Course Description

Courses and practical experiences will emphasize health as an issue of international relations, and the international dimension of health. Both courses and practical experiences will be planned, implemented and evaluated using an interdisciplinary and cooperative approach.

The course, *Introduction to International Health*, will be conducted with technical cooperation from PAHO/WHO, and guest speakers from the Inter-American Development Bank, the World Bank, and U.S. AID. Major themes include: health as an issue of international relations; the international dimension of health; and technical and financial cooperation and agreements for health and development in a given country or region.

The course, *International Health, Population Problems and Development*, will be developed by an interdisciplinary team in cooperation with Georgetown University's School of Nursing, School of Foreign Service, Medical School, Kennedy Institute for Bioethic Studies, and the schools of Demography and Biology. This course will focus on population problems and health as an issue of international relations, the international dimension of health, and technical and financial cooperation and agreements on family planning, maternal-child health, food distribution, women's health and development, and other development areas.

The third course, *International Health, Society, Environmental Problems and Development*, will be developed by an interdisciplinary team in cooperation with Georgetown University's School of Nursing, School of Foreign Service, Medical School and the schools of Demography, Nutrition, Economics and Biology. The course will focus on health as an issue of international relations regarding societal and environmental problems; the international dimension of health and transfer of knowledge and technology; and international technical and financial cooperation, and agreements for development regarding peace process, migration, health and nutrition, and environmental conservation.

14 Challenges in the Education of Professional Nurses in Colombia

Consuelo Gómez Serrano

A new curriculum was put in place in 1992 at the School of Nursing of the Universidad Nacional de Colombia, as part of the university-wide academic reform that had begun in 1989. Nursing courses were organized in two major categories: a professional core and a flexible component.

The professional core includes a basic area (social, biomedical, and nursing sciences) and a professional area (life cycle, and health service and program management). The flexible component (29.9% of the curriculum) includes elective and contextual courses, different kinds of thesis work and areas of in-depth study.

The School of Nursing also defined two areas of conceptualization which are still at a stage of theoretical construction: nursing care and human life process. Theoretical construction is the most important challenge currently facing the professional development of nursing.

The development of the new curriculum has been conceived as a process, not a result, in which both faculty and students participate. This process of participative creation is characterized by a constant effort to identify which contents and experiences are essential, in the current context, to train professionals in the field of nursing. Identifying the essential is another challenge of academic reform.

The flexible component allows for great curricular diversification and flexibility. A transition to new intensive teaching methods that will increase interaction between faculty and students is also being promoted.

The academic reform is also promoting a new kind of institutional coexistence—based on consensus, dialogue and participative, more democratic relationships—which eschews authoritarianism, rigid hierarchies and excessive regulation.

A Pedagogical Challenge

Another challenge of the ongoing academic reform is the promotion of a new way of teaching based on academic dialogue, rather than control and power.

For teachers, this means a reevaluation of students as the main actors in the learning process, as well as a recognition that dissension is part of the teaching-learning-reevaluation dynamics. For students, this means performing an active role, and developing their critical sense, creativity, autonomy, and capacity to learn how to learn.

To conclude, I would like to stress the need for teaching methods that are accessible to students. I agree with Gabriel García Márquez, who said:

"...our conformist and repressive education seems to have been conceived to force children to adapt themselves to a country that was not imagined for them, instead of putting the country within the reach of children, so that they may transform and exalt it.

"Such absurdity restricts creativity and innate intuition, and thwarts imagination, precocious clairvoyance and wisdom of heart, until children forget what undoubtedly they know since birth: that reality does not end where texts say, that their conception of the world is closer to nature than that of adults, and that life would be longer and happier if each one could work in what he or she likes, and only in that..."[1]

References

1. García Márquez, Gabriel. (1994). Por un país al alcance de los niños. In *Colombia al filo de la oportunidad. Informe de la Misión de ciencia, educación y desarrollo.* Bogotá, Colombia: COLCIENCIAS.

Bibliography

Professional Advisory Committee, School of Nursing, Universidad Nacional de Colombia. (1992). *Propuesta de reforma curricular de la carrera de enfermería. Documento institucional.* Bogotá, Colombia: Author.

Freire, Paulo. *Pedagogía del oprimido.* Bogotá, Colombia: Editorial Siglo XXI.

Gómez Serrano, Consuelo. (1992). *Tendencias en la profesión de enfermería.* Bogotá, Colombia: Author.

Romero B., María Nubia. (1993). Algunos aspectos del modelo pedagógico en enfermería: una proyección del papel histórico social de la mujer. *Revista Perspectiva Salud-Enfermedad,* 8(1), Tunja, Boyacá, Colombia.

15 Accreditation of Nursing Programs in Colombia

Marta C. López

The National Accreditation System was created in Colombia within the framework of Law 30 of 1992, which organized higher education in accordance with the principles of autonomy instituted by the Constitution of 1991.

The accreditation process begins with a self-evaluation, conducted on the basis of the institution's educational mission and purpose, followed by an outside evaluation by academic peers, and a summary evaluation by the National Accreditation Board.

Universities and Schools

Ten Colombian universities are working together to verify the quality of their academic programs and the degree in which they fulfill the institution's mission and educational project. They are the universities of Los Andes, Antioquía, EAFIT, Externado de Colombia, Pontificia Bolivariana, Industrial de Santander, Pontificia Universidad Javeriana, Nacional de Colombia, del Norte, and del Valle.

The group has decided to define priorities, stages, components, monitoring, and follow-up and evaluation systems for their first joint, self-regulatory work-cycle, which should be completed within the next seven years. They also have agreed to set up a mutual exchange and cooperation network to facilitate active participation by group members in the process. The network and its technical secretariat should have begun operating by the end of 1995.

The group of universities has agreed on other strategies to build and preserve a culture of self-regulation involving commitment at all levels within each university, and to give priority, in each university's development plans, to the allocation of human, administrative and financial resources for the implementation of self-regulation and accreditation projects by the institution as a whole or by its programs.

In a parallel effort, a number of school associations in the fields of medicine, engineering, science, economics and nursing also are developing self-evaluation and accreditation processes at a national level.

Nursing Program Accreditation

In August 1995, ACOFAEN—the Colombian Association of Nursing Schools—proposed an accreditation system for advanced nursing programs to the Ministry of Health. The proposal is organized into three chapters: conceptual and legal basis, self-evaluation guidelines, and definition of standards, indicators and instruments.

The objective of the proposed evaluation system is to encourage the search for academic quality in nursing programs and to offer the technical and administrative tools required to develop a self-evaluation and accreditation process in each of them.

According to the proposed system, nursing schools should work together through the following stages of the accreditation process: initial agreements, process design, definition of standards and indicators, self-evaluation report, verification through peer heteroevaluation, peer report, and decisions and implementation.

The six analytical units of the proposed self-evaluation exercise are: educational mission and project, organization, people and resource management, teaching, research, and extension (interaction between university and society). Standards and indicators have been laid out for each self-evaluation area.

The proposal considers the following accreditation agents: the nursing school implementing the self-evaluation project; administrators and faculty members, as potential national peers to support the heteroevaluation process; and the Technical Accreditation Committee, an administrative and decision-making body made up of two faculty members chosen by the nursing school faculty, a representative of the appropriate advanced studies association, and an employer representative.

All nursing schools should undergo a self-evaluation process within the next three years, including surveys, interviews, workshops and individual action. Decisions will be reflected in action plans to create change. Their implementation will require resource allocation through institutional governance plans.

16 A Distance Learning Master's Program in Nursing in Colombia

Blanca de Cabal
Marta Lucía Vázquez

The Nursing School at the Universidad del Valle, in Cali, Colombia, was established in 1945, when the university was founded. It is one of eight schools within the School of Health—the others are the schools of Medicine, Dentistry, Human Rehabilitation, Bacteriology and Clinical Laboratory, Basic Sciences, Public Health, and Physical Education, Recreation and Sports.

The Nursing School has developed two types of master's programs: one requires full-time presence; the other is based on a distance learning model. The full-time presence learning program, which lasts 22 months, has graduated 25 professional nurses in three classes. Our experience with this model indicates that it is difficult for professional nurses to attend courses on campus due to family or work constraints.

At the undergraduate level, this problem has been successfully addressed since 1982 with a distance learning nursing program. A similar program was developed at the master's level between 1992 and 1995, with support from the W.K. Kellogg Foundation.

Eighty nurses from the cities of Manizales, Armenia, Pereira, Cartago, Cali, Popayán and Pasto already have obtained their master's degrees through the distance learning program. To develop the program, institutional agreements for distance learning have been established with the universities of Cauca and Nariño, as well as with the universities of Caldas and Surcolombiana de Neiva. The result has been a regional and interinstitutional growth in southwest Colombia.

An evaluation of the program indicates that it has facilitated access to more professionals, rationalized costs for students and institutions, contributed to the development of services and communities where students work, increased participants' sense of belonging to the educational institution, fostered an interactive environment among students, faculty and tutors, and increased the research output by students and faculty alike with contributions unique to the Colombia southwest.

Curricular Structure

The distance learning master's program in nursing lasts 28 months and begins with several introductory workshops on distance learning methodology, handling stress, organizing time, basic math concepts and procedures, and speed reading.

Five academic periods follow. The first (3 months) is devoted to a course on Biometrics, which includes aspects of epidemiology, demography and statistics. The second academic period (6 months) is devoted to two complementary courses—Research in Nursing and Community,

Family and Health. One fosters the scientific method in research; the other uses it to develop a community diagnosis and epidemiological profile.

The third academic period (6 months) includes two other courses: Research Seminar I and Ambulatory Care. In the seminar, students prepare a thesis, which can be based on the community diagnosis and epidemiological profile developed during the previous period. In Ambulatory Care, a comprehensive plan of action is developed and evaluated, also on the basis of the community diagnosis.

The fourth academic period (6 months) is taken up by Research Seminar II, in which students continue to work on their theses, and Hospital Care, in which they design, develop, and evaluate a nursing protocol with hospitalized patients, involving the family and the community.

Thesis Preparation is the only course in the fifth academic period (3 months). Students analyze the information they have gathered, and write a final report on their research.

Methodology

The distance learning master's program in nursing intends to develop an independent study culture that favors learning over teaching. It assumes that students are motivated, responsible for their own learning, and capable of incorporating it into their work. Faculty and tutors are viewed as guides and facilitators of the learning process, ready to share learning, and to maintain an interactive communication with the students.

Learning settings range from the workplace to locations chosen by tutors, coordinators or students themselves for practice that may not be possible on the job. Regardless of the setting, students select their own times and places for study and practice.

In addition to student-tutor-coordinator contact, meetings are organized with other students who are taking the same course. These encounters help disseminate individual or group learning experiences, and provide opportunities for students to benefit from the know-how of experts.

While it makes students responsible for their own education, the distance learning master's program in nursing offers them guidance and support through tutors, coordinators and directors of academic graduate programs. This system allows students access to the various opportunities offered by the university, so that they can integrate themselves actively into the institution. In addition to the student-tutor relationship, communications within the program take place by means of learning materials (teaching media), telephone, mail, fax and electronic mail.

Evaluation

The following criteria were used to evaluate the process and results regarding the first graduating class of the distance learning master's program in nursing: access (determined by geographic area: seven cities in southwest Colombia); program quality (learning materials, achievement of course objectives and educational method), and results (number of registered students that graduated—80/87, or 92%); amount of time required to graduate (28 months); and number of subjects repeated (one).

As to academic performance, all except one of the distance learning students managed to complete their thesis work, while there are still presence learning students from the second and third graduating classes registered for the thesis course.

A qualitative study was done as part of the evaluation. Program administrative personnel (facilitators and local center coordinators), tutors and students, gathered in focal groups, said that the distance learning model had enriched them by forcing them to become actively involved.

Students said that they had gained self-confidence in terms of doing independent work, and had become more aware of interdisciplinary possibilities. At the same time, they emphasized the difficulty of combining academic, personal, and family activities.

Administrative personnel and tutors indicated that they had been able to combine teaching with service, and to apply new theoretical concepts to clinical practice. This possibility enabled both sides—nursing education and service—to participate jointly in the teaching-learning experience.

Future Expansion

The Nursing School of the Universidad del Valle will attempt to expand coverage of its distance learning master's programs to other areas within Colombia and to other countries in the Andean region.

Currently, graduate specialization programs based on the presence learning model are being innovatively adapted to distance learning. The Nursing School also believes that it is essential to develop doctoral nursing programs with national and international institutional support.

17 Innovative Experiences in Graduate Education in the Americas

Marlene Farrell

The Center for International Nursing Education (CINE) was established in 1990 to respond to the growing number of inquiries for information about the innovative program for the education of nurses developed by the Statewide Nursing Program (SNP) at California State University, Dominguez Hills.

In 1981, the California State University, with a generous grant from the W.K. Kellogg Foundation, created a distance education model that made it possible for nurses in California to pursue the bachelor's degree in nursing at locations and times that accommodated their existing commitments. By 1985, this same successful model was used to offer a master's degree in nursing.

Program Features

Quality, accessibility, and flexibility are the hallmarks of this program. A typical semester course is divided into modules valued at one or two credits, and each module is graded independently. Students have many choices of location and time: the modules begin and end at various times during the semester at nearly 200 different teaching sites. The time required is based on the Carnegie standard of 45 hours of learning time for each semester credit; however, the amount of class time is significantly less.

Typically, class time amounts to eight or ten class hours distributed among two or three seminars. The remaining 35–37 hours of learning time is devoted to reading, writing papers, and accomplishing structured learning activities. Additional flexibility is provided in the performance courses by use of a learning contract developed by the student and the teacher to address the specific learning needs of the individual.

Comprehensive print materials, developed by a team of faculty members and instructional technologists, guide the student through a variety of structured learning activities. Objectives and evaluation measures are included, and since the programs are competency-based, the minimum acceptable performance for each evaluation is specified. Students use resources such as textbooks, teachers, and peers, and also create some learning activities of their own to help attain the course objectives. Nearly 3,000 students are progressing toward their degree objectives with approximately 700 graduating each year.

Electronic Classroom

Currently, the bachelor's degree program is offered nationally in collaboration with the Mind Extension University (ME/U), the educational unit of Jones Intercable, Inc., based in Denver, Colorado. ME/U contracts with accredited institutions of higher education in the U.S. and abroad to offer courses through telecommunications—cablevision via unscrambled satellite signal, computer conferencing, electronic mail, voice mail, and videotape cassettes. Through the "electronic classroom" it is possible, with minimal adaptation, to offer to a national audience the same theory and performance courses offered in California. National students meet the same outcome measure and performance expectations as the California students of the Statewide Nursing Program. It is possible that the master's degree program will also be offered in the future using this technology.

Other Services

Since its establishment, CINE has provided a variety of programs for, and served as consultant to governments, national organizations, public and private health care agencies, and universities interested in the education of nurses and other health care professionals in Europe, Africa, Asia, and Latin America.

CINE also offers various instructional services for individuals and groups, either at the CSU Dominguez Hills campus, at other locations within the United States or in host countries, as requested by clients. CINE has a visiting scholars program and a U.S. prep program for nurses educated in other countries who plan to study for a degree, certificate, or specialization in the United States.

During the month of July 1995, CINE and REAL—the Latin American Nursing Network—conducted a five-week long Institute on Leadership Development for Distance Education. This invitational institute, supported by the W.K. Kellogg Foundation, brought together eighteen nursing educators from Latin America on the California State University, Dominguez Hills campus. Experts in the areas of curriculum development, program management, appropriate use of new technology, negotiation, entrepreneurship, and distance education worked with the participants in seminars and small groups. This very successful endeavor will probably be repeated in a Latin American location in the future.

Bibliography

Lewis, J., & Farrell, M. (1995). Distance education: A strategy for leadership development. Nursing and Health Care, 16(4), 184-187.

Johnston, M.K., & Lewis, J. (1995). Reaching RNs through the electronic classroom. Nursing and Health Care, 16(4), 237-238.

18 Research: A Fundamental Element in Nursing Education and Practice

Rocío Rey Gómez

Although there has been progress in research at the undergraduate level in Colombia, results in terms of professional performance are not as satisfactory. Little headway has been made toward validating the knowledge on which nursing practice is based. Research has not gone beyond the university, as hoped; graduates have not made research a part of their everyday professional activity, especially when handling complex problems.[1]

Progress at the graduate level has been somewhat more satisfactory. However, many parts of the country are not yet benefitting from a reflective-investigative nursing practice. Research is a natural human activity; nevertheless, as time goes by, first schools, then universities, prompt unfortunate transformations in people, who learn to think in mechanical, unidirectional, simplistic and non-reflective manners.

In contrast, society has "a mythical image of science."[2] This obviously influences teachers' thinking and practice, perpetuating precisely the teaching models and methodologies that provoked the undesirable transformation mentioned above. Could this be what is happening in nursing education?

In most Colombian universities, research is conceptualized and practiced as a "specialized" course, and not as a fundamental didactic principle in the teaching-learning process.

The activities and behaviors inherent in research would be fostered in students if research were to become a guiding principle and methodology that integrates, in a comprehensive way, the resources and strategies used to teach all subject content (lectures, clinical and community practice, and laboratory experiences).

Adopting research as a guiding principle in the nursing curriculum would make it easier to deal adequately with problems and changing situations. This investigative methodology is not intended to simulate or replace scientific research, but to redevelop and maintain the students' reflective-investigative spirit—in other words, their scientific attitude.

Developing a scientific attitude does not simply means familiarizing students with the scientific method. While the latter can be done through lectures, videos, conferences, or workshops,[3] a scientific attitude grows out of the experiences to which students are exposed, the methodology used in the teaching-learning process, and the teacher's own approach. Thus, teachers, too, should develop and maintain their scientific attitude. Teachers must be researchers, especially self-researchers—i.e., researchers of their own pedagogical roles. By doing so, they would gain an interdisciplinary vision and a holistic perspective.

As Martha Rogers puts it: "Nursing has two main dimensions: the science of nursing, and the use or application of this science for human betterment—that is, the practice of nursing."[4] And, as Nelly Garzón said at the first Pan-American Symposium on Research in Nursing: "Research generates knowledge to be applied in practice, and it is from practice that research problems emerge."

As with any occupation striving to become an autonomous and distinctive profession valued by society, nursing is trying to determine what it does and how, for whom, and within which parameters. In other words: nursing wants an identity that legitimizes its practice.

This is where nursing research plays a fundamental role. If nursing practice is to be something more than a repetition of procedures based on tradition rather than conviction, research will have to become part of a nurse's function. Research improves the theoretical foundation of the practice of nursing.

In stressing that nursing research must aim to advance the nursing profession, I am not suggesting that research should be monodisciplinary. Interdisciplinary research not only allows for a fuller understanding of problems, but is also an ideal opportunity for systematic intradisciplinary inquiry.[5]

Questioning by other disciplines will give nursing a chance to critique its own praxis and models, as part of its self-defining quest, allowing it to tackle problems through interaction with other disciplines.

Nursing research will advance knowledge through: ethnographic studies that describe, interpret and explain the dynamic and interactive nurse-client-environment relationship; evaluative research that accumulates information on an intervention, its operation and its impact on the individual, the family, the community and the institution; applied or action research; epidemio-logical studies; historical research; and pedagogical research.

It is a long road, the one leading to the consolidation of the science of nursing. Many and varied are the obstacles to overcome, many the theoretical and practical problems to solve. Knowledge in nursing is eclectic but disciplined. The nursing profession focuses on the human being in a social and ecological context. This means research will have to be approached through many disciplines and with many different methods. Nursing schools should respond to this challenge by training reflective-investigative nurses that work for the advancement of the profession.

References

1. De Caballero, Rosita, Gualy, Angela, & Soto, María Iraidis. (1990). Formación de investi-gadores: consideraciones y propuesta operativa. Documento de trabajo preparado para la ACO-FAEN. Bogotá, Colombia.

2. Porlan, Rafael. (1993). *Constructivismo y escuela: hacia un modelo de enseñanza-aprendizaje basado en la investigación.* Sevilla: Diada.

3. Díaz Bordenave, Juan & Martins Pereira, Adair. (1986). *Estrategias de enseñanza-aprendiza-je.* Costa Rica: IICA.

4. Leddy, Susan & Pepper, J. Mae. (1985). *The conceptual bases of professional nursing.* New York: Lippincott.

5. Bialakowsky, Alberto Leonardo. La mono-multi-inter y transdisciplina.

Bibliography

García, J. Eduardo & García, Francisco F. (1993). *Aprender investigando: una propuesta metodológi-ca basada en la investigación.* Sevilla: Diada.

19 The Minority International Research Training Program

Beverly J. McElmurry
Susan M. Misner

The Minority International Research Training (MIRT) program coordinated by the College of Nursing, University of Illinois at Chicago (UIC), provides support for qualified minority trainees to be recruited for participation in nursing research programs in international settings.

Nursing students and faculty from the four minority groups under-represented in the biomedical sciences in the U.S.—African and Hispanic Americans, Native Americans and Pacific Islanders—are the focus of the program. In nursing, the underrepresentation of minorities, especially in graduate studies and faculty ranks, requires an affirmative response, both from the small number of minority faculty scientists as well as the non-minority nursing faculty.

The specific objectives of this program are to: promote career development of minority students and scientists within the field of nursing; facilitate leadership in nursing by minority students and faculty through participation in cooperative international research; encourage development of a community of nurse researchers interested in culturally relevant science addressing global health issues; and, cultivate an international network with potential for multinational, multi-site nursing research through these collaborative activities.

How the Program Works

Students and faculty MIRT trainees are recruited by faculty members of the MIRT Advisory Committee from five participating WHO Collaborating Centres for Nursing/Midwifery Development in the U.S.: School of Nursing, Case Western Reserve University; School of Nursing and Health Science, George Mason University; School of Nursing, University of Alabama at Birmingham; College of Nursing, UIC; and School of Nursing, University of Texas, Medical Branch. Trainees' research interests/goals are then matched with international host nursing institutions according to the skills and experiences of host faculty research mentors.

Criteria for trainees' participation and program awards are determined primarily by guidelines of the funding agency—the Fogarty International Center of the National Institutes of Health. To be eligible, participants must be U.S. citizens, nursing students in good academic standing in their home institutions, or faculty, and members of the four under-represented minority groups.

Costs for air travel, living expenses (including food and housing), and a monthly stipend allowance are provided by the MIRT program to selected trainees. For faculty trainees, funds may be available for research support. Also, limited funds may be available to provide necessary research equipment and/or training at the host facility. Undergraduate nursing students must agree to an 8 to 12 week period of study in the international setting, with a 3 to 12 month term for master's level, predoctoral, and tenure track faculty.

The overarching conceptual framework for scientific endeavors supported by the MIRT program is the WHO model of primary health care. This model is congruent with the MIRT goals of promoting international research training for nursing leadership in health issues of cultural relevance and global concern.

Two Experiences

Our experience with the MIRT program has demonstrated the necessity for long range advance planning in curriculum design and institutional policies, especially regarding recruitment, language skills, and family responsibilities of candidates. Experience to date in the recruitment and placement of nursing students and faculty for research training through the MIRT program may be illustrated by two examples: five undergraduate trainees at the Catholic University of Chile in 1995, and a faculty trainee at the University of Botswana.

The undergraduate students' research experience in Chile was linked with an ongoing nursing research study, "The effects of a maternal and child health care model based in self-care," (main researcher, M.C. Campos).

In Botswana, following several years of research collaboration between the faculty of the UIC and the University of Botswana in the area of women and AIDS prevention, a MIRT faculty trainee was selected to implement a study on AIDS prevention in adolescents.

Research Sites

The current international host research sites associated with the MIRT program are: Department of Nursing Education, University of Botswana; Department of Health Sciences and Nursing, Glasgow Caledonia University, Scotland, U.K.; Danish Institute for Health and Nursing, Denmark; Cumberland College of Health Science, University of Sydney, Australia; School of Nursing at Ribeirão Preto, University of São Paulo, Brazil; Turner Department of Nursing, University of Toronto, Canada (with Mount Sinai Hospital); Schools of Nursing at Siriraj Hospital and at Ramathilbodi Hospital, Mahidol University, Thailand; College of Nursing, Yonsei University, Korea; School of Nursing, Catholic University of Chile.

An intent of the MIRT initiative was to strengthen the research collaboration between members of the Global Network of WHO Collaborating Centres for Nursing/Midwifery Development. The history of the Network's growth since its founding in 1976 has been described elsewhere (Kim & Ohlson 1993), but one of the goals of the Network's strategic plan (1994) is to develop cooperative projects which advance nursing's contribution to global health care and policy. However, the MIRT program does not simply send candidates to those centers: as nursing research sites in international settings outside of the network become known to us, negotiations are undertaken to add them as MIRT program approved host sites.

Requirements

Prior to sending a MIRT scholar to a host site, the U.S. MIRT Coordinating Centre makes sure that the proposed international setting can accommodate the U.S. researcher, provide a research-supportive infrastructure that includes collegial interaction, and offer sufficient library or research related materials to ensure that the visiting scholar can accomplish her goals.

Students and faculty scholars are expected to have been trained in the ethical conduct of research. Host sites are expected to have review and monitoring systems that are consistent with the regulations of the National Institutes of Health of the United States. Even in those cases where the host site must develop new or additional procedures, there have been positive responses, since most hosts view this as a means of strengthening their endeavors.

Impact

An objective of the MIRT program is to promote career development, specifically an interest in pursuing a career in nursing research. Upon completion of the program, all of the undergraduate trainees have expressed a specific interest in seeking entry to a graduate program (i.e., master's or doctorate) within the following academic year. Four of the five have either been admitted or have applied to a graduate program in nursing. The fifth trainee will complete her bachelor's degree this year.

Trainees reported that the benefits of a cross-cultural, international experience had a profound effect on them, though all in the undergraduate group had had a previous international travel experience. After this exposure to another culture, some trainees expressed a sense of newly developed and significant value for their personal ethnic origin, replacing a previously held more "negative" sense of ethnic status. One trainee indicated that the chance to witness her Latina culture as the "majority" group in a country changed her views positively for her ethnic heritage. The opportunity to develop second language skills was also valued highly by the MIRT trainees in Chile.

All trainees reported a favorable view toward their overall participation in an international research training program in nursing science. All the undergraduate trainees reported on the benefit of learning firsthand about a national health system different from that of the United States, and becoming sensitized to the current health issues in another country.

Since the number of MIRT scholars is small, anecdotal accounts provide some sense of the effect of this program on students. Discovering that faculty from other institutions are interested in recruiting them for graduate schools is affirming for minority students. In many cases, the minority students attracted to nursing are "financially worried" and are often the first in their families to complete a college degree. This lack of exposure to advanced degree traditions and merits, and personal and professional development tasks, is an obstacle faced by MIRT undergraduate scholars. The experience for faculty scholars indicates that it has been a little easier for them than for students to access the research opportunity.

Plans for Future Activities

Evaluation plans for the MIRT program include follow-up with former trainees regarding their continued participation in research activities, pursuit of advanced degrees, and future participation in international nursing initiatives. Qualitative aspects of long range program evaluation is planned. Evaluation will also be based on the publication and presentation of research findings from studies conducted through the MIRT program. Future program evaluation will monitor whether or not professional dialogue about research among participating MIRT faculty facilitates the collaborative design and successful funding of multi-site, cross-national nursing studies. The evaluation will also consider other reported program outcomes, such as perceived institutional and collegial recognition, course development, and strengthening of intra-institutional research programs.

What the long-term future holds for initiatives such as the MIRT program is open to conjecture. It is an intensive process to recruit and prepare students and faculty for these international research experiences. Yet, the observable growth of the scholars makes the effort worthwhile and intrinsically rewarding. Consideration should be given to how these programs can be maintained for more than the three year period for which awards are made.

References

Kim, M.J., & Ohlson, V.L. (1993). The global network of WHO Collaborating Centres for Nursing Development: A historical perspective. In B.J. McElmurry, K.F. Norr & R.S. Parker. *Women's health and development: A global challenge*, (pp. 1-8). Boston: Jones and Bartlett.

Office of Extramural Research. (1986, revised 1993). *Protecting human subjects*. (Three international films: Evolving Concern, Balancing Society's Mandate, and The Belmont Report). Prepared by the National Institutes of Health and the Food and Drug Administration, with the cooperation of the National Library of Medicine, Washington, D.C.

Global Network of WHO Collaborating Centres for Nursing/Midwifery Development. (1995). Strategic Plan. *Global Network Newsletter*, Fall (3), unpaginated, Yonsei University School of Nursing, Seoul, Korea.

World Health Organization/United Nations Children's Fund. (1978). *Declaration of Alma-Ata, 1978: Primary health care.* Geneva, Switzerland: WHO.

This manuscript is based on a presentation by Beverly J. McElmurry given before the Pan American Conference on Graduate Nursing Education in Bogota, Colombia, in October of 1995. Many thanks to the John E. Fogarty International Center, of the National Institutes of Health, grant No. 3 T37TW00057-02S1.

20 NLN Accreditation: An Evolutionary Perspective

Delroy Louden
Lin Zhan

The mission of the National League for Nursing (NLN) is to improve education and health outcomes by linking communities with information. It is achieved through collaboration, connection, creation, service, and learning.

Our vision is that of a leader advancing the health of diverse communities through nursing. Our values encompass integrity, diversity, education, quality, service, ethical commitment, and caring.

Accreditation History

Since 1893, nursing leaders have sought to assure the public that schools were preparing nurses that were adequately trained to serve the community. To do so, they believed that a uniform curriculum needed to be in place. Accreditation began as a voluntary process conducted in a peer review by colleagues who subscribed to the process.

NLN accreditation has revolutionized this process. Assessment criteria have shifted away from the means-end rationality of earlier models toward multi-method measurements and program outcomes which include areas beyond the traditional scope of nursing education. While the accreditation program continues to uphold the highest standards for education quality and accountability, the new criteria do not specify content or methods to be used in achieving the outcomes. Accreditation is now a two-way process, incorporating each program's unique goals and designs, and looking at its ability to produce outcomes in non-traditional areas such as critical thinking, communication, and much more.

NLN accreditation is a voluntary process which serves to ensure the quality and integrity of nursing education, as well as to provide accountability to the public.

The central idea of the assessment movement originated with the concern that the traditional gauges of quality—an institution's resources and its reputation—were of less value than the institution's actual contribution to student learning. To this end, outcome criteria have been developed by the four educational councils of the NLN Committee on Accreditation—the councils on diploma, associate degree, practical nursing, and baccalaureate and higher degree programs. Moreover, NLN accreditation is working toward a systematic program evaluation to ensure its process is valid, reliable, and effective.

Philosophy Behind Accreditation

Encouraging innovation in nursing education is of the highest concern to NLN. The best approach to meet this challenge is an enabling process that is neither rigid nor prescriptive, but flexible enough to match the needs of each program.

Political hierarchies among students, faculty, administrators, and the NLN that do not foster the creative thinking so crucial to our evolving profession must be reorganized. NLN champions the belief that the accreditation process can be based on a constant consensus building informed by the collective wisdom of administrators, faculty, students, NLN program evaluators, and the public.

Philosophically, the NLN approach to accreditation reflects each nursing program's goals and roles within its particular community, as well as the shared values of the national leadership in higher education and health care. That is why NLN believes that voluntary peer reviews and self-studies are the best way for institutions to evaluate the components of their programs.

Outcome Assessment

As the United States moved toward community-based and primary health care, NLN embarked on outcome-based criteria in part to comply with new federal and state regulations which focus on educational effectiveness, but most importantly, because outcomes provide public accountability.

Outcomes are performance indicators. As the end product of any activity, they demonstrate to what extent the purposes of the mission and goals of the program have been achieved. In the accreditation process, outcome-based criteria focus on the results a program is able to produce—including admissions, enrollment, and graduations.

Outcome assessment is a process by which evidence for congruence between an institution's stated mission, goals and objectives, and the actual outcomes of its program and activities, is assembled and analyzed in order to improve teaching and learning.

The deciding factor in assessing the effectiveness of any institution is evidence of the extent to which it achieves its goals and objectives. The necessity of seeking such evidence is inescapable (Commission on Higher Education 1990).

In outcome assessment, three key questions are often asked: What should students learn? How well are they learning it? How does the institution measure that knowledge?

Outcome evaluation of education is concerned with program improvement in which the institution clearly states its mission, with goals and objectives consistent with the aspirations and expectations of higher education. Summative evaluation is concerned with judgment of program success.

At its best, outcome evaluation challenges the academic community to restructure the curriculum and to rethink the ways of teaching. An effective assessment process should involve all aspects within the program, with special attention given to voices that previously have been left out.

Essential Features

The accreditation process is voluntary; therefore, the responsibility for initiating the process rests with the institution or program concerned. Programs are encouraged to contact the NLN accreditation staff at any time regarding general information and procedures. Official authorization to begin the NLN accreditation process is secured approximately one year before the faculty believes the program will be ready for accreditation evaluation.

Self-study

The self-study process involves the following: exploration of the beliefs and goals of the program and services of the nursing unit, and their congruency with the mission of the governing organization; assessment of program components considered necessary to achieve outcomes, e.g., structure, governance, and evaluation plan within the context of the mission and goals; examination of ongoing processes designed to maintain and improve all program components; assessment of outcomes of the nursing unit's program and operations, and their congruency with the nursing unit's mission and goals.

The self-study report is an outcome of the self-study process. It is one of the primary documents used by program evaluators and the Board of Review to evaluate nursing programs. The report provides general information about the governing organization and the nursing unit, numbers and categories of nursing faculty, and current student enrollment by program in the academic term preceding the site visit.

It also includes a description of the governing organization, an overview and history of the nursing unit program within it, a demographic description of students and/or learner characteristics, a composite description of the total faculty in the nursing unit and their activities (faculty data profile), and an explanation of the degree to which the information of the current academic term is representative—and whether significant differences are expected to occur between the writing of the final self-study report and the accreditation site visit.

Site Visit

Experienced colleagues serve as site visitors. The purpose of the site visit is to verify, clarify, and elucidate program materials submitted during the course of the evaluation. On the basis of the site visit, program evaluators make recommendations to the Board of Review—which currently has the final say with respect to the accreditation status of a program. The site visit allows the program faculty, administration, and students to highlight features of the self-study report.

Accreditation Validity

To ensure that its accreditation criteria and standards are valid and reliable indicators of the quality of nursing education, NLN has procedures to establish their content validity; proposed procedures to examine psychometric properties of accreditation criteria including predictive validity, reliability, and construct validity; and research capacity in conducting the proposed validation study.

Content validity of the NLN accreditation criteria has been supported by the varied sources used to identify and validate relevant items for the criteria. Expert panels and NLN professional staff and leadership conduct extensive literature reviews regarding trends, objectives, and content areas for nursing education.

Within the NLN Committee on Accreditation, there are expert panels on each type of education program (e.g., associate degree, practical nursing, diploma, and baccalaureate and higher degree programs). There are also Board of Review panels for each program type, consisting of eight nurse edu-

cators, one nursing service representative, and one public member (usually, a general educator in higher educational institutions).

Expert panels serve the following functions, to: conduct item analysis in regard to the soundness of each criterion and concept; examine the clarity of each item of the criteria and the fit between each criterion and goals and objectives of nursing education; identify critical elements that measure what each criterion intends to measure (e.g., documentation); examine the correlation between criteria and evidence by which to meet these criteria; evaluate the consistency between required criteria and guidelines for program evaluators in the content areas; compare the criteria developed by the State Board of Nursing and the NLN accreditation criteria (e.g., NCLEX-RN exams); and compare the NLN accreditation criteria to parent institution criteria.

Program evaluators conduct participatory observations and interviews on site to evaluate and verify the application of criteria on each program, and also to provide empirical basis for the clarity of each criterion. Program evaluators are trained by experts prior to conducting the site visit.

Reliability and validity of the accreditation criteria is evaluated throughout all facets of the accreditation process. The NLN accreditation process is dynamic. Within the changing environment of health care and education, criteria are subject to revision and change.

Accreditation criteria are developed, reviewed, and revised periodically by the four educational councils of the NLN Committee on Accreditation. Council procedures and activities, including an annual meeting and a survey, involve continuous input from nurse educators in a variety of nursing programs. The councils also report to the Committee on Accreditation regarding criteria for selection, retention, and evaluation of visitors, as well as recommendations for change.

Although much has been done, NLN accreditation criteria still need to be further analyzed in regard to internal consistency, as well as convergent, discriminant, and construct validity.

The foregoing illustrates the comprehensive nature of the NLN accreditation process, particularly its flexibility and commitment to the advancement of nursing education.

21 Research in the Age of Health for All

Edilma B. Guevara

The goal of health for all means that we must ensure that all people have a level of health that will allow them to participate actively in the social and economic life of their communities.

The implementation of strategies to reach that goal requires the support and contributions of all health professionals in the areas of research, services and education. At the same time, we cannot ignore the role played in improving the health of populations by research in other disciplines, such as genetics, immunology and epidemiology.

This last half of the twentieth century is marked by changes in the information, communications and education systems, as well as individual and collective changes. Those changes have affected nursing practice, education and research, and will continue to do so. The information system based on books has become obsolete: new knowledge is being produced at faster rates than can be printed. Electronic communications—via computers and satellites—allows the most recent information to reach the most remote places.

As the boundaries between fields of knowledge seem to vanish and new specializations emerge, we find that the emphasis on memorizing is disappearing. Truth is no longer in books, as we used to think, but in our capacity to identify, analyze, synthesize, evaluate and use the vast amount of information generated in various disciplines. Critical thinking provides us with the basic tools to do this.

The role of teachers is also changing. Teachers do not possess truth: they only have the capacity to facilitate discussion and to synthesize important points. The goal of teaching-learning is not just to understand the professional role, but the process upon which that role is based.

Changes at the individual and collective level include an increased individualism expressed by a desire for personal isolation, control and protection. This can be seen in the use of the home as a place of leisure and work, defined to a great extent by television and computers.

That individualism is synchronized, however, with a sense of social responsibility. There is a growing interest in health, service, and product information. A "healthy cities movement" has emerged, as well as an "alert consumer movement," which pressures for change or improvement in consumer products.

The huge technological progress of our times also creates ethical and legal conflicts. Should we prolong life even when it is merely vegetative? Should we use genetic engineering to improve our species or to give life to a test tube baby? Should we accept euthanasia as a strategy to help old or terminally ill people who want to die?

The ethical dilemmas in the field of research have serious repercussions. For instance, who will benefit from, and control, scientific discoveries? Recently, Dr. Patarroyo, a Colombian scientist who has developed a vaccine against malaria, and

Dr. Daniel Cohen, a French scientist who mapped the human genome two years earlier than his American competitors' deadline, gave their research results to the World Health Organization and the United Nations, respectively, to give access to scientists all over the world. In contrast, the American team working on the human genome map has initiated patent procedures at all stages of its research.

Technological advances also have contributed to a decrease of mortality. This has provoked changes in the age composition of populations, which in turn create new health needs and force us to rethink the very concept of health. Today, the concept of health includes new dimensions such as a recognition of the spiritual aspects of patient care. The goal is to approach a person's health problems in an integrated manner, not just focus on illness.

We also face the dichotomy between healing and curing. Healing and curing are not synonymous. Healing refers to treatment of causes, and assistance in the process of dying. Curing refers to treatment of symptoms. Healing takes longer, given that the mental, emotional, spiritual and physical problems that a person has acquired during his or her life require an integrated approach.

The idea of healing is to help patients, or users, have access to the resources to heal, to soothe their minds, to function in a more efficient way (to learn to make appropriate decisions under pressure, to respond to emotional tension, to feel better about themselves and to feel in touch with the universe than surrounds them). In that context, primary health programs based on illness prevention and health promotion are the best strategies.

Reform of the Health System

The reform of the health system is another change that is having an impact on the handling of illness and the promotion of health. A health system is the group of cultural beliefs about health and illness on which people and communities base their health behavior and practices; the health institutions, and their structures, which facilitate or impede people's health practices; and the social, economic, political and physical context in which such beliefs and institutions coexist.[1]

Nursing is part of the health system—it affects it and is, in turn, affected by it. For example, our health systems are being forced to use new technologies that are having an impact in direct care, use of communications, and resource management in nursing.

Today, nurses must continuously train themselves in the use of ever more sophisticated equipment. On the other hand, patients have better access to health information, and there is a growing need to establish nursing care profiles based on a cost-benefit analysis.

In Latin America, the reform in the health sector is changing the role of the state regarding health maintenance and promotion. As a consequence, there is an emphasis on accreditation and clinical practice standards, emerging mixed public-private enterprises to finance health services, the sale of basic health insurance, and administrative and financial decentralization.

In other words: the reform is changing the internal relationships among the components of the health system, especially in the labor market. This, in turn, is affecting the relationships between health institutions and their workers, between workers and clients, and between clients and institutions.

Priorities

On the basis of this analysis, I would like to propose three priorities for nursing research: to develop the research capacity at a national level; to evaluate the most recent technological advances in the biomedical, behavioral, socioeconomic and managerial areas, in order to promote the use of technologies appropriate to each country; and to apply an interdisciplinary approach to the study of the social, organizational and technological aspects of health.

In the context of these priorities, nursing techniques and procedures should be developed and implemented for the following purposes: to manage health problems at all levels; to measure the efficiency of nursing care and to evaluate patient cooperation and self-care practices; to identify inconsistencies in the training of nursing staff; and to identify risk factors in the population.

In the graduate curriculum, research should be a basic core requirement, not merely a thesis requirement. Thus, the scientific methodology will facilitate the process by which students integrate the nurse-client relationship and the relationship between the nurse and the sciences, the arts, and humanities.

The general objective of research at the graduate level should be to give students an opportunity to integrate the information acquired in various courses through the design and development of research projects under the guidance of one or more faculty members.

The specific objectives should take into account current educational tendencies, especially the importance of critical thinking and interdisciplinary work, as pivotal elements of the curriculum.

The technological, social, and economic changes currently taking place are a challenge for nursing. We can transform this challenge into an advantage for our profession by deciding to use research as a working tool to understand the changes in the context in which we live, by reexamining our universe with a new logic. Thus, we would expand the objectives of nursing research, recover the importance of the actors or "subjects" of research, and advance without fear toward the future.

Reference

1. Varkevisser, Corlieu M., Pathmanathan, Indra & Brownlee, Ann. (1991). Designing and conducting health systems research projects. In *Health Systems Research Training Series,* Vol. 2, part 1: *Proposal Development and Fieldwork.* Ottawa, Canada: International Development Research Centre/World Health Organization.